Leitsymptom Angst

Herausgegeben von P. Götze

Mit Beiträgen von

O. Benkert N. Birbaumer K. Böhme A. Boll
W. Butollo J. Danckwardt P. Dettmering P. Götze
J. Gross I. Hand S. O. Hoffmann
G. Huse-Kleinstoll K. Köhle W. Larbig W. Maier
C. Nedelmann M. Philipp C. Rohde-Dachser
C. Scharfetter H. Strotzka

Mit 9 Abbildungen und 12 Tabellen

Springer-Verlag
Berlin Heidelberg New York Tokyo 1984

Professor Dr. med. Paul Götze
Universitätskrankenhaus Hamburg-Eppendorf
Martinistr. 52
2000 Hamburg 20 -11-

ISBN 3-540-13048-9 Springer-Verlag Berlin Heidelberg New York Tokyo
ISBN 0-387-13048-9 Springer-Verlag New York Heidelberg Berlin Tokyo

CIP-Kurztitelaufnahme der Deutschen Bibliothek
Leitsymptom Angst / hrsg. von P. Götze. Mit Beitr. von O. Benkert ... – Berlin;
Heidelberg; New York; Tokyo: Springer, 1984.
ISBN 3-540-13048-9 (Berlin ...)
ISBN 0-387-13048-9 (New York ...)
NE: Götze, Paul [Hrsg.]; Benkert, Otto [Mitverf.]

Gesamtherstellung: Zechnersche Buchdruckerei, 6720 Speyer
2119/3140-543210

Vorwort

Angst ist ein Grundgefühl des menschlichen Lebens, zeitlos und in allen Kulturen vorkommend. Wir alle kennen Angst und erfahren sie täglich bei unseren Patienten.

Wir glauben daher meist auch zu wissen, *was* Angst ist. So scheinen Äußerungen wie „ich habe Angst" oder „mich überfällt Angst" eindeutig und für jeden verständlich zu sein. Die Angst wird gleichsam personifiziert erlebt.

Fragen wir jedoch genauer, *wie* sich die Angst sowohl individuell als auch kollektiv äußert, so stehen wir vor erheblichen Schwierigkeiten, die Vielfalt v. a. der psycho-physischen und sozialen Ausdrucksformen der Angst zu erfassen und zu objektivieren.

Fragen wir, *wovor* Angst empfunden wird, so fällt auf, daß das Verständnis Ängsten und deren angenommenen Ursachen gegenüber sehr unterschiedlich sein kann. So bedarf Angst in einer realen Bedrohung keiner Erklärung, sie ist als Gefahrensignal natürlich und vernünftig. Andererseits sind viele Ängste jedoch auf den ersten Blick nicht so leicht verstehbar oder erscheinen unsinnig, weil scheinbar unbegründet. Dies zeigt sich am deutlichsten am Beispiel der Phobie, wo nach psychoanalytischer Auffassung der zugrundeliegende angstbesetzte Triebkonflikt im Unbewußten verbleibt, das phobische Symptom hingegen im Sinne einer neurotischen Kompromißbildung im Bewußtsein auftaucht und auf eine unvollständige Angstbewältigung hinweist.

Nicht zuletzt stellen sich auch die Fragen: *Wie* gehen wir mit den Ängsten um, d. h. wie begegnen wir ihnen und wie bewältigen wir sie?

In dem vorliegenden Buch wird nicht die Absicht verfolgt, das diagnostische und therapeutische oder auch mehr gesellschaftspolitische Wissen zur Angst in Theorie und Praxis in einem umfassenden Überblick zu vermitteln. Es geht vielmehr da um diagnostische und therapeutische Aspekte der Angst, wo sie aktuell im Vordergrund steht oder wesentlich das Krankheitsbild mitbestimmt im Sinne eines Leitsymptoms. Dies gilt einerseits insbesondere für die Angstkrankheiten, wie Angstneurosen und Phobien, andererseits aber auch für psychotische oder suizidale Befindlichkeiten, für psychische Reaktionen im Zusammenhang mit körperlichen Erkrankungen oder Eingriffen oder auch für Befindlichkeiten während des psychotherapeutischen Verlaufsprozesses. Auch wird wiederholt in den Beiträgen mit Hilfe anschaulicher Fallskizzen oder Sequenzen nicht nur der Patient in seiner Angst, sondern auch der Therapeut in seinem Fühlen und Handeln praxisnah unter Übertragungs- und Gegenübertragungsaspekten angesprochen. Darüber hinaus werden in einigen Beiträgen kurzgefaßte, mehr grundlagenwissenschaftliche Übersichten und auch empirisch fundierte differentialdiagnostische Untersuchungen zum Problem der

Angst wie auch beispielsweise die z. Z. wieder besonders aktuelle Interdependenz zwischen neurotischer und Realangst oder auch zwischen psychopharmakologischer und psychotherapeutischer Behandlung dargestellt.

Das Buch enthält die überarbeiteten und teilweise erweiterten Referate der 19. Hamburger psychiatrisch-medizinischen Gespräche vom 25. und 26. 11. 1983 mit dem Thema „Leitsymptom Angst", ergänzt durch den Beitrag von M. Erdheim über die kulturelle Elaboration und Abwehr der Angst. Der Beitrag von I. Hand erfuhr eine fast vollständig neue Konzeption und entspricht dadurch nicht mehr dem ursprünglichen Referat. Die „Einleitenden Gedanken" von J. Gross sowie die „Abschließenden Gedanken" von H. Strotzka wurden von den Autoren sprachlich überarbeitet, sonst aber unverändert in wörtlicher Rede übernommen.

Es wäre viel erreicht, wenn das Buch für das diagnostisch-therapeutische Handeln Anregungen geben kann und mit dazu beitragen würde, Angst nicht nur nicht zu fürchten, sondern in ihrer Bewältigung auch kreative Elemente erblickt würden.

Paul Götze

Inhaltsverzeichnis

Autorenverzeichnis

Prof. Dr. med. O. Benkert
Psychiatrische Klinik der Universität, Langenbeckstraße 1, 6500 Mainz

Prof. Dr. phil. N. Birbaumer, Dipl.-Psych.
Psychologisches Institut der Universität, Arbeitsbereich Klinische
und Physiologische Psychologie, Gartenstraße 29, 7400 Tübingen 1

Prof. Dr. med. K. Böhme
Allgemeines Krankenhaus Ochsenzoll, Langenhorner Chaussee 560,
2000 Hamburg 62

Annegret Boll, Dipl.-Psych.
Rehabilitationszentrum Bad Segeberg, Am Kurpark, 2360 Bad Segeberg

Prof. Dr. phil. W. Butollo, Dipl.-Psych.
Institut für Psychologie/Klinische Psychologie der Universität,
Kaulbachstraße 93, 8000 München 40

Dr. med. J. Danckwardt
Vischerstraße 4, 7400 Tübingen

Dr. med. P. Dettmering
Sozialpsychiatrischer Dienst, Gesundheitsamt Elmsbüttel, Grindelberg 66,
2000 Hamburg 13

Dr. phil. M. Erdheim
Frohburgstraße 100, CH-8006 Zürich

Prof. Dr. med. P. Götze
Psychiatrische und Nervenklinik und Poliklinik der Universität,
Martinistraße 52, 2000 Hamburg 20

Prof. Dr. med. J. Gross
Psychiatrische und Nervenklinik und Poliklinik der Universität,
Martinistraße 52, 2000 Hamburg 20

Prof. Dr. med. I. Hand
Psychiatrische und Nervenklinik und Poliklinik der Universität,
Martinistraße 52, 2000 Hamburg 20

Prof. Dr. med. S. O. Hoffmann, Dipl.-Psych.
Klinik und Poliklinik für Psychosomatische Medizin und Psychotherapie der
Universität, Langenbeckstraße 1, 6500 Mainz

Dr. med. Gisela Huse-Kleinstoll
Abteilung Medizinische Psychologie der I. Medizinischen Klinik
der Universität, Martinistraße 52, 2000 Hamburg 20

Prof. Dr. med. K. Köhle
Sonderforschungsbereich 129 der Deutschen Forschungsgemeinschaft,
Universität Ulm, Am Hochsträss 8, 7900 Ulm

Priv.-Doz. Dr. med. W. Larbig
Psychologisches Institut der Universität, Arbeitsbereich Klinische
und Physiologische Psychologie, Gartenstraße 29, 7400 Tübingen 1

Dr. med. W. Maier
Psychiatrische Klinik der Universität, Langenbeckstraße 1, 6500 Mainz

Dr. med. C. Nedelmann
Michael-Balint-Institut, Institut für Psychoanalyse und Psychotherapie,
Averhoffstraße 7, 2000 Hamburg 76

Dr. med. M. Philipp
Psychiatrische Klinik der Universität, Langenbeckstraße 1, 6500 Mainz

Priv.-Doz. Dr. med. Christa Rohde-Dachser
Psychiatrische Klinik und Poliklinik der Medizinischen Hochschule Hannover,
Konstanty-Gutschow-Straße 8, 3000 Hannover 61

Prof. Dr. med. C. Scharfetter
Psychiatrische Universitätsklinik, Forschungsdirektorium, Lenggasse 31,
CH-8029 Zürich

Prof. Dr. med. H. Strotzka
Institut für Tiefenpsychologie und Psychotherapie der Universität,
Lazarettgasse 14, A-1095 Wien

Einleitende Gedanken zum Symposion

J. Gross

Meine Damen und Herren,

Sie werden sich sicher gefragt haben, warum wir in diesem Jahr „Leitsymptom Angst" zum Thema der 19. Hamburger psychiatrisch-medizinischen Gespräche gewählt haben. Das hat viele Gründe, von denen ich hier einige nennen möchte.

Angst ist vielleicht das häufigste Symptom bei seelischen Erkrankungen. Im Bereich der Medizin werden zudem nicht nur Psychiater und Psychotherapeuten mit der Angst als Symptom konfrontiert, sondern auch Hausärzte und Ärzte der unterschiedlichsten Fachrichtungen; denn nicht selten reagiert der Patient auf eine körperliche Erkrankung mit Ahnungen und Befürchtungen bis hin zur Todesangst.

Angst tritt aber nicht nur als ein psychisches Symptom einer seelischen oder – als Begleitsymptom – einer körperlichen Erkrankung auf, sondern drückt sich zugleich auch immer in einer psychophysischen Befindlichkeit aus.

Wenn wir von *Angst als Leitsymptom* seelischer Erkrankungen sprechen, so können wir eine Parallele zur somatischen Medizin herstellen.

Eines der verbreitetsten Symptome in der somatischen Medizin ist der Schmerz. Wir wissen, daß der Schmerz in den meisten Fällen *Signalcharakter* besitzt, und es wird als Fehler angesehen, wenn wir ihn medikamentös durch Analgetika auszuschalten versuchten, bevor die Diagnose gestellt und die Ursache gefunden worden ist (selbstverständlich sind unerträgliche Schmerzzustände, denen wir sofort lindernd begegnen müssen, hier ausgenommen).

So wie der Schmerz, besitzt auch die Angst als Leitsymptom eine ähnliche schon von Freud in diesem Sinne beschriebene Signalfunktion.

Schmerz ist jedoch – im Unterschied zur Angst – immer lokalisiert, auch wenn er regional erscheint. Ein weiterer Unterschied zur Angst ist, daß Schmerz immer nach innen signalisiert und meist einen Fremdkörpercharakter besitzt.

Angst hingegen kann fast inhaltlos und damit ein diffuser seelischer Zustand sein. Sie ist überwiegend nach außen orientiert und signalisiert so auch meist eine Gefahr, die als von außen kommend erlebt wird.

In den letzten 3 Jahrzehnten ist es gelungen, vergleichbar mit der Schmerzbekämpfung durch Analgetika, durch immer wirksamere Anxiolytika Ängste zu mildern. Nicht selten werden Ängste jedoch durch unkritischen Gebrauch der Anxiolytika geradezu in eine euphorische Befindlichkeit pervertiert; Fragen zur Entstehung und zum psychodynamischen Verständnis der Ängste bleiben unbeantwortet; die so behandelte Angst führt allzu leicht zur Sucht.

Leitsymptom Angst
Herausgegeben von P. Götze
© Springer-Verlag Berlin Heidelberg 1984

Die Angst kann auch einem sich selbst perpetuierenden Mechanismus unterliegen. Man kann nicht Schmerz vor dem Schmerz haben, man kann nicht Hunger vor dem Hunger haben, aber man kann Angst vor der Angst haben. Es entsteht dann ein Circulus vitiosus, bei welchem sich die Angst verselbständigt und in vielen Fällen den ursprünglichen Signalcharakter verliert. In diesen Fällen kommt es darauf an, medikamentös den Circulus vitiosus zu unterbrechen. Wenn dies nicht geschieht, kann sich der perpetuierende Mechanismus der Angst vor der Angst verfestigen und als therapieresistent erweisen.

Ein weiterer Grund zur vorzeitigen medikamentösen Angstbehandlung kann darin liegen, daß die Angst – ähnlich wie der Schmerz – andere Symptome überdeckt, welche für das Verständnis und für die Behandlung des ganzen Krankheitsbildes wichtig sind.

Ein spezielles Problem der Psychiatrie ist die Angst vieler Patienten vor den psychiatrischen Einrichtungen. Wir wissen und erfahren es täglich, daß allein schon durch die stationäre Aufnahme bei vielen Patienten mit einer Angstsymptomatik eine erhebliche Angstreduktion zu beobachten ist – und doch dürfen wir nicht übersehen: der Patient glaubt nicht selten, auch wenn er beispielsweise auf einer offenen Station behandelt wird und alle entsprechenden Informationen zuvor erhalten hat, daß er nicht nur geradezu körperlich, sondern auch geistig und seelisch gleichsam „fixiert" und „auseinandergenommen" wird: wie in der Röntgenologie erlebt er sich von Psychiatern „durchleuchtet" und letztlich in der totalen Institution jeder Willkür ausgeliefert. Es muß nicht immer gleich ein sensitiver Beziehungswahn vorliegen, wenn ein Patient derartige Befürchtungen äußert.

Die Analogie zur somatischen Medizin geht sogar soweit, daß Patienten geradezu befürchten, durch die Umgebung „infiziert" und selbst „irre" zu werden, bis zu der Besorgnis des einzelnen, er könne die Psychiatrie kränker verlassen als er sie betreten habe.

Für die heutige Psychiatrie ist es eine wesentliche Aufgabe, dieser Art von Ängsten aufklärend und therapeutisch zu begegnen.

Abschließend sei mir noch eine kurze Anmerkung zur Frage der Angst in der Psychoprophylaxe und Psychohygiene erlaubt:

Man spricht gern von der Verantwortung der Gesellschaft. Auf die Frage, welches gesellschaftspolitische System aus psychohygienischer Sicht das Beste ist, kann ich in diesem Zusammenhang nur antworten: es ist dasjenige, welches die Bürger durch sozial bedingte Ängste am wenigsten manipuliert.

Realgefahr und Triebgefahr.
Zur Psychoanalyse der Angst

C. Nedelmann

Für unser bewußtes Erleben ist Angst schon immer vorhanden. Die Angstempfindung geht dem Bewußtsein voraus, dessen Bildung in engem Zusammenhang mit der Abwehr früher Angstzustände geschieht, die insofern unbewußt bleiben oder so verdrängt werden, als wären sie schon immer unbewußt gewesen. Was aber „*nie* bewußt gewesen" ist, kann „*nur wiedererlebt*" werden (Ferenczi 1938).

Angst ist an Gefahrsituationen geknüpft. Entsprechend der Vielfalt möglicher Gefahrsituationen haben wir es mit vielerlei Erscheinungsformen der Angst zu tun, die sich in einer Vielzahl von Bezeichnungen ausdrückt. So sprechen wir je nachdem von Angst, Furcht, Grauen, Entsetzen usw. In vermittelter Weise drücken wir ebenfalls Angst aus, wenn wir uns schämen oder schuldig fühlen.

Zu weiteren Unterscheidungen kommen wir, wenn wir die Angst Gefahrsituationen zuordnen, die für bestimmte ontogenetische Entwicklungsstadien spezifisch sind. Abgeleitet von diesen Stadien sprechen wir von Gewissensangst, Kastrationsangst, Liebesverlustangst und Objektverlustangst. Letztere schließt die Vernichtungsangst ein, die jedoch auch gesondert genannt und mit den sog. archaischen Ängsten (Freud 1970, S. 2524, 2527; 1979, S. 2738) in Verbindung gebracht wird.

Schließlich müssen wir noch die Angst als unmittelbare Reaktion auf ein traumatisches Ereignis, von Freud als „automatische Angst" bezeichnet, von der später erworbenen „Signalangst" unterscheiden (1926, S. 168).

Die Angst als Signal hat eine deutliche Beziehung zur Erwartung, sie ist Angst vor etwas, die uns dazu verhilft, eine Situation als gefährlich zu erkennen, so daß wir in die Lage versetzt werden, Vorsorge zu treffen, um zu vermeiden, in eine Situation automatischer Angst zu geraten und überwältigt zu werden. Insofern steckt in der Angst vor einer Gefahr zugleich eine „Wiedererlebung", wenn auch gemildert und in ein psychisches Ereignis gewandelt, das jedoch an eine ursprünglich reale traumatische Situation, in der die Angst entstanden ist, gemahnt. Daraus folgt eine Feststellung, die für die Psychoanalyse der Angst von entscheidender Bedeutung ist: die an die unterschiedlichsten Gefahrsituationen geknüpften unterschiedlichsten ängstlichen Empfindungen lassen sich im Ursprung auf einen einheitlichen Affekt zurückführen, der an eine ursprünglich gegebene traumatische Situation gebunden ist. Diese Auffassung stimmt mit dem nicht minder wichtigen methodischen Hinweis überein, daß eine psychoanalytische Ableitung „eine genetische Ableitung" (Freud 1930, S. 423) ist.

Leitsymptom Angst
Herausgegeben von P. Götze
© Springer-Verlag Berlin Heidelberg 1984

Die psychoanalytische Trieblehre folgt übrigens derselben methodischen Auffassung. Wenn wir die Vielzahl von Objekten und Zielen zum Kriterium eines Triebes nehmen, so kommen wir zu einer Vielzahl von Trieben, die wir in verschiedene Gruppen zusammenfassen können. Wir reden dann z. B. vom Ernährungstrieb, Selbsterhaltungstrieb, Spieltrieb, Herdentrieb, Vollkommenheitstrieb, Sexualtrieb, Geltungstrieb usw. Legt man jedoch das methodische Prinzip der genetischen Ableitung zugrunde, so reduziert sich die Vielfalt der nach Objekt und Ziel definierten Triebe auf 2 Grundtriebe, einen aggressiven und einen libidinösen Trieb (vgl. Bernfeld 1935). Man sollte sich nicht durch den Umstand stören lassen, daß es sich hierbei um Annahmen, um Konstrukte handelt. Sie sind aus psychoanalytischer Erfahrung hervorgegangen und haben sich klinisch und kulturtheoretisch als Konzepte großer Reichweite und somit als nützlich erwiesen.

Zum Konzept der Triebe ist noch hinzuzufügen, daß sie nicht nur Antworten auf von außen gesetzte Reize sind, sondern eine somatische Quelle haben, von innen wirken und psychisch je nachdem als aggressive oder libidinöse Strebung erscheinen. Der Begriff Triebgefahr impliziert, daß Gefahren nicht nur von außen, sondern auch von innen kommen können, wobei für die Angstbildung das Erregungsquantum, die Triebstärke, wesentlich ist. Unterhalb einer gewissen Erregungsgrenze findet die Angstbildung nicht statt. Andererseits gilt, „daß das Ich jedes übermäßige Anschwellen der Triebe auch ganz unabhängig von den drohenden Folgen von draußen an und für sich als Gefahr erlebt, als Gefahr, in seiner Organisation zerstört, überflutet zu werden" (Waelder 1930, S. 60)

Gleichwohl ist schließlich zu beachten, daß die Gefahr im Erleben zunächst als Realgefahr erscheint, was damit zusammenhängt, daß jegliche Erfahrung im Ursprung über eine Objektbeziehung vermittelt ist. Im Falle der Triebgefahr erscheint uns dasjenige Objekt gefährlich, das wir unbewußt mit einem uns gefährlich erscheinenden Triebpotential besetzt haben.

Angst ist also an eine Gefahrsituation geknüpft und bedeutet einerseits Erwartung des Traumas, andererseits eine gemilderte Wiederholung desselben (Freud 1926, S. 199). Gefragt ist nach dem Prototyp des Traumas, nach der ursprünglichen traumatischen Situation oder, wie wir auch sagen können, nach dem primären Trauma.

Das primäre Trauma ist physiologisch: beim Säugling führt der Hunger rasch in eine alarmierende Situation, die einem Schock nahekommt. Der Prototyp des Traumas ist also „eine physiologische Situation, in der eine Störung des homöostatischen Gleichgewichts nicht durch die üblichen Mittel und in der üblichen Zeit ausgeglichen werden kann" (Stern 1951, S. 188). Wie nahe wir dieser ursprünglichen physiologischen Situation auch später bleiben, beweist der Umstand, daß das psychische Phänomen Angst stets von physiologischen Vorgängen begleitet wird und als psychosomatische Antwort auf einen inneren oder äußeren Reiz erscheint.

Infolge der Hilflosigkeit des Säuglings ist das primäre Trauma kein einmaliger Vorgang. Durch Wiederholungen in kleineren und größeren Quanten wird der ursprünglich physische Vorgang mehr und mehr wahrgenommen und durch die Wahrnehmung zum psychischen Phänomen. Auf diese Weise wird das physische Trauma nun auch zum psychischen Trauma, gerät zur Angst.

Die mehr oder minder große Störung des homöostatischen Gleichgewichts impliziert eine Drohung, die wahrscheinlich mit dem Begriff der Todesdrohung treffend beschrieben ist.

Die frühe Angst ist also Angst vor dem Sterben, Todesangst. Die Gefahr, die dieser Angst zugeordnet ist, ist die Lebensgefahr schlechthin. In diesem „frühen Stadium der totalen Hilflosigkeit und Abhängigkeit" (Loch 1979, S. 44) ist das Kind als „ein unreifes Wesen" zu denken, „das sich ständig am Rande undenkbarer Angst" (Winnicott 1962, S. 57) befindet. Geschützt vor dieser Angst und am Leben gehalten wird das Kind in der frühen Zeit nur durch die Mutter. Ihr kommt eine vital wichtige Funktion zu. Michael Balint hat sie die „primäre Liebe" genannt und danach diese frühe „Zeit der absoluten Abhängigkeit" (Winnicott 1974, S. 104) als das „Stadium der primären Liebe" (Balint 1937) bezeichnet.

Gehört zu diesem sehr frühen Stadium die lebensnotwendige Anwesenheit und die Liebe der Mutter, so kann zur Charakteristik dieses Stadiums ein weiterer Begriff herangezogen werden, den wir den Untersuchungen Lichtensteins (1961) verdanken. Er sprach davon, daß in der allerersten Lebensphase eine primäre Identität gegründet wird. Diese primäre Identität unterscheidet sich von der uns geläufigen Identität, die danach als die sekundäre bezeichnet werden muß, durch den Umstand, daß sie nicht in dem besteht, was einer für sich selber, sondern was einer für jemand anderen ist. Für die Entwicklung der primären Identität spielen daher die Bedürfnisse der Mutter – und das sind besonders deren unbewußte Bedürfnisse – „im Hinblick auf ihr Kind eine determinierende, eine entscheidende Rolle" (Loch 1981, S. 56).

Die durch das Objekt gegründete primäre Identität ist der Garant für Sicherheit und Wohlbefinden. Sie ist gebunden an die Anwesenheit des primären Objektes. Seine Abwesenheit bewirkt den Verlust der primären Identität und führt unter der „Drohung steter Zunahme ... eines physiopsychischen Schockerlebens" zur Angstentbindung, die sich bis zur „Unerträglichkeit" (Stern 1972, S. 917) steigert. Die Abwesenheit des primären Objektes ist zunächst die einfache physische Abwesenheit, im weiteren jedoch auch die psychisch vermittelte, wie z. B. im Falle der depressiven Mutter, in der das Baby sich nicht finden kann.

Spätere „Angst vor dem Zusammenbruch ist eine Angst vor einem Zusammenbruch, der schon erfahren worden ist" (Winnicott 1974, S. 104). Spätere Todesangst ist eine Angst vor dem Tod, die schon erfahren worden ist. Hierbei hat der Tod „die Bedeutung der Vernichtung" (Winnicott 1974, S. 106). Alle spätere Angst antizipiert in der drohenden Gefahr die „Wiedererlebung" der Angst, die an die frühe traumatische Situation geknüpft war. Der Unterschied zwischen den frühen und den späteren Ängsten ist – abgesehen von den qualitativen Umformungen in Scham- und Schuldgefühle – im wesentlichen nicht qualitativ zu sehen, sondern quantitativ. Die Internalisierung des primären Objektes, die allmählich im Zusammenspiel mit Objekten reifende psychische Struktur, der Aufbau einer Abwehrorganisation mit mannigfachen Abwehrmechanismen und das stärker werdende Ich bewirken, daß die Wiedererlebungen milder ausfallen, wobei jedoch der genetische Zusammenhang stets gewahrt bleibt. (Zum Problem der Todesangst vgl. Loch 1982, S. 150ff.)

Ein theoretisch wertvoller und klinisch eindrucksvoller Zeuge dieser Auffassung ist das Phänomen des Pavor nocturnus. Die deutsche Übersetzung lautet
meistens „nächtliches Aufschrecken", was den Wortsinn von „pavor" nicht
ganz wiedergibt. Genauer müßte man von „nächtlichem Entsetzen" sprechen.
Der Pavor nocturnus beginnt mit einem Traum, der mehr und mehr in ein zu
Tode ängstigendes Erschrecken übergeht, dem der Träumer hilflos ausgeliefert
ist. Häufig entwickelt sich ein Gefühl von Druck oder Gewicht auf der Brust,
das sich in alarmierender Weise auf die Atmung auswirkt. Schließlich entsteht
„die Überzeugung" (Jones 1931) hilfloser Lähmung. Der Traum ist zum Alp-
traum geworden. Die Lage erscheint ausweglos, weil die Weckfunktion ge-
lähmt ist, bis das Aufschrecken dem Ereignis ein Ende setzt und der Träumer
in Schweiß gebadet aufwacht, was darauf hindeutet, daß intensive physiologische Alarmreaktionen das psychische Ereignis begleitet haben.

Erwachsenen geht meistens trotz intensivster Angst der Eindruck nicht ganz
verloren, daß das Ereignis geträumt ist, allenfalls die Unmöglichkeit, sich aus
dem Traum selbst zu befreien, macht die überwältigende Gefahr real. Die
kleinen Kinder aber, bei denen Pavor-nocturnus-Träume ubiquitäre Vorfälle
sind, haben noch nicht gelernt, zwischen Traum und Wirklichkeit zu unterscheiden. Für sie bedeutet der Pavor nocturnus das reale, schreckliche Ereignis
der tödlichen Bedrohung (vgl. Stern 1951).

Es scheint mir unzweifelhaft zu sein, daß der Pavor nocturnus auf die frühe
„nie bewußt gewesene" Angst in der primären traumatischen Situation zu-
rückweist. Dazu gehört auch die inhaltliche Unbestimmtheit; das Ereignis findet an den „Grenzen der Sprache" (Dettmering 1973) statt. Im Pavor nocturnus aber wird die Todesangst vielleicht zum ersten Mal bewußt, so daß fortan
die Angst vor der überwältigenden traumatischen Situation nicht nur wiedererlebt, sondern auch wiedererinnert werden kann.

Wie wir schon sahen, stammt die ursprüngliche traumatische Situation aus
einer „Realgefahr". Diese Gefahr ist real im Hinblick auf das noch schwache,
„infantile" Ich. Sie ist durch die Abwesenheit des primären Objekts bedingt.
Als nächstes kommt eine Triebgefahr ins Spiel und zwar mit der Phantasie, daß
die Abwesenheit des primären Objekts Folge der eigenen Destruktivität ist,
daß also das Objekt sich nicht entzog, sondern durch Neid, Wut oder Haß ver-
nichtet wurde.

Ich glaube nicht, daß dieser Vorgang im Hinblick auf die Angst, die aus einer Triebgefahr stammt, überschätzt werden kann. Wahrscheinlich ist er der
entscheidende. Er entwickelt sich in einer Zeit, in der die Trennung zwischen
Phantasie und Realität (der jetzt noch geltenden „psychischen Realität") noch
nicht vollzogen ist. Die phantasierte Wirkung der eigenen Destruktivität hat
daher den Rang einer Tatsache, deren Bedeutung durch den Satz unterstrichen
wird: „Der Haß ist als Relation zum Objekt älter als die Liebe" (Freud 1915, S.
231).

Damit das „Ich" überhaupt existent bleibt, muß es die eigene Destruktivität
verdrängen. Es ist wichtig zu sehen, daß der hier geschilderte Zusammenhang
unbewußter Natur ist. Später spielt er in projektiver Umkehr eine große Rolle
bei der Überschätzung des „Feindes".

Eine eindrückliche, in die Nähe des Pavor nocturnus gerückte (Dettmering
1973, S. 254) Darstellung der Triebgefahr, die aus den Quellen der eigenen

Destruktivität stammt und in Projektion auf ein unheilvolles Objekt zur vermeintlichen Realgefahr wird, findet sich bei Walter Benjamin, dem ein „bucklicht Männlein" begegnete: „Mich aber grauste es. ... Wen dieses Männlein ansieht, gibt nicht acht. Nicht auf sich selbst und auf das Männlein auch nicht. Er steht verstört vor einem Scherbenhaufen" (Benjamin 1950, S. 164).

Aber auch die libidinösen Regungen bewirken Triebgefahren, die zu Ängsten führen: In den Gretchen-Szenen, die schon im Urfaust zu finden sind, also aus einer Zeit stammen, in der Goethe der Adoleszens noch nahestand, sagt Gretchen, als sie in Marthes Garten der Verführung nachzugehen beginnt: „Mich überläufts!" Faust versteht den Angstgehalt sofort und antwortet: „O schaudre nicht!" und dieser Antwort folgen Verse, die erkennen lassen, daß auch er von Angst ergriffen ist: „Ihr Ende (das Ende der „Wonne") würde Verzweiflung seyn." Was es mit der Angst der Liebenden auf sich haben kann, zeigt folgende klinische Vignette:

> Zu den Symptomen, die eine 23jährige Frau, z.T. noch ein Mädchen, zu mir in Behandlung geführt hatten, gehörten merkwürdige Tränenausbrüche, die dann bei ihr ausgelöst wurden, wenn ältere Frauen gegen sie böse wurden. Daß sie selbst diese Frauen zu den von ihr so sehr gefürchteten unfreundlichen Reaktionen provozierte, wurde erst deutlicher, als sie in der Analyse zunächst gegen die jüngere Schwester, dann gegen die Mutter Gift und Galle spuckte, wobei sie sich übrigens zugleich über die Teilnahmslosigkeit ihres Vaters beklagte. Zu den wichtigen Schritten dieser Behandlung gehörte eine Übertragungskonstellation, in der ich als eine Mutter erschien, die ihrer Tochter etwas gönnt. Dieses Etwas hatte deutlich einen sexuellen Bezug, und die gönnende Haltung der Mutter ermöglichte der Tochter in dieser Hinsicht eine Identifizierung. Im Verlauf der weiteren Behandlung kam schließlich ein Punkt, an dem ich mit Erstaunen bemerkte, wie schön meine anfangs etwas staksige Patientin geworden war.
>
> Es folgte eine Stunde, in der sie besonders verführerisch, aber auch ängstlich wirkte. Sie eröffnete die Stunde in betont distanzierter Redeweise und erzählte von einem Freund, dem sie ein Angebot ausgeschlagen hatte. Überhaupt neige sie dazu, Möglichkeiten, die andere ihr bieten, auszuweichen, weil sie davon überzeugt sei, daß der Andere doch nicht wahrmache, was er vorgibt. So trete sie von vornherein entmutigt den Rückzug in die Enttäuschung an. Schließlich gestand sie mir, wie sehr sie zu der Überzeugung neige, daß *ich* nicht halte, was *ich* ihr biete. Darüber verliere sie allen Mut und sage sich, daß nichts einen Sinn habe. Dann schwieg sie.
>
> Die Klage der Patientin hat offensichtlich eine projektive Bedeutung. In diesem Sinne verstanden sagte sie mir, daß *sie* nicht halten kann, was *sie* mir bietet. Aber ich sagte nichts, bis ich eine wachsende Unruhe spürte und äußerte, ich hätte den Eindruck, sie müsse etwas von sich wegschütteln. Sie habe, antwortete sie, ans Sterben gedacht.
>
> Ich schwieg. Plötzlich fiel mir jenes merkwürdige französische Wort für den Orgasmus ein, für den es im Deutschen kein Pendant gibt: la petite mort – der kleine Tod. Noch darüber nachdenkend, brach die Patientin das Schweigen und sagte mit erregter Stimme: „Ich hatte Sie fragen wollen, ob Sie Angst vor dem Tod haben." Ich zögerte, dann antwortete ich: „Angst vor dem Tod schon, aber ich glaube nicht, daß die Liebe einen tötet."

Vielleicht sollte ich noch nachtragen, daß die Patientin in der Adoleszenz erregende, verwirrende und ängstigende Situationen mit dem Vater erlebt hatte, der es oft vorgezogen haben soll, mit ihr statt mit der Mutter auszugehen. Diese Ereignisse wiederum waren verknüpft mit deutlichen Erinnerungen an eine Zeit, in der sie 4 Jahre alt war und ihre Mutter die jüngste Schwester erwartete. Es war offensichtlich, daß sie in jener Zeit Erregungen ausgesetzt gewesen war, die zu Ängsten ganz im Sinne der genetischen Betrachtung geführt hatten. Außerdem wäre noch zu bemerken, daß die Analyse, soweit ich es nach einer von der Patientin später gelieferten Katamnese beurteilen kann, einen guten Aus-

gang genommen hat. Das bedeutet, daß die Patientin „eine bestimmte Angst-
bedingung, also Gefahrsituation", die dem ödipalen Entwicklungsalter „adäquat zugeteilt" ist, „fallengelassen" hat (S. Freud 1933, S. 95).

Die Angst war in der Analyse wiedererlebt worden und hatte dort den Vor-
zug – aus Gründen des Abstinenzprinzips –, garantiert nicht an eine Realgefahr
geknüpft zu sein. Was die klinische Situation der Patientin zeigte, war eine
Triebgefahr par excellence, vor der sie im ödipalen Bezugsrahmen Angst hatte.
Die durch die Psychoanalyse ermöglichte Realitätsprüfung ergab, daß die in
der Angst vermutete Gefahr nicht wirklich existierte. So wurde die Angst ana-
lysierbar und konnte schließlich fallengelassen werden.[1]

Anders verhält es sich, wenn die Realgefahr groß ist. Es wird dann schwierig, vielleicht unmöglich, hineingemengte, mit ihr verschmolzene Triebgefahr
zu analysieren. Zur Illustration wähle ich das aktuellste Beispiel einer destruk-
tiv-aggressiven Triebgefahr, von dem niemand von uns unberührt ist.

Durch Zufall fällt dieses Symposion über die Angst in die zeitliche Nähe eines der wichtigsten politischen Ereignisse der Bundesrepublik. Vor 3 Tagen hat
die Mehrheit des Deutschen Bundestages der Stationierung neuer, mit nuklearen Sprengköpfen ausgestatteter amerikanischer Raketen zugestimmt. Damit
hat eine mehrjährige Diskussion einen vorläufigen, vielleicht endgültigen Abschluß gefunden. In dieser Diskussion ist kein Begriff häufiger genannt, be-
schworen und empfunden worden, als der der Angst. Hinter einem allmählich
verblassenden Fortschrittsglauben traten apokalyptische Phantasien wieder
auf, und der drohende Weltuntergang wurde für viele das Charakteristikum
dieser Epoche, die beschrieben wurde als ein Zeitalter der Angst.

Begründet wird dieser weitere Rüstungsschritt mit der Gefahr russischer
Mittelstreckenraketen. Die Gefahr ist real. Ob aber diese gegebene Realgefahr
einen weiteren Rüstungsschritt von westlicher Seite als gerechtfertigt erscheinen lassen kann, ist umstritten. Leider ist die Frage, ob vielleicht auch Triebgefahr in das Problem hineingemengt ist, nur schwer zu analysieren, wie es klinisch kaum möglich ist, einen Patienten, der real verfolgt wird, von einem Ver-
folgungswahn zu befreien. Alle Tatsachen, die wir ihm vorhalten könnten, wird
er unter dem Hinweis auf die reale Verfolgung zu Belanglosigkeiten erklären,
in jeder Hinsicht entwerten und nicht gelten lassen. Die Tatsache der realen
Verfolgung schützt den Wahn davor, durch die Realitätsprüfung erschüttert zu
werden, als wäre die Einsicht in den Wahn noch gefährlicher als die wahnhafte
Bedrohung.

Wir müssen überlegen, ob die Analogie des Wahnkranken im Hinblick auf
die neuen Raketen, die seit vorgestern in unser Land eingeflogen werden, ir-
gendeine Berechtigung hat; denn die einzige Hilfe, die gegenüber der nuklearen Katastrophe realistisch erscheint, ist die Prävention; der eingetretene
Schadensfall „schließt jede Möglichkeit der Reparation total aus" (Nedelmann
1982a, S. 81).

---

1 Ich danke Herrn Prof. Dr. med. Wolfgang Loch für die gelegentliche Kontrolle dieser Behandlung.

Was die Tatsachen angeht, verweise ich auf den „Versuch eines Dialogs" des sokratisch geschulten Philosophen Ernst Tugendhat über die „Rationalität und Irrationalität der Friedensbewegung und ihrer Gegner" (1983). Aus seinen und aus vielen Ausführungen anderer Autoren ergibt sich mit hoher Wahrscheinlichkeit, daß Pershing II und Cruise missile den Frieden nicht sicherer machen, sondern eine zusätzliche Destabilisierung bewirken. Sie bedrohen, was sie zu schützen vorgeben. Das Tatsachenmaterial läßt keinen Zweifel daran. Wenn das aber so ist, müssen wir dann nicht von einem Rüstungswahn sprechen, in der die SS-20 zu seiner Erhaltung erscheinen, so daß der Wahn den Schutz darstellt vor einer Bedrohung, die als noch ärger gelten müßte als die Gefahr vor der Katastrophe eines nuklearen Krieges?

Bekanntlich hat der Versuch, „vertrauensbildende Maßnahmen" zu schaffen, einstweilen nichts bewirkt. Die Verhandlungen sind im Sande verlaufen, beide Seiten „rüsten nach". Neben der Wahrnehmung der Bedrohung durch die Rüstung der jeweils anderen Seite wird ein Freund-Feind-Schema sichtbar, „das nicht zuläßt, daß man sich einig wird, das die Gegensätze: hier gut, dort böse, unvereinbar macht." Das Freund-Feind-Schema ist „vielleicht die verhängnisvollste Wirkung des paranoid-schizoiden Denkens" (Nedelmann 1982b, S. 85). Diese Diagnose, die die Supermächte begreift, als wären sie zwei destruktiv ineinander verstrickte Individuen, besagt, daß die Rücknahme der jeweils auf den anderen projizierten eigenen Destruktivität gefährlicher erscheint als die Gefahr vor der Katastrophe eines nuklearen Krieges. Der nach außen projizierte Wahn dient der Aufrechterhaltung der inneren Stabilität.

Verhängnisvollerweise wird auf diesem Wege nicht nur die Triebgefahr abgewehrt, sondern auch – vielleicht vor allem die mit der Vorstellung der Wahrscheinlichkeit des nuklearen Krieges verbundene Wiedererlebung und Erinnerung früher traumatischer Situationen, in denen Lebensgefahr und Todesangst ein unerträgliches Ausmaß hatten. Wir mußten, um lebensfähig zu sein, diese Situationen verleugnen, gleichviel, ob sie aus der Realgefahr der Abwesenheit des primären Objekts stammten, oder aus der Triebgefahr der eigenen Destruktivität. Wir ziehen dann vor zu sagen, der nukleare Krieg sei nicht wahrscheinlich, also seien die neuen Raketen nicht so wichtig, und aus Gründen des Gleichgewichts sei es vielleicht besser, sie aufzustellen.

Man muß sich diese Situation in ihrer ganzen Paradoxie (Wangh 1979) vor Augen führen: Wir müssen den Tod verleugnen, um weiterleben zu können, aber die Verleugnung der nuklearen Drohung ist heute die größte Gefahr.

Eine Gefahrsituation zu verleugnen bedeutet nicht unbedingt, daß man die Gefahr nicht mehr sieht. Zum Zweck der Angstabwehr genügt häufig schon die Unterschätzung. „Wir haben einen klassischen Tatbestand dieser Form der Abwehr in Deutschland in der Verleugnung des Holocaust. Viele Menschen haben irgendetwas gewußt, aber sie haben es vermieden, aus diesem Wissen die richtigen Schlüsse zu ziehen. Sie haben gesehen, aber sie haben nicht geglaubt, was sie gesehen haben." So konnten sie nach dem Kriege sagen: „‚Wir haben nichts gewußt!' Die nukleare Aufrüstung bis zum Overkill liegt offen für jeden Zeitungsleser auf dem Tisch. Ein erheblicher Teil der Bürger bei uns und in anderen Ländern verleugnet die Konsequenzen dieser Aufrüstung. Sie überlesen die massiven Gefahren, weil sie einfach die Erkenntnis dieser Gefahren nicht aushalten würden" (Becker u. Nedelmann 1983, S. 113).

Seit Auschwitz (Grubrich-Simitis 1979; Kuper 1981) und Hiroshima (Lifton 1968) sollten wir wissen, was realisierbar ist, und der Angst, auch wenn sie in der Konfrontation mit dem Entsetzlichen überwältigend zu werden droht, weiterhin jene reife Funktion zutrauen, Signal zu sein, das dazu dient, eine Gefahr auf ihren Realitätsgehalt zu prüfen, damit eine drohende traumatische Situation abgewendet werden kann.

Literatur

Balint M (1937) Frühe Entwicklungsstadien des Ichs. Primäre Objektliebe. In: Balint M Die Urformen der Liebe und die Technik der Psychoanalyse. Klett, Stuttgart, S. 93–115

Becker H, Nedelmann C (1983) Von der Anwendbarkeit psychoanalytischer Kategorien auf die Politik. In: Becker H, Nedelmann C (Hrsg) Psychoanalyse und Politik. Suhrkamp, Frankfurt, S. 89–150

Benjamin W (1950) (Anfang der dreißiger Jahre) Berliner Kindheit um Neunzehnhundert. Suhrkamp, Frankfurt

Bernfeld S (1935) Über die Einteilung der Triebe. Imago 21:125–142

Dettmering P (1973) Der Pavor nocturnus und die Grenzen der Sprache. Prax Kinderpsychol Kinderpsychother 22:254–256

Ferenczi S (1938) Amnesie. In: Ferenczi S Bausteine zur Psychoanalyse IV. Huber, Bern, S 294

Freud A (1970) Die kindliche Symptomatik. Ein vorläufiger Ansatz zu ihrer Klassifizierung. Schriften Bd IX. Kindler, München, S 2 509–2 537

Freud A (1979) Psychische Gesundheit und Krankheit als Folge innerer Harmonie und Disharmonie. Schriften, Bd X. Kindler, München, S 2 733–2 740

Freud S (1915) Triebe und Triebschicksale. Gesammelte Werke, Bd X. Fischer, Frankfurt

Freud S (1926) Hemmung, Symptom und Angst. Gesammelte Werke, Bd XIV. Fischer, Frankfurt

Freud S (1930) Das Unbehagen in der Kultur. Gesammelte Werke, Bd XIV. Fischer, Frankfurt

Freud S (1933) Neue Folge der Vorlesungen zur Einführung in die Psychoanalyse. Gesammelte Werke, Bd XV. Fischer, Frankfurt

Grubrich-Simitis I (1979) Extremtraumatisierung als kumulatives Trauma. Psyche (Stuttg) 33:991–1 023

Jones E (1931) On the nightmare. Hogarth, London

Kuper L (1981) Genocide. Its political use in the twentieth century. Penguin, Middlesex

Lichtenstein H (1961) Identity and sexuality. J Am Psychoanal Assoc 9:179–260

Lifton RJ (1968) Observations on Hiroshima survivors. In:· Krystal H (ed) Massive psychic trauma. Int. Univ. Press, New York,pp 168–189

Loch W (1979) Über psychoanalytische Zusammenhänge zwischen Angst, Terror und Gewalt. In: v Stietencron H (Hrsg) Angst und Gewalt. Patmos, Düsseldorf, S 43–58

Loch W (1981) Triebe und Objekte – Bemerkungen zu den Ursprüngen der emotionalen Objektwelt. Jahrb Psychoanal 12:54–81

Loch W (1982) Psychoanalytische Bemerkungen zur Krise der Mittleren Lebensphase. Mittlere Lebensphase – Depressive Position – Tod. Jahrb Psychoanal 14:137–157

Nedelmann C (1982a) Zur Vernachlässigung der psychoanalytischen Kulturtheorie. Psyche (Stuttg) 36:385–400

Nedelmann C (1982b) Zur Vernachlässigung der psychoanalytischen Kulturtheorie. In: Becker H, Nedelmann C (Hrsg) Psychoanalyse und Politik. Suhrkamp, Frankfurt, S 67–88

Stern MM (1951) Pavor nocturnus. Int J Psychoanal 32:302–309

Stern MM (1972) Trauma, Todesangst und Furcht vor dem Tod in psychoanalytischer Theorie und Praxis. Psyche (Stuttg) 26:901–928

Tugendhat E (1983) Rationalität und Irrationalität der Friedensbewegung und ihrer Gegner. Versuch eines Dialogs. Verlag Europäische Perspektiven, Berlin

Waelder R (1930) Das Prinzip der mehrfachen Funktion. Bemerkungen zur Überdeterminie-
    rung. In: Waelder R, Ansichten der Psychoanalyse. Klett-Cotta, Stuttgart, S 57-76
Wangh M (1979) Psychologische Folgen der Atombombentests (1945-1963). Psyche (Stuttg)
    36:401-415
Winnicott DW (1962) Ego integration in child development. In: The maturational processes
    and the facilitating environment. Studies in the theory of emotional development. The In-
    ternational Psychoanalytic Library No. 64. Hogarth, London, pp 56-63
Winnicott DW (1974) Fear of breakdown. Int Rev Psychoanal 1:103-107

Psychoanalytische Konzeptionen von Angstkrankheiten und abgeleitete therapeutische Überlegungen

S. O. Hoffmann

Da die aktuelle psychoanalytische Neurosenlehre nicht jedem vertraut ist, erscheint es mir sinnvoll, vor der Darstellung spezifischer Krankheitsstrukturen den aktuellen Stand der psychoanalytischen Neurosenlehre kurz zu resümieren. Therapeutische Gesichtspunkte ergeben sich dann fast von selbst oder lassen sich sinnvoll ableiten. Innerhalb der aktuellen Psychoanalyse müssen wir heute von 3 verschiedenen Modellen zur Symptomentstehung und -erhaltung ausgehen.

Das erste Modell ist das klassische, von Freud entwickelte, (zusammengefaßt 1917), welches das Rückgrat aller psychoanalytischen Überlegungen zur Entstehung von Neurosen darstellt. Es besagt, daß wir alle Entwicklungskonflikte durchlaufen, die zu Fixierungen an bestimmte Entwicklungsorte führen. Sind die Konflikte ausreichend verarbeitet, ist ihre Nachwirkung für das spätere Leben, zumindest was die Neurosenpsychologie angeht, irrelevant. War die Verarbeitung unzureichend – aus welchen Gründen auch immer – können diese Konflikte im späteren Leben reaktiviert werden. Ein subjektiv kritisches Ereignis (die sog. auslösende Situation) führt zu einer Reaktualisierung des infantilen Konflikts. Die dadurch ausgelöste Regression verschlechtert die Problemlösebasis. Es resultiert ein Kräftespiel von ursprünglich infantilen Bedürfnissen und Befürchtungen einerseits und den Anforderungen der Realität und Vernunft andererseits. Das Symptom entsteht dann aus einem Kompromiß zwischen den verschiedenen Kräften, der in jeder Hinsicht ein schlechter Kompromiß ist. Es handelt sich, wie es im Lernzielkatalog für Medizinstudenten so schön heißt, um eine „intra individuell unteroptimale" Konfliktlösung. – Das wäre das klassische Modell. Ich habe es in meiner täglichen Arbeit als so nützlich erlebt, daß ich es für eine nicht vertretbare Einengung meiner Verständnismöglichkeiten psychischer Probleme hielte, wollte ich darauf verzichten. Aber die Reichweite des Modells ist offensichtlich doch begrenzt. Es gibt viele Störungen, die im weiteren Sinne zu den Neurosen zählen, welche wir damit nur unzureichend erfassen können.

Aus diesen Gründen entwickelte sich in der Psychoanalyse seit knapp 20 Jahren ein alternatives Modell, das nicht mehr auf den Folgen von Entwicklungskonflikten, sondern auf den Folgen von Entwicklungsschäden beruht. Dieses Modell ist nicht einheitlich beschrieben worden. Es gibt eine Tendenz unter Psychoanalytikern, die mit diesem Modell besser erfaßbaren Störungen aus dem Bereich der sog. Übertragungsneurosen auszugliedern. Fürstenau spricht von „strukturellen Ich-Störungen", viele Analytiker bevorzugen den Terminus der „frühen Störung". Die Begriffe des Borderline-Syndroms, der nazißtischen Neurosen, aber auch die altbekannten Suchten, die pathologi-

Leitsymptom Angst
Herausgegeben von P. Götze
© Springer-Verlag Berlin Heidelberg 1984

schen sexuellen Deviationen, die Soziopathien und andere Störungen gehören hierher.

Dieses zweite Modell basiert auf der Annahme, daß den so Erkrankten oder Gestörten Schäden in ihrer Entwicklung widerfuhren, die ihre kompensatorischen Möglichkeiten in der frühen Entwicklung in jeder Hinsicht überstiegen. Gilt für das Konfliktmodell der Satz „das Ich hat etwas getan" (nämlich einen Konflikt unzureichend gelöst), so gilt für die strukturelle Störung die Annahme „dem Ich wurde etwas getan", es wurde in seiner frühen Entwicklung stark geschädigt. Das Symptom wäre dann entweder als Folge dieser frühen Störung zu betrachten, als etwas, was in irgend einer Form seit den traumatischen Ereignissen immer schon da war. Diese Theorie wird z. B. von J. Bowlby vertreten, auf den ich noch zurückkomme. Oder, und das wäre die zweite Möglichkeit, das Symptom stellt gewissermaßen eine Ersatzbildung für den Ausfall dar, eine Art „Vorsatzstück", es bildet eine „Plombe" im strukturellen Defekt, ist eine verzweifelte und unverzichtbare Kompensation von etwas subjektiv noch Schlimmerem. Ich selbst nenne dieses Modell das Modell des erhaltenen Entwicklungsschadens. Morgenthaler erklärt damit z. B. bestimmte Perversionen, Kernberg den pathologischen Narzißmus. Ich kann darauf nur hinweisen.

Das dritte Modell wäre eines, das lerntheoretische Momente berücksichtigt. Man wird es eigentlich kaum in der Psychoanalyse erwarten und es ist auch nicht breit rezipiert worden. Das Modell geht davon aus, daß es neurotische Entwicklungen gibt, die nicht Folge von Entwicklungskonflikten oder – Schäden sind, sondern auf fehlgelaufenen Lernprozessen basieren. Die Mehrzahl solcher „Neurosen" wird wahrscheinlich klinisch gar nicht relevant, weil sie durch korrigierende Lernprozesse vor einer Behandlungsbedürftigkeit bereits wieder extingiert wird. Aber bei bestimmten Neurosen z. B. sehr einfach strukturierter Menschen scheint mir dieses Modell nützlich. Nach meinem Verständnis kommt dieser Erklärung allerdings ein größeres Gewicht für die Erhaltung neurotischer Symptome zu als für deren Entstehung. Ich kann diesen Zusammenhang nur andeuten. Als Autoren erwähnen möchte ich hier vor allem Schwartz u. Schiller (1970) mit ihrem Konzept der Automatisation und Greenspan (1975), der bei seinem Integrationsversuch besonders dem Konzept des operanten Konditionierens nachgeht. Auch Bellak (1977) ist natürlich zu nennen, der immer wieder diese Frage aufgegriffen hat.

Diese Modelle sind keine Alternativen, sondern ergänzen sich wechselseitig. Bei jedem Entwicklungsschaden gibt es mit Sicherheit auch Konfliktanteile und bei jeder noch so klassischen Übertragungsneurose gibt es Anteile, die man besser mit einer Traumatisierungstheorie beschreiben könnte. Lernprozesse schließlich laufen während unseres ganzen Lebens, also auch vor, während und nach jeder neurotischen Erkrankung ab. Eine Kurzfassung dieser 3 Modelle könnte folgendermaßen aussehen:

Entwicklungskonflikt → Reaktualisierung → Kompromißbildung → Symptom

Entwicklungsschaden ⟋ Persistenz → Symptom
⟍ Ersatzbildung → Symptom

Lerngeschichte → fehlgeleitete Lernvorgänge → Symptom

Nach diesen allgemeinen Überlegungen möchte ich jetzt das psychoanalytische Grundverständnis von 3 Angstkrankheiten kurz skizzieren und zwar handelt es sich um die Phobie, die Angstneurose und die Hypochondrie.

Phobische Neurose

Ich beginne mit den Überlegungen zur phobischen Neurose. Und ich möchte
gleich an den Beginn eine kurze Kasuistik stellen:

Die Patientin ist eine 33jährige Hausfrau, die wegen folgender Beschwerden in einer psychosomatischen Klinik aufgenommen wird: Sie leide unter starken Angstzuständen.
Inhalt der Angst sei, daß sie fürchte, einen tetanischen Anfall zu bekommen. Diese Angst trete auf,
sobald sie das Haus verlasse. Wenn sie selbst Auto fahre, sei die Angst unerträglich, wes-
wegen sie das Chauffieren ganz aufgegeben habe. Wisse sie Ärzte in der Nähe, gehe es ihr
besser. Auch die Brechampulle mit Kalzium „Frubiase", die sie in ihrer Handtasche mit sich
herumträgt, sowie ein Plastikbeutel, in den sie bei Bedarf atmen kann, geben ihr eine gewisse
Sicherheit. Die Tasche muß sie immer bei sich haben. Orte, an denen Ärzte nicht erreichbar
sind, vermeidet sie.

Man könnte nun nach der bisherigen Schilderung annehmen, daß die Patientin häufiger
solche Anfälle hatte und es überrascht zu hören, daß nur einmal, 4 Jahre vor der stationären
Aufnahme, eine Tetanie auftrat, die Angst aber vor dem „Anfall" hat sie seither nie verlassen.
Die auslösende Situation für diesen ersten Anfall wird sehr genau geschildert: Sie habe da-
mals den Wagen gesteuert und ihr Mann habe neben ihr gesessen. Man war auf dem Wege zur
Schwiegermutter. Der Tag war drückend und heiß. Beim Überholen eines Lasters auf der
Bundesstraße gerät sie plötzlich in einen Zustand von Panik und muß den Überholvorgang
abbrechen. Sie kann den Wagen noch am Straßenrand zum Halten bringen, gerät in eine
Hyperventilationstetanie, wird im örtlichen Kreiskrankenhaus aufgenommen und dort 6 Wochen lang behandelt. Auch nach der Entlassung ist die Patientin weiterhin zu Hause krank
und muß von ihrer Mutter gepflegt werden.

Nachdem sich diese Ängste einige Jahre hingeschleppt haben, schickt die Familie sie 3
Jahre nach dem Erstereignis in eine psychosomatische Klinik. Dort stellen sich in den Gesprächen sehr rasch massive unterdrückte aggressive Empfindungen gegenüber dem Ehemann
heraus. Am ausgeprägtesten ist ihr Vorwurf, daß er seine Mutter ihr vorziehe. Das Wahrnehmen und Aussprechen solcher abgelehnter Empfindungen macht ihr erhebliche Schuldgefühle. Als die Patientin entlassen wird, kann sie sehr viel mehr von ihrem Unmut gegenüber dem
Mann zulassen und auch ihm gegenüber zum Ausdruck bringen. Die phobischen Zustände
sind fast ganz abgeklungen.

Zu Hause ändert sich das Bild wieder. Die Ängste vor dem Anfall treten nach einiger Zeit
wieder auf. Als die Patientin 1 Jahr später in der gleichen Klinik erneut aufgenommen wird,
besteht der Status quo ante. Aber die Patientin berichtet jetzt etwas Interessantes. Ihr Mann
habe nicht akzeptieren können, daß sie sich geändert habe. Er habe sie bei Kritik „angefah-
ren" und es sei ihr gar nichts übrig geblieben, als allen Unmut dem Mann gegenüber wieder
zu unterdrücken. Er wolle wieder die sanfte Frau, die er geheiratet habe, hätte er geäußert,
und auf das, was die Psychotherapeuten aus ihr gemacht hätten, könne er verzichten. Wenn
sie das nicht begreife, lasse er sich scheiden und die Kinder bekomme er wegen ihrer Nerven-
krankheit ohnehin zugesprochen. Die Patientin wurde also wieder sanft und im gleichen
Maße, wie diese Anpassung gelang, stiegen die Ängste wieder an. Zwei Worte noch zur Anamnese: Die Patientin ist Einzelkind. Die Eltern werden als sehr lieb und sehr protektiv geschildert. Der Vater organisierte immer alles für die Patientin bis hin zur Berufswahl und Ausbildung. Die Mutter wirkte mehr wie eine graue Maus. Als jedoch der Vater einige Jahre vor
dem in Frage stehenden Ereignis starb, „blühte" die Mutter richtig auf. Sie fing an, sich schön
zu kleiden, Freundschaften zu pflegen und Reisen zu machen – alles Dinge, die sie sich früher
nie geleistet hatte.

Soweit der Bericht. Wenn phobische Neurosen durch eine situative Begrenztheit der Angst gekennzeichnet sind, dann gehen wir wohl einig, daß es sich hier um eine Phobie handelt. Einiges von der Dynamik dieser Erkrankung war schon erwähnt worden. Die Patientin hat offensichtlich große Probleme mit ihren aggressiven Äußerungen, und das Ausmaß ihrer aggressiven Bedürfnisse ist ihr vollends unbewußt. Die auslösende Situation, die hier so eindrucksvoll ist, hat eine deutlich wahrnehmbare Beziehung zu den abgewehrten Impulsen. Ich möchte folgende *Interpretation* vorschlagen, von der auch die stationäre Behandlung ausging. Beim Überholen des Lastwagens hat die Patientin eine ganz konkrete Phantasie. Diese läßt sich etwa folgendermaßen rekonstruieren: „Wenn ich jetzt, wo mir mein Mann ausgeliefert ist, ihn gegen den anderen Wagen fahre, ist er weg". Es gibt keinen Hinweis, daß die Angst der Patientin irgend etwas mit einer Angst um sich selbst zu tun gehabt hätte, wo sie doch in gleicher Weise bedroht war (im Sinne objektiver Realität hatte allerdings gar keine Gefahr bestanden). Angst machte ihr nach allem, was wir später erfuhren, nur, wenn sie Aggressives in bezug auf ihren Mann denkt. Dieses explosive Feld, auf das die Patientin bei der Autofahrt emotional gerät, war bereits vorher bestellt worden, wie wir hörten. Die Mutter der Patientin lebte unerwarteterweise ganz prächtig ohne ihren verstorbenen Aufpasser. Unbewußte Phantasien der Patientin, die bereits früher stimuliert wurden, könnte man in folgender Weise annehmen: „Wo meine Mutter doch so prima ohne den Vater lebt ... vielleicht stünde ich mich auch nicht so schlecht, wenn mein Mann nicht da wäre ...". Was diese Patientin geradezu in Panik versetzt und was natürlich kein Mensch leicht abtut, ist die Tatsache, daß es sich schlicht um Mordphantasien handelt, die für sie bewußt undenkbar sind – im wahrsten Sinne des Wortes. Die therapeutische Entlastung in der Klinik beruhte darauf, daß gezielt die aggressive Hemmung als Fokus der analytischen Psychotherapie gewählt wurde. Hierdurch wurde etwas von dem erreicht, was wir im Jargon die Auflockerung des Über-Ichs nennen. Dadurch kam es zu einer Entlastung des inneren Konfliktes und zur völligen Rückbildung der Symptomatik. Um Mißverständnisse zu vermeiden: Weder beim ersten noch beim zweiten Aufenthalt wurden der Patientin etwa ihre aggressiven Bedürfnisse als Mordimpulse gedeutet. Zur Erarbeitung so tief abgewehrter Motive ist stationäre Psychotherapie kaum einmal in der Lage. Die Kunst besteht eher darin, das *nicht* zu sagen, was man hiervon versteht. Aber die gezielte Bearbeitung der überstrengen Gewissensregung gegenüber jeglicher Aggression führte auch so zu einem begrenzten Erfolg.

Es wird ersichtlich, daß ich diese Phobie vor allem mit dem psychoanalytischen Konfliktmodell erkläre, und ich kann hinzufügen, daß man dies mit guter Berechtigung für den größeren Teil aller phobischen Phänomene tun kann.

Die Grunddynamik vieler Phobien baut sich nach folgendem Muster auf:

1. Die Ursache der meisten Phobien ist eine *unbewußte Phantasie,* deren Inhalt verdrängt ist. Diese Phantasie bezieht sich auf intrapsychisch erlebte Gefahren, für die die in der Außenwelt erlebten Gefahren dann stellvertretend eintreten. Die äußere Situation, die gefürchtet wird, steht symbolisch für eine innere Bedrohung. Das heißt gefürchtet wird eigentlich die unbewußte Vorstellung, die der Patient mit dem angstauslösenden Objekt, sei es eine

Spinne, eine Maus, das Menschengewühl oder der Marktplatz verbindet und nicht der Gegenstand selbst.

2. Es findet somit als zentraler Vorgang eine *Verschiebung* des Angstobjektes von innen nach außen statt.

3. Durch Vermeidung des angstauslösenden Objektes kann der Patient teilweise oder vollständig Angstfreiheit erreichen.

4. Dieser Vermeidungsvorgang wird durch Lernprozesse eingeübt und kann so chronifizieren oder sich auf assoziativ „benachbarte" Situationen ausweiten (Generalisierung).

Die Psychoanalyse hat sich besonders mit dem Inhalt der verdrängten Phantasien, der abgewehrten Impulse befaßt. Freud hielt die Phobie für vorwiegend über ödipale Konflikte entstanden. Weil sie hierin der Konversionshysterie gleicht, hielt er sie für eine Sonderform dieses Bildes und bezeichnete sie als *„Angsthysterie"*. Tatsächlich fällt auf, bei wie vielen Phobien auch heutzutage weiterhin sexuelle Konflikte sich als von entscheidender Wichtigkeit erweisen. Dabei müssen es nicht nur die ödipalen Phantasien, also die positive Beziehung zum gegengeschlechtlichen Elternteil und die rivalisierende Einstellung zum gleichgeschlechtlichen sein, sondern es kann sich auch um andere Formen handeln. Z. B. Ängste vor starker Exposition, vor sexueller Exhibition oder abgewehrte Prostitutionsphantasien, wie sie sich gerade bei der Platzangst häufen. Darin wird die Abwehr des ursprünglichen Wunsches sich zu zeigen, zu entblößen oder zu prostituieren deutlich. Es kann sich aber auch um nichtsexuelle, eher existentielle Probleme handeln, die hinter den Phobien stehen. Die physiologische Verunsicherung, der „grausliche Kitzel" den man auf hohen Türmen und dergleichen empfindet, kann für den Ich-Schwachen eine solche Bedrohung darstellen, daß er die aufkommenden natürlichen Ängste nicht bewältigt, weil sie ihn an weitergehende, innere Bedrohungen erinnern (Höhenängste). Diese Bedrohungen brauchen keine Triebimpulse zu sein, sondern können gleichsam zu recht empfundene Erlebnisse der Brüchigkeit des eigenen Ichs darstellen. Auch die Beklemmung, die man in abgeschlossenen Räumen empfindet, die abgeschnittenen Fluchtwege, ist primär erst einmal physiologisch. Erst die Verkoppelung mit unbewußten Phantasien schafft die pathogene Ausgangssituation.

Bei den geschilderten Höhenängsten und bei vielen Ängsten, die durch mehr existentielle Bedrohungen ausgelöst werden (etwa Kabinen von Bergbahnen!) deutet sich bereits eine Gruppe von phobischen Störungen an, für die das Konfliktmodell nicht so gut trägt. Bevor ich aber nachher noch einmal darauf zurückkomme, möchte ich die Phobien, die auf abgewehrten Wünschen basieren, noch einmal umreißen: Aus dem ursprünglichen Impuls etwas subjektiv Verbotenes zu tun oder zu wollen, wird eine Angst vor etwas Äußerem. Der aktive Vorgang („Ich will etwas") ist zu einem passiven Geschehen („Mir geschieht etwas") geworden. *Um den Preis der entstandenen Angst ist der innere Konflikt entlastet.* Diese Betrachtung läßt sich folgendermaßen zusammenfassen:

Verdrängung umschriebener Impulse oder Wünsche → innerer Konflikt → Erlebnis „innere Gefahr" → Angst → Verschiebung der Angst auf Gegenstand oder Situation der Außenwelt → Vermeidung der äußeren Situation

Klinisch lassen sich aus psychodynamischer Sicht die Phobien in mehrere Typen aufgliedern, von denen ich hier die 2 wichtigsten erwähne. Ich möchte sie als den eher hysterischen und den eher zwangsneurotischen Typ bezeichnen. Der hysterische Typ basiert stärker auf der Abwehr sexueller Konflikte und deckt sich weitgehend mit dem, was Freud die „Angsthysterie" nannte. Man hat aber schon sehr früh beobachtet, daß die Abwehr der aggressiven Impulse in der Phobie ebenfalls eine zentrale Rolle spielt. So ging Helene Deutsch 1928 bereits davon aus, daß das ständige Angewiesensein des Phobikers auf seinen Beschützer, etwas zu tun hat mit seinen aggressiven Bedürfnissen diesem gegenüber. Wenn der ständige Begleiter immer da ist, wenn man seine Anwesenheit in jedem Moment kontrollieren kann, dann braucht der Phobiker keine Ängste zu haben, daß er ihn unbewußt-ungewollt beseitigt hat. Gerade bei chronischen Phobien gibt es kaum auflösbare pathologische Paarbildungen, die wohl am besten durch diese Art von Dynamik erklärbar sind. Hier geht es also um die Abwehr vorwiegend der aggressiven, antisozialen Impulse und diese Dynamik hat dann mehr mit einer Zwangsneurose als mit einer Hysterie zu tun. Oft stellt eine Phobie dieses Typs jene „Zwangsbefürchtung" dar, die dann zum Ausgang der Zwangsneurose und ihrer charakteristischen Vermeidungsrituale wird.

Die Angstneurose

Die Ausführungen zur Angstneurose möchte ich gleichfalls wieder mit einer kurzen *Fallskizze* beginnen.

Es handelt sich um eine 21jährige Frau, die ebenfalls in einer psychosomatischen Klinik aufgenommen wird. Bei der Aufnahme schildert sie, daß sie diffuse Angstgefühle, Ängste vor allem und jedem habe, die sie nicht begründen könne. Diese Ängste überfielen sie schlagartig, sie könne nichts dagegen unternehmen, am schlimmsten seien die Ängste nachts. Sie berichtet dann, daß die Beschwerden ziemlich genau 1 Jahr vor der stationären Aufnahme auftraten. Ihr wurde damals abends immer schlecht, anfangs noch ohne Angstzustände, jedoch habe sie immer gleich an die schlimmsten Krankheiten gedacht und deswegen große Befürchtungen gehabt. Als eine Internistin ihr sagte, daß ihre Übelkeit etwas mit seelischen Ursachen zu tun habe, schwanden die körperlichen Symptome fast schlagartig und der Patientin wurden jetzt Ängste bewußt, die sie vorher als solche nicht wahrgenommen hatte.

Hier kurze Angaben zur Biographie der Patientin: Sie ist das älteste von 4 Kindern einer Frau, die sich als halbprofessionelle Prostituierte im Umkreis von US-Kasernen bewegte. Alle 4 Kinder stammen von einem anderen Vater. Die ersten 3–4 Lebensjahre verbringt die Patientin in verschiedenen Pflegestellen, wo sie z. T. mißhandelt wurde. Zwischendurch bestanden auch Heimaufenthalte. Ab dem 4. Lebensjahr lebte sie bei der Großmutter. Jetzt stabilisiert sich das Leben deutlich. Die Patientin schließt die Schule mit der mittleren Reife ab und macht eine Lehre als Industriekaufmann. Sie kümmert sich mit auffallendem Interesse um die jüngeren Geschwister, macht die nötigen Gänge zu den Sozialämtern und setzt auch die Mutter unter Druck, damit diese sich nicht ständig ihren Verpflichtungen entzieht. Nach allem, was wir in Erfahrung bringen konnten, ist sie die Stabilste in dieser so geschädigten Familie. Der Zusammenbruch der Patientin, der mit der Übelkeit beginnt, die während der ersten Wochen noch für die Angst stand, steht in einem unmittelbaren zeitlichen Zusammenhang mit dem Verlust des Arbeitsplatzes.

Obwohl es auch hier einige Hinweise auf Bereiche gibt, in denen man das psychoanalytische Konfliktmodell einsetzen könnte, scheint es mir insgesamt sinnvoller hier mit dem Modell des erhaltenen Entwicklungsschadens zu arbeiten. Fraglos ist die Patientin jemand, der am Beginn seines Lebens massiv geschädigt wurde: wechselnde und wahrscheinlich schlechte Pflegestellen, Heimaufenthalte. Erst mit dem 4. Lebensjahr kehrt eine gewisse Ruhe ein und wahrscheinlich ist es den Großeltern überhaupt zu verdanken, daß die Patientin sich weiterhin so gut entwickelte.

Aber die „innere Brüchigkeit", auf die ich schon abgehoben habe, bleibt. So lange die äußeren Umstände gut sind, so lange die Patientin eine erfolgreiche Schülerin und eine angesehene Mitarbeiterin in ihrer Firma ist, kann sie die strukturellen Defekte ausreichend kompensieren. Als die Firma in Konkurs geht und sie ihren Arbeitsplatz verliert, kommt es in der Patientin zu so etwas wie einem inneren Konkurs.

Damit sind bereits wesentliche Elemente der Psychogenese und Psychodynamik der Angstneurose angesprochen. Bei den schweren Angstneurosen liegt fast immer eine massive Entwicklungsstörung zur Zeit der frühen Ich-Entwicklung vor. Die Ich-Schwäche besteht nicht nur darin, daß Angst so gut wie gar nicht toleriert wird („Angst vor der Angst"), sondern auch darin, daß die Abwehr der Angst zumindest bei den schweren Formen weitgehend mißlungen ist. Die quantitative Reduzierung von Angst, die die anderen Neuroseformen irgendwie leisten, gelingt bei der Angstneurose schlecht. Die Angst selbst bricht als Symptom durch. Bowlby (1976), dessen Lebenswerk über Bindung, Trennung und Verlust in diesem Jahr abgeschlossen in deutscher Sprache vorliegt, ist der Hauptvertreter der Traumatheorie für die Entstehung von Angstkrankheiten. Er vertritt die plastische These, daß da, wo Rauch entsteht, auch immer ein Feuer sei. Keine schwere Angstkrankheit im Erwachsenenleben, so Bowlby, bei der sich nicht durch sorgfältige Untersuchung massive traumatische Situationen in der Entwicklung nachweisen ließen. (Ich kann jedem nur sehr angelegentlich empfehlen, die empirischen Belege zu studieren, die Bowlby auf hunderten von Seiten, besonders im zweiten Band („Trennung", 1973, dt. 1976) zur Stützung dieser These zusammengetragen hat.) Wenn man in der Klinik ausreichend viele solcher Patienten gründlich untersucht hat, kann man sich kaum der Konsequenz Bowlbys entziehen. Auch die Grenze zwischen Angstneurosen und Phobien wird unter Bowlbys Zugriff wieder etwas unschärfer. Er meint, daß die Gruppe der eigentlichen Phobien eher klein sei, daß hingegen eine große Anzahl von Erkrankungen bestehe, die man besser als *Pseudophobien* bezeichne. Bei der Phobie fürchtet – nach Bowlby – der Patient die *Gegenwart* einer Situation, die er dann zu vermeiden sucht oder vor der er sich zurückzieht. Bei der Pseudophobie hingegen leidet der Patient unter der *Abwesenheit* oder dem Verlust einer Bindungsfigur oder einer anderen sicheren Basis, auf die er sich sonst zubewegte. So bezeichnet Bowlby die Agoraphobie als eine Pseudophobie. Nach seinem Verständnis hat der Patient nicht eigentlich Angst vor der Situation auf der Straße oder im Gewühl, sondern er vermißt in ihnen eine Beziehungsperson. In diesen Überlegungen gleicht Bowlby dem deutschen Autor K. König, der 1982 erstmals überzeugend eine Grunddynamik der phobischen Persönlichkeit umriß. König meint, daß allen diesen Patienten eine Unfähigkeit zur Selbststeuerung in vielen Bereichen, insbesondere aber in der Impulskontrolle gemeinsam sei. Daher neigten alle Phobiker dazu, die Bestimmung über sich selbst an Dritte („schützende Objekte") weiterzugeben und seien deswegen auf die ständigen Begleiter angewiesen.

Bevor ich zur Hypochondrie übergehe, möchte ich die Genese der Angstneurose noch einmal im Modell zusammenfassen: Der Patient erlebt immer wieder (meist ohne umschriebene auslösende Situation) seine innere Brüchigkeit, seine Ich-Schwäche. Dieses Erlebnis führt zum Bedrohungsgefühl, dieses löst Angst aus. Da die Angst nur unzureichend abgewehrt werden kann – eben wegen der Ich-Schwäche – kommt es zum mehr oder weniger starken Durchbruch der Angst selbst als Symptom. Angstfreiheit ist nur schlecht für den Patienten herstellbar.

Erlebnis „innere Gefahr" → Angst → unzureichende Abwehrmöglichkeiten → Durchbruch der Angst selbst als Symptom

Hypochondrische Neurose

Hypochondrien sind Neurosen mit ausgeprägter *Selbstbeobachtung* des eigenen Körpers und starker *Krankheitsfurcht*. Gegenüber den massiven Angstanfällen des Phobikers oder Angstneurotikers zeigt der Hypochonder jedoch keine Angstüberflutung, sondern wird von ständigen Befürchtungen und Besorgnissen um seine Gesundheit beeinträchtigt. Beim Hypochonder ist das Angstobjekt auch nicht mehr in die Außenwelt – wie beim Phobiker – sondern es ist sozusagen in die allernächste Außenwelt, in den eigenen Körper gerückt. Man könnte auch sagen, daß die Verschiebung der Angst von innen nach außen die Körpergrenzen nicht überschritten habe. Alle Versicherungen, daß die befürchtete Störung nicht vorliegt, fruchten nicht oder sind nur kurze Zeit wirksam, bevor die Ungewißheit sich wieder durchsetzt und den Patienten zu neuen Arztbesuchen zwingt. Paul Schilder hat vor über 50 Jahren hier bereits eine der Ich-Störung weitgehend parallel verlaufende Störung des Körperbildes angenommen. An die Stelle einer Empfindung, so sagt Schilder (1925), ist die Wahrnehmung getreten. Die Ich-Störung läge demnach darin, daß nicht mehr die korrigierbare, interpretierbare, kritisierbare Empfindung Basis der Selbstbeobachtung ist, sondern die (fatale) gewißheitgebende Wahrnehmung. Wie bei den Phobien kann es auch bei den Hypochondrien zu einem ausgeprägten Realitätsverlust kommen. Das Ausmaß dieses Realitätsverlustes ist verschieden stark und kann als ein gewisser Indikator für die Prognose angesehen werden. Die Hypochondrie kann insgesamt ein leichtes und vorübergehendes Ausmaß haben, sie kann aber auch ein Zeichen einer schweren psychopathologischen Veränderung sein. In dieser Form begegnen wir ihr meist in der Klinik.

Die genetische Basis einer weitergehenden Hypochondrie ist nach Schilder, und das hat mich mehr als alle späteren Ansichten überzeugt, das gestörte Körperbild. Das Körperbild entsteht parallel mit dem Ich, bzw. dem Selbst des Menschen und ist anfangs mit der Entwicklung dieser psychischen Struktur auch weitgehend identisch. Der schwer erkrankte Hypochonder arbeitet mit einem archaischen, zutiefst magischen Körperbild. Der Körper wird nach psychischen Bedürfnissen und Vorstellungen und nicht nach Anatomie und Physiologie konzipiert. Wenn diesem Körperbild auch gestörte Ich-Funktionen entsprechen, dann verwundert nicht, daß die sozialen Beziehungen des Hypochonders deutliche Störungen aufweisen. Freud meint (1914), daß bei der Hypochondrie der Körper an die Stelle der sozialen Bezugspersonen trete; die gesamte Aufmerksamkeit ist von den Mitmenschen abgezogen und z. B. dem Magen zugewandt. Freud sprach von einer Umwandlung der objektbezogenen Libido in narzißtische. Dieser Ersatz der sozialen Beziehung durch Hinwendung zu Teilvorstellungen vom eigenen Körper muß als eine Grunddynamik der Hypochondrie angesehen werden. Zwischenmenschliche Konflikte können so „verschleiert", diffuse Angst kann so „gebunden" werden.

Ich möchte auch diese Überlegungen noch einmal kurz zusammenfassen: Nur bei monosymptomatischen Hypochondrien, deren Struktur hierin der der Phobien ähnelt, lassen sich umschriebene auslösende Situationen erfassen. Sonst ist der Beginn eher diffus („immer schon ängstlich gewesen") und ein äußerer Anlaß mag die Befürchtungen allenfalls kanalisieren. Die Verschiebung auf das gestörte Bild vom eigenen Körper verunmöglicht eine Vermeidung zur Ausschaltung der Ängste. Während der Phobiker der äußeren Angstquelle entgehen kann, trägt der Hypochonder den Grund seiner Angst ständig mit sich herum. Oder mit anderen Worten: Die hypchondrische Organisation der Angst ist, was die Herstellung von Angstfreiheit angeht, insuffizienter als die phobische.

Erlebnis „innere Gefahr" → Angst → Verschiebung der Angst auf ein Objekt der (Körper-)Innenwelt

Für dieses Krankheitsbild trägt nach meinem Verständnis das Modell des erhaltenen Entwicklungsschadens insgesamt weiter als das Konfliktmodell. Ich möchte aber gerade für die hypochondrische Störung daran erinnern, daß diese Modelle sich in keiner Weise alternativ ausschließen, sondern in jedem Falle als sich ergänzende gesehen werden müssen. Auch scheint mit gerade bei Hypochondrien der Lernfaktor eine gewisse Rolle zu spielen. Es gibt, wie wir alle wissen, Familien, wo eine ständige Besorgnis um Gesundheit und Krankheit, richtige und falsche Ernährung, gesunde und ungesunde Kleidung usw. herrscht. Es ist leicht einsehbar, daß solche Erfahrungen während der Entwicklung die Wahrscheinlichkeit hypochondrischer Entgleisungen eher erhöhen.

Abgeleitete therapeutische Überlegungen

Eingangs war gesagt worden, die Therapie ergebe sich von selbst, wenn man die Struktur des Krankheitsbildes verstanden habe. Das stimmt natürlich nur mit einem Körnchen Salz. Für mich als Psychoanalytiker ist zwingend, daß wir nicht Symptome, sondern Menschen mit einer bestimmten Psychodynamik behandeln. Die erwähnte phobische Patientin mit ihrer aggressiven Hemmung und den unbewußten Mordimpulsen wurde mit stationärer Fokaltherapie behandelt; d. h. analytisch orientierte Einzeltherapie mit dem definierten Ziel, die Toleranz des Gewissens gegenüber den aggressiven Bedürfnissen zu erhöhen. Wie ich erwähnte, war die biographische Aufarbeitung ausgespart worden. Und man kann ergänzen, auch die Wiederbelebung der aggressiven Dynamik in der therapeutischen Übertragungsneurose war nicht angestrebt worden.

Diese biographische und situative Revision der Konfliktbasis ist das Ziel weitergehender Verfahren, zum Teil der langfristigen analytischen Psychotherapie, sicher jedoch der klassischen Psychoanalyse. Als Gesetzmäßigkeit würde ich formulieren: Je ausgeprägter innere unbewußte Konflikte die Psychodynamik des Patienten bestimmen, desto eher sind die psychoanalytisch aufdeckenden Verfahren in ihren verschiedenen Graden der Intensität indiziert. Und das erst einmal unabhängig davon, welcher Angsttyp klinisch vorliegt. Wie schon ausgeführt, häufen sich solche Konflikte bei einem Teil der Phobien. Über den Angsttyp entscheidet generell die Qualität der Ich-Funktionen. Man kann deshalb auch sagen, daß die entscheidende Variable für die differentielle Therapieindikation durch die Gestörtheit bzw. Intaktheit der Ich-Funktionen insgesamt definiert wird.

Die andere Patientin hatte sehr viel weniger Konflikte, dafür aber zahlreiche Folgen von Entwicklungsschäden. Menschliche Entwicklungsschäden sind im psychischen Bereich prinzipiell irreparabel. Der Mensch gehört biologisch in die Gruppe der Lebewesen mit einer sensiblen Entwicklungsperiode – nach allem was wir heute wissen, geht es um die sehr kritische Entwicklung der ersten Lebensjahre. Psychotherapie solcher Störungen muß versuchen, dem Patienten zu kompensatorischen Möglichkeiten zu verhelfen, neuen psychischen Strukturen, die es ihm gestatten, mit den Ausfällen der alten besser als vorher umzugehen. Man kann angesichts dieses eingeschränkten Therapieziels durchaus die grundsätzliche Frage aufwerfen, ob es im psychischen Bereich, also auch da, wo wir von Entwicklungskonflikten sprechen, überhaupt jemals eine Restitution der Unversehrtheit geben kann. Ich habe da große Zweifel und glaube, daß diese Reserve von den meisten Kollegen geteilt wird. Bestimmte neue Varianten der Psychoanalyse, vor allem die von Kohut (1979) und Kernberg (1978), haben neben der Konfliktbasis bereits die Folgen der Entwicklungsschäden berücksichtigt. Am engagiertesten hat in neuerer Zeit Alice Miller (1979) für eine Revision des Therapieverständnisses in dieser Richtung argumentiert. In der Regel versagt die klassische Analyse jedoch in der Therapie von Entwicklungsschäden. Die heute am meisten eingesetzten Verfahren der analytisch orientierten Psychotherapie, der dynamischen Psychotherapie (Dührssen 1972) können sehr viel besser die Entwicklung von Kompensationsformen, von Konfliktlösungsstrategien, von sozialem Lernen vermitteln. Was das soziale Lernen angeht, so weiß ich kein Verfahren, daß hierin die Möglichkeiten der Gruppenpsychotherapie überträfe.

Diese bessere Wirksamkeit der modifizierten psychoanalytischen Verfahren hängt z. T. mit der größeren Aktivität des Therapeuten zusammen, wichtiger erscheinen mir jedoch die geringere Regression und die Möglichkeiten einer besseren Steuerung des Therapieprozesses. Ich vermeide den Ausdruck der stützenden Therapie. Nicht, weil ich meinte die Patienten nicht zu stützen – das tut jeder Analytiker, ob er es mag oder nicht –, sondern weil ich dabei den Akzent als falsch gesetzt empfinde. Wenn wir versuchen, mit einem Angstneurotiker gemeinsam eine bessere Strategie des Umgangs mit seinen Ängsten zu entwikkeln, dann tun wir mehr, als ihn nur zu stützen, auch wenn wir dabei sicher nicht klassische Psychoanalyse betreiben. Aber, und das liegt mir am Herzen, ich kann mit zurückhaltenden Interventionen, also dem weitgehenden Verzicht auf Deutungen, auf die Interpretation des Unbewußten, dem Patienten in meinem Verständnis nur helfen, wenn ich ein weitgehendes Konzept über die Art seiner individuellen Pathogenese habe, auch wenn ich ihm gegenüber davon nur wenig verbalisiere. Ein klar formuliertes Verständnis der Psychodynamik des Patienten, das im Laufe des Therapieprozesses immer wieder Revisionen offensteht, ist noch immer die beste Basis für eine effiziente Therapie. Polypragmasie ist der direkte Ausdruck ärztlicher Unfähigkeit, den Patienten zu verstehen.

Das praktische Problem der ambulanten Psychotherapie von Phobien ist, daß diese Patienten ihre Ängste durch Vermeidung ausschalten können. Theoretisch kann man diese Patienten lange behandeln, ohne das die Ängste sich in der Übertragungsneurose aktualisieren. Und leider ist das auch schon geschehen. Die Psychoanalyse von Phobien muß, und das ist eine Erkenntnis, die noch auf Freud zurückgeht, aktive Momente in ihrer Technik aufnehmen. Man muß den Patienten auffordern, die angstmachende Situation aufzusuchen, damit die Angst innerhalb der Therapie entsteht. Diese technische Variation gleicht in manchem der Desensibilisierung der Verhaltenstherapeuten. In meinen Augen erzwingt hier die klinische Realität offensichtlich therapeutische Konzepte, die sich zwar bei Psychoanalyse und Verhaltenstherapie prinzipiell unterscheiden, aber in manchem Detail erstaunlich gleichen. Das entscheidende Problem der ambulanten Behandlung der Angstneurose, insbesondere der mit einer hysterischen Grunddynamik, ist das soziale Agieren mit der Angst, das viele dieser Patienten angenommen haben. Lernvorgänge im Umgang mit sich und den anderen, mit den eigenen Ängsten und der Panik, in die man andere versetzen kann, sind hier unübersehbar. Angesichts ständiger Dramen, Suizidrohungen und -versuchen ist es oft schwer, die konstanten Rahmenbedingungen aufrecht zu erhalten, die Psychotherapie nun einmal braucht.

Für die schweren Formen aller Angstkrankheiten kann stationäre Psychotherapie indiziert sein, die wegen der Regressionsförderung, die jeder stationären Psychotherapie anhaftet, aber eher kürzer als länger sein sollte. Oft ist stationäre Therapie schon zum Entzug der Anxiolytika erforderlich, von denen viele Patienten längst abhängig sind. Die stationäre Psychotherapie kann situativ zwar außerordentlich entlasten, aber das sollte man selbstkritisch als einen nur vorübergehenden Effekt ansehen. Die eigentliche Aufgabe der stationären Therapie scheint mir die Vermittlung, die Vorbereitung für ambulante Weiterbehandlung zu sein. Viele Patienten werden tatsächlich auf diese Weise erst einmal psychotherapiefähig. Aber die möglichen Schäden von stationärer Psychotherapie ohne ausreichende Konzeption der Krankheit des Patienten, und das soll mein letztes Ceterum censeo sein, sind wahrscheinlich noch größer als die möglichen Nachteile von eklektischer ambulanter Therapie.

Literatur

Bellak L (1977) Once over: What is psychotherapy? – An editorial. J Nerv Ment Dis 165:295–299

Bowlby J (1976) Trennung. Psychische Schäden als Folge der Trennung von Mutter und Kind. Kindler, München

Dührssen A (1972) Analytische Psychotherapie in Theorie, Praxis und Ergebnissen. Vandenhoeck & Ruprecht, Göttingen

Freud S (1914) Zur Einführung des Narzißmus. Ges. Werke, Bd X Fischer, Frankfurt

Freud S (1916/17) Vorlesungen zur Einführung in die Psychoanalyse. Ges. Werke, Bd XI. Fischer, Frankfurt

Greenspan SJ (1975) A consideration of some learning variables in the context of psychoanalytic theory. Psychol issues, Mon 33. Int. Univ. Press, New York

Kernberg OF (1978) Borderline-Störungen und Pathologischer Narzißmus. Suhrkamp, Frankfurt

König K (1981) Angst und Persönlichkeit. Das Konzept vom steuernden Objekt und seine Anwendungen. Vandenhoeck & Ruprecht, Göttingen

Kohut H (1979) Die Heilung des Selbst. Suhrkamp, Frankfurt

Miller A (1979) Das Drama des begabten Kindes und die Suche nach dem wahren Selbst. Suhrkamp, Frankfurt

Schilder P (1925) Entwurf zu einer Psychiatrie auf psychoanalytischer Grundlage. Int Psa Verlag, Leipzig Wien Zürich. Suhrkamp, Frankfurt 1973

Schwartz F, Schiller PH (1970) A psychoanalytic model of attention and learning. Psychol issues, Mon 23. Int. Univ. Press, New York

Angst und Angstbewältigung im psychotherapeutischen Prozeß

C. Rohde-Dachser

Einleitung

Menschen, die einen Psychotherapeuten aufsuchen, erhoffen sich von diesem Schritt eine wie auch immer geartete Wendung zum Besseren. Fast immer gehört dazu auch die *Befreiung von Angst* (vgl. z.B. Schwidder 1967, S. 403 ff.). Um dieses Ziel zu erreichen, involvieren sie sich dann jedoch in einen therapeutischen Prozeß, der seiner ganzen Struktur nach seinerseits geeignet ist, Angst zu provozieren, und zwar – wie wir noch sehen werden – nicht unbedingt nur bei demjenigen Partner der therapeutischen Beziehung, der gemeinhin als Patient apostrophiert wird. Mit diesem (scheinbaren) Paradoxon befaßt sich dieser Beitrag, in welchem ich Ursprung, Erscheinungsbild und Verarbeitungsmöglichkeiten solcher therapieimmanenter Ängste nachgehen möchte.

Zunächst wird uns die Frage beschäftigen, inwieweit das therapeutische Setting im allgemeinen und die therapeutische Dyade im besonderen Strukturmomente in sich bergen, die angsterzeugend wirken. Danach möchte ich die verschiedenen Formen der Angst untersuchen, die unter der Therapie beim Patienten als Begleiterscheinung einer erfolgreichen Widerstandsbearbeitung auftauchen. Weil die Qualität dieses Angsterlebens eng mit der Ich-Struktur des Patienten zusammenhängt, werden sich einige Ich-psychologische Überlegungen über die Auswirkungen von Ich-strukturellen Defekten auf das Angstniveau des Patienten, seine Angsttoleranz und die damit eng verknüpfte Fähigkeit zu konstruktiver Angstverarbeitung anschließen. Danach werde ich mich dem Problemkreis von Angstvermeidung und Angstbewältigung im therapeutischen Prozeß zuwenden. Ich werde zunächst die Funktion des therapeutischen Jargons für die *Angstvermeidung* (vor allem auch des Therapeuten) untersuchen und *Angstbewältigung* demgegenüber als den Versuch einer von Patient und Therapeut gemeinsam zu erarbeitenden Sinngebung der Angst definieren. Zwei (in der Psychoanalyse beheimatete) Modelle eines solchen Sinngebungsprozesses werden dargestellt, beide eingebettet in das psychoanalytische Konzept von *Übertragung* und *Gegenübertragung:* Das „triebtheoretische Modell" und das „Modell des szenischen Verstehens". In der Gegenüberstellung der damit vorgegebenen, unterschiedlichen Interpretationsfiguren soll erfahrbar werden, was beide zum Erleben der Sinnhaftigkeit von Angst und damit zu ihrer konstruktiven Bewältigung beitragen können, und wo möglicherweise ihre Grenzen liegen.

Leitsymptom Angst
Herausgegeben von P. Götze
© Springer-Verlag Berlin Heidelberg 1984

Angst als Reaktion auf das therapeutische Setting

Insbesondere in der Initialphase einer Psychotherapie kommt es beim Patienten häufig zu Angstreaktionen, die dem Setting als solches gelten. Selbstverständlich gibt es auch hier persönlichkeitsspezifische Einkleidungen des Angsterlebens. Trotzdem erscheint es berechtigt, von einer allgemeinen, dem jeweiligen Setting zuzurechnenden Angstreaktion zu sprechen, die weit weniger charakterabhängig ist als beispielsweise jene ganz unterschiedlichen, lebensgeschichtlich ableitbaren Übertragungskonstellationen, wie sie sich dann im Verlauf der Therapie gerade zwischen *diesem* Patienten und *diesem* Therapeuten herstellen mögen. Patienten etwa, denen eine Gruppentherapie vorgeschlagen wird, äußern regelmäßig Befürchtungen, die sich auf ihren phantasierten Status in der Gruppe, auf potentielle Kränkungen und die damit verbundene Beeinträchtigung ihres Selbstwertgefühls und auf ihr vermutliches Durchsetzungsvermögen gegenüber den anderen Gruppenteilnehmern beziehen. Demgegenüber wird eine traditionelle Verhaltenstherapie oft mit der Befürchtung begonnen, daß einem nunmehr alsbald ein Verhalten abverlangt werde, zu dem sich der Klient nicht oder nur unter Inkaufnahme intensivster Angst in der Lage fühlt.

Mir geht es hier vor allem um die Darstellung des psychoanalytischen Standardverfahrens und der für diese Methode typischen initialen Ängste. Der Grund ist, daß es sich dabei um eine weitgehend bekannte und gleichzeitig regressionsfördernde Therapiemethode handelt, so daß uns hier auch jene Angstreaktionen und -verarbeitungen begegnen werden, wie sie für regressive Prozesse allgemein typisch sind. Darüber hinaus lassen sich gerade am Beispiel des traditionellen psychoanalytischen Settings in pointierter Weise die Chancen, aber auch die Gefahren und Risiken aufzeigen, die der therapeutischen Zweierbeziehung aufgrund eben dieser ihrer dyadischen Struktur innewohnen.

Zetzel (1974) beschreibt das Setting der traditionellen Psychoanalyse so: „Der Analysepatient muß sich in eine passive, liegende Stellung begeben. Er muß bestimmte Steuerungen aufgeben, die bisher Form und Inhalt seiner verbalen Mitteilungen bestimmt haben. Er muß auf die üblichen verbalen und erkennbaren Reaktionen verzichten, mit denen er normalerweise rechnen kann. Er muß guten Glaubens gewisse Verfahrensregeln annehmen, die er vielleicht gar nicht wirklich versteht. Damit der Patient diese Forderungen erfüllen kann, müssen für ihn sowohl das Ziel der Analyse als auch der andere Teilnehmer, der Analytiker, von zentraler Bedeutung sein, und der Patient muß zugleich den Umstand erkennen und akzeptieren, daß die Beziehung nicht wechselseitig ist. Er muß daher die *Angst* (Hervorhebung von Verf.), Hilflosigkeit und den Verlust an Selbstachtung ertragen, die diese Situation leicht hervorruft" (S. 208) „Zugleich wird er aufgefordert, auf entscheidende innere Abwehr- und Steuerungsmechanismen gegen ich-fremde Impulse und Phantasien zu verzichten, die früher durch Signale innerer Gefahr in Gang gesetzt wurden". (S. 209)

Wer sich auf das analytische Setting einläßt, verzichtet also auf ein ganzes Netz von Sicherheiten, die durchweg dem Bereich kultureller Selbstverständlichkeiten angehören, und für die dem Patienten allein schon deshalb so schnell keine angemessene Alternative zur Verfügung steht. Mit der Suspendierung seiner Motorik z. B. begibt sich der Patient unter anderem der Möglichkeit zu elementaren, an die Motorik gebundenen Kampf- und Fluchtreaktionen, auch auf eine zumindest äußerlich symmetrische Beziehung wird zugunsten einer passiv- liegenden (unterlegenen?) Körperhaltung verzichtet. Durch die psychoanalytische Grundregel, nach der alle Einfälle auf der Couch vom Patienten praktisch ungefiltert auszusprechen sind, entfallen weitere schützende soziale Konventionen, ebenso wie auch die Beobachtung der Reaktionen des Gegenüber als Orientierungshilfe versagt. Der Rekurs auf andere, sonst erfolgreiche Schutzmaßnahmen des Patienten gegen innere Gefahren (z. B. Ablenken, Gedankensprünge, Müdigkeit, Vielreden, Körpersymptome) ist ihm ebenfalls verbaut, werden derartige Verhaltensweisen vom Analytiker doch kontinuierlich als „Widerstand" gedeutet und damit für den Patienten ihrer sicherheitsspendenden Funktion beraubt.

Von daher wird verständlich, daß es nicht zuletzt von der *Angsttoleranz* eines Patienten abhängt, ob er in der Lage ist, von einem derartigen regressionsfördernden therapeutischen Setting zu profitieren. Bei vielen (neurotischen) Patienten und Analysanden überschreitet die mit diesem Setting unvermeidlich mobilisierte Angst praktisch nie ein erträgliches und von daher prinzipiell zu bewältigendes Quantum. Man könnte auch sagen: Das beobachtende Ich dieser Patienten verliert auch unter größeren Belastungen nicht oder allenfalls vorübergehend die Fähigkeit zum konstruktiven Umgang mit den auftauchenden Angstsignalen. Für andere Patienten, insbesondere solche aus dem Spektrum der Borderline-Erkrankungen, kann die ausgelöste Angst jedoch so massiv sein, daß sie bestimmte, für den Erfolg der Therapie wesentliche Ich-Funktionen mit in den regressiven Sog zieht. Solche Patienten können vom analytischen Setting im klassischen Sinne nicht profitieren, sondern nehmen im Gegenteil Schaden an ihm. Die damit zusammenhängenden differentialdiagnostischen Fragestellungen werden uns an anderer Stelle noch beschäftigen.

Angst im Sog der therapeutischen Dyade

Unabhängig von den bisher beschriebenen Besonderheiten des psychoanalytischen Settings birgt die therapeutische Beziehung für viele Patienten aber auch noch eine sehr viel umfassendere Bedrohung, die unmittelbar mit der *dyadischen Struktur* dieser Beziehung zusammenhängt. Das mag zunächst paradox erscheinen, gilt doch die Zweierbeziehung allgemein eher als Inbegriff für Vertrauen, Sicherheit und Geborgenheit in einer eher gleichgültig oder sogar feindlich erlebten Außenwelt. Fast möchte man von einer Überfrachtung der Zweierbeziehung mit solchen Sehnsüchten und Phantasien sprechen, denen die Umwelt offensichtlich versagend gegenübersteht. Dies gilt auch für die therapeutische Dyade. Wie kaum eine andere weckt und nährt sie im Patienten Wünsche nach Geborgenheit, Abhängigkeit, Hingabe, Verstanden- und Geliebtwerden, nach der Aufhebung von Kränkung und Leid, nach grenzenloser Einheit und Harmonie. Je intensiver diese Wünsche sind, die der Patient – drängend oder auch verschämt – in die therapeutische Beziehung einbringt, desto schmerzlicher muß früher oder später die unvermeidliche Konfrontation mit der tatsächlichen Begrenztheit dieser Beziehung ausfallen. Manche Patienten empfinden diesen Widerspruch zwischen ihren Wünschen (bzw. Forderungen!) und der andersartigen Realität der therapeutischen Dyade als so schmerzlich, daß das mit dem beobachtenden Teil ihres Ich geschlossene Arbeitsbündnis dem dadurch ausgelösten Affektsturm oft nur mit Mühe standhält.

Durch seine dyadische Konzeption und das von vornherein asymmetrische Verhältnis von Patient und Therapeut besitzt das therapeutische Zweier-Setting zudem strukturelle Ähnlichkeiten mit jenen dyadischen Beziehungen, in welche das Kind während seiner ersten Lebensjahre eingebunden ist, v. a. also mit der frühen Mutter-Kind-Beziehung. Solche Beziehungen beinhalten *immer* die Versuchung, die Existenz des sog. „Dritten", verkörpert zunächst durch den Vater und dann ganz allgemein durch eine machtvolle, antithetisch zur symbiotischen Dyade strukturierten Realität, zu verleugnen und sie durch die Phantasie einer *absoluten Dyade* bzw. eines „symbiotischen Universums" zu ersetzen (vgl. Rohde-Dachser 1981, 1984; Rohde 1982). In dem auf diese Weise leicht induzierten regressiven Prozeß müssen dann zwangsläufig auch jene Wünsche wieder aufleben, die für die frühe Mutter-Kind-Beziehung des Patienten prägend waren. Definitionsgemäß handelt es sich dabei um *Triebwünsche von mehr oder minder archaischer Natur*. Dabei geht es um Einverleibung und Einverleibtwerden, Zerstückeln und Zerstören ebenso wie um Selbstaufgabe im wahrsten Sinn des Wortes: Einswerden mit dem Anderen, Teil von ihm, aller eigenen Verantwortung ledig, abhängig von ihm – im äußersten Fall bis hin zum Modus der intrauterinen Existenz. Wo solche Wünsche auftauchen, wird ihre Erfüllung vom Patienten oft ebenso intensiv ersehnt wie gefürchtet. Die archaische Natur der Wünsche läßt diese Furcht durchaus adäquat erscheinen, beinhalten sie doch in aller Regel die akute Gefahr nicht nur des Autonomie-, sondern – weitergehend – des Selbstverlustes. Die mit ihnen darüber hinaus unweigerlich gekoppelte archaische Selbst- und Fremddestruktivität gibt der Furcht des Patienten zusätzliche Nahrung, spürt er doch instinktiv, daß diese Destruktivität eine Gefährdung nicht nur der eigenen Person, sondern auch des Therapeuten in sich birgt, auf den der Patient sich gleichzeitig existentiell angewiesen fühlt. Der Therapeut muß an solchen Stellen besonders sorgfältig darauf achten, ob die Katastrophenbefürchtungen seines Patienten vorrangig dessen magischem Denken entstammen oder aber eine oft durchaus reale Angst vor dem Verlust der eigenen Impulskontrolle ausdrücken. – Wo die beschriebenen regressiven Wünsche und Phantasien umgekehrt gänzlich ohne begleitenden Angstaffekt auftauchen, handelt es sich mit Wahrscheinlichkeit um einen strukturell gestörten, maligne regressions-, vielleicht sogar psychosegefährdeten Patienten (vgl. Rohde-Dachser 1979, S. 68f.).

Angst in der therapeutischen Dyade ist darüber hinaus in irgendeiner Form immer auch die *Kehrseite der Hoffnung*. Manche Patienten, vor allem die vom Borderline-Typus, fürchten in der therapeutischen Dyade dementsprechend auch weniger den Triebwunsch als solchen, als vielmehr seine mögliche Versagung und die mit dieser Versagung mobilisierte Enttäuschungsaggression (Kernberg 1975). Wer hofft, kann enttäuscht werden, und in jeder wirklich bedeutsamen therapeutischen Beziehung wird Hoffnung erweckt und wachgehalten: Hoffnung vielleicht, im Therapeuten eine bessere Mutter, einen besseren

Vater vorzufinden, als die leiblichen Eltern es waren; Hoffnung auf einen Neu-
anfang, in der Vorstellung des Patienten oft nicht unähnlich einer Neugeburt;
Hoffnung in jedem Fall jedoch auf Linderung von Leiden. Art und Ausmaß
der Hoffnung korrespondieren dabei fast zwangsläufig mit dem Maß an Omni-
potenz, das der Patient in seiner Phantasie dem Therapeuten zuschreibt
(ebenso übrigens wie mit der Bereitwilligkeit, mit welcher der Therapeut diese
Zuschreibung annimmt). Es bedarf wohl keiner näheren Erläuterung, daß und
warum derartige Omnipotenzphantasien beim Patienten (ggf. auch beim Therapeuten) schnellstens bearbeitet werden müssen, gerade auch im Dienst der
Angstbewältigung in der therapeutischen Dyade. – Hoffnung bedeutet für die
hier beschriebenen Patienten aber auch noch in anderer Hinsicht ein fatales
Dilemma: Hofften sie (wie bisher) umsonst, wären sie in mehrfacher Weise
verloren. Nicht nur, daß die ersehnte, existenziell entbehrte Hilfe ausbliebe;
das Erlebnis von Vergeblichkeit würde auch die alten Enttäuschungen und die
mit ihnen verknüpfte, meist immense *Aggression* und *Verlassenheitsdepression*
(Masterson 1976) mobilisieren und den Patienten auf diese Weise ebenso ge-
fährden wie (dies die Phantasie) den Therapeuten und seine Beziehung zu ihm.
Hoffnung macht also verletzbar, und manche Patienten empfinden diese Verletzbarkeit als so bedrohlich, daß sie ihre Angst nur bewältigen können, indem
sie sich und dem Therapeuten immer wieder beweisen, daß da keine Hoffnung
ist (vgl. Rohde-Dachser 1979, S. 126). Das daraus resultierende Verhalten
nennt man im allgemeinen *„negative therapeutische Reaktion"* (vgl. Riviere
1936; Grunert 1979).

Erfolgreich hoffen hieße umgekehrt, die Tatsache anzuerkennen, daß der
Therapeut etwas besitzt und weitergibt, was dem Patienten wertvoll ist. Der
Therapeut könnte auf diese Weise für den Patienten zu einer existenziell bedeutsamen Hilfsquelle werden. Gerade die Abhängigkeit von einer solchen
Hilfsquelle ist es jedoch, die manche Patienten, insbesondere die mit einer
„narzißtischen Persönlichkeitsstörung" (vgl. Kernberg 1975), auf ganz besondere Weise fürchten. Wünsche, den Therapeuten zu berauben und auszubeu-
ten, Neid auf ihn, Angst vor seiner Rache wegen der eigenen parasitären Wünsche, Ausgeliefertsein an seine sadistische Verweigerung und – nicht zuletzt –
die Verpflichtung zur Dankbarkeit und damit auch die Möglichkeit der Schuld,
mobilisieren bei diesen Patienten zusammen mit der Hoffnung zugleich intensive Angst. Aus dieser Angst heraus kommt es dann oft zu inneren Vermei-
dungsreaktionen gegenüber dem Therapeuten und seinem Angebot, das solche
Patienten in der Regel nur heimlich nützen können (Kernberg 1975). Angst
wird gebunden, solange der Patient die Leistungen des Therapeuten abwerten
und sich und anderen beweisen kann, daß er – zumindest bis jetzt – vergeblich
hofft. Dagegen tritt in aller Regel massive Angst zutage, wenn der Therapeut
diese Abwertung deutet und den Patienten auf sein Vermeidungsverhalten hinweist. Oft bleibt bis zum Schluß der Therapie ungewiß, ob schließlich die Hoffnung oder aber die Angst den Sieg davontragen wird.

Angst als notwendige Begleiterscheinung der Widerstandsbearbeitung im therapeutischen Prozeß

Bisher war von der Angst die Rede, wie sie – mehr oder minder unvermeidlich – aus der Art des therapeutischen Arrangements und der dyadischen Struktur der therapeutischen Beziehung resultiert. In den folgenden Überlegungen verschiebt sich der Akzent unserer Betrachtung hin zur *Angst als einer notwendigen Begleiterscheinung des therapeutischen Prozesses.* Zetzel, deren Beschreibung der typischen initialen Ängste am Beginn einer psychoanalytischen Therapie bereits zitiert wurde, sagt in diesem Zusammenhang: „Das Fehlen dieser Angst braucht (jedoch) kein Zeichen von größerer Reife, einer besseren Fähigkeit zur Herstellung eines therapeutischen Bündnisses oder einer rascheren Entwicklung der Übertragungsneurose zu sein. Es kommt vielmehr gerade bei Charakterneurosen vor, besonders bei kontraphobischen und zwanghaften, bei hochintellektualisierten Kandidaten und bei anderen, für die eine Einzelanalyse eine bewußt erstrebte Quelle gesteigerter Selbstachtung ist. Bei solchen Patienten kann es eine Weile dauern, bis die Analyse ‚sich vom Boden hebt'. Die ersten bedeutsamen Zeichen echter analytischer Arbeit sind dann gewöhnlich von manifester Angst begleitet ..." (Zetzel 1974, S. 208). Die Angst des Patienten in der Therapie erfährt hier also eine klare Zuordnung zum Fortschritt des therapeutischen Prozesses; war sie vorher ihrer Natur nach eher ein Störfaktor, so wird sie nunmehr umgekehrt geradezu zum Kriterium erfolgreicher analytischer Arbeit, zum Indikator für den Analytiker, daß seine Deutungen den Patienten nicht nur erreichen, sondern auch eine Veränderung bei ihm in Gang setzen.

In einer erfolgreich geführten Psychoanalyse bzw. psychoanalytischen Therapie sind es vor allem die *Abwehrdeutungen* des Analytikers, die diesen Effekt erzeugen und dadurch Angst mobilisieren. Sie stellen Schicht für Schicht diejenigen habituellen Schutzmanöver in Frage, mit denen der Patient sich im Lauf seines Lebens erfolgreich gegen das Erleben von Angst, Schmerz und anderen unangenehmen Affekten abzuschirmen pflegte. Wenn der Patient es nunmehr wagt, im Vertrauen auf seinen Analytiker und die therapeutische Beziehung auf diese eingespielten Schutzmanöver zu verzichten (wenn er also seinen „Widerstand" aufgibt, wie es in der Metasprache der Psychoanalyse heißt), dann tritt als erstes jene Angst wieder in sein bewußtes Erleben, derentwegen das nun entbehrlich gewordene Bollwerk einmal aufgerichtet worden war. Anders gesagt: War es Angst, die ursprünglich die Abwehr einer verpönten Vorstellung und/oder eines Affektes erzwungen hat, dann muß der spätere Verzicht auf die Abwehr, also z. B. die Aufhebung der Verdrängung unter der psychoanalytischen Kur, vorübergehend auch die Angst mobilisieren, die bis zu diesem Zeitpunkt unverändert mit dem verdrängten Komplex gekoppelt war. Meist sind es *phasenspezifische traumatische Ängste,* die dabei in ihrer ursprünglichen infantilen Gestalt zum Vorschein kommen (Greenson 1967, S. 93). In der in der psychoanalytischen Entwicklungslehre üblichen grobmaschigen Einteilung sind dies vor allem die Angst vor dem Verlassenwerden, vor der körperlichen Vernichtung, vor dem Gefühl des Ungeliebtseins, Kastrationsangst und die Angst vor dem Verlust der Selbstachtung (vgl. Greenson 1967, S. 93; Jacobson 1964).

Mir scheint daneben vor allem die Unterscheidung von *„Triebangst"* und *„Ich-Angst"* von Bedeutung, wie sie von Sharpe bereits 1950 vorgeschlagen wurde (Sharpe 1950). Die Mobilisierung von Ich-Angst durch die Abwehrdeutungen des Analytikers (d.h. einer *Angst um das Ich*) ist in jedem Falle ein Alarmsignal, welches eine Modifizierung des weiteren technischen Vorgehens verlangt (vgl. Rohde-Dachser 1979, S. 91). Es bedarf eines relativ intakten Ich, um die in der Therapie mobilisierte Triebangst (d.h. die Angst des Ich vor den verpönten Triebwünschen) zu bewältigen. Die Bearbeitung der *Angst um das Ich* hat deshalb immer Vorrang vor der Bearbeitung der *Angst des Ich* vor den unter der Therapie andrängenden triebhaften Impulsen und den mit ihnen verbundenen Vorstellungen.

Ich-strukturelle Überlegungen zur Angsttoleranz, zum Angstniveau und zur Angstverarbeitung im therapeutischen Prozeß

Angst und Angstbewältigung sind – das haben unsere bisherigen Überlegungen bereits an verschiedenen Stellen gezeigt – nicht unabhängig von dem strukturellen Niveau, auf dem ein Patient (aktuell ebenso wie langfristig) funktioniert. Genau genommen, müßten wir unseren Aussagen also jedesmal eine *Strukturdiagnose* (Blanck u. Blanck 1974) hinzufügen. Mindestens wäre jedoch eine Information darüber zu fordern, ob von einem „nur" neurotischen Patienten die Rede ist oder aber von einem Patienten mit einem (dann näher zu charakterisierenden) „ich-strukturellen Defizit" (vgl. Rohde-Dachser 1983). Mit dem stillschweigenden Verzicht auf eine solche Unterscheidung läuft man dagegen Gefahr, ungewollt schwerwiegenden technischen Fehlern Vorschub zu leisten. Aus diesem Grunde wurde oben bereits die Notwendigkeit einer Differenzierung von Ich- und Triebangst hervorgehoben. Ähnlich gewichtig und technisch folgenreich ist daneben die differentialdiagnostische Frage nach dem *Angstniveau* des Patienten: Ist der Patient zur Entwicklung von *Signalangst* in der Lage, oder neigt er unter der Therapie weit eher zu generalisierten (therapeutisch schwer handhabbaren) Panikreaktionen (vgl. Rohde-Dachser 1983, S. 87)?

Zwischen dem Angstniveau eines Patienten, dem Niveau seiner Abwehr und der Art seiner internalisierten Objektbeziehungen besteht ein enger Zusammenhang (vgl. Blanck u. Blanck 1974; Rohde-Dachser 1983). Ein (neurotischer) Patient, der weitgehend in der Lage ist, stabile, realistische Objektbeziehungen aufzubauen und aufrecht zu erhalten, wird auf die Herausforderungen einer Psychotherapie ganz anders reagieren als etwa ein Patient, dessen Objektrepräsentanzen unter dem Einfluß rasch wechselnder, antagonistischer Affekte starken Veränderungen unterliegen, bei denen die Objekte dann beispielsweise alternierend als „ganz gut" und dann als „ganz böse" erscheinen. Wird der Therapeut – was die Regel ist – von diesen Einstellungsverschiebungen mitbetroffen, kann er für den Patienten unvermittelt selbst zur schlimmsten Angstquelle werden. Im ungünstigsten Fall entwickelt sich dann eine paranoide Übertragungspsychose. Eine solche Angst vor dem „absolut bösen Objekt" ist selbstverständlich von völlig anderer Qualität als die entsprechenden Übertragungsreaktionen eines Patienten mit ausreichend entwickelter *Fähigkeit zur Objektkonstanz.* „Objektkonstanz wird (dabei) als die Besetzung der konstanten geistigen Repräsentanz des Subjekts definiert, unabhängig vom Bedürfniszustand" (Blanck u. Blanck 1974, S. 42 f.). Patienten, deren innere Bilder von den Objekten in dieser Weise auch unter stärkeren affektiven Schwankungen und Belastungen weitgehend stabil bleiben, entwickeln unter der Psychotherapie andere *Übertragungsparadigmata* als Patienten ohne diese Fähigkeit zur Objektkonstanz. Kernberg hält diese Unterscheidung für so bedeutsam, daß er den Terminus „Übertragungsneurose" für Patienten mit integrierten Selbst- und Objektbildern reservieren möchte. Er begründet diese Unterscheidung, die sich selbstredend auch auf die Qualität und das Ausmaß der Übertragungsängste bezieht und von daher für unser Thema von zentraler Bedeutung ist, wie folgt: „Für die gewöhnliche Übertragungsneurose ist es kennzeichnend, daß das infantile Selbst des Patienten oder bestimmte Aspekte dieses infantilen Selbst, die mit diesem im allgemeinen verbunden oder integriert sind, aktiviert werden, während der Patient emotionale Konflikte dieses infantilen Selbst mit Elternobjekten neu inszeniert. Diese Elternobjekte sind ihrerseits integriert und reflektieren Elterngestalten, wie sie im Kleinkindalter und der Kindheit erfahren wurden. Im Gegensatz dazu werden die nichtintegrierten Selbst- und Objektvorstellungen von Borderline-Patienten in der Übertragung auf eine Weise aktiviert, die keine Rekonstruktion von infantilen Konflikten mit den Elternobjekten gestattet, wie sie einmal in der Realität wahrgenommen wurden. Die Übertragung reflektiert eher eine Vielfalt an inneren Objektbeziehungen aus dissoziierten oder abgespaltenen Selbstaspekten mit dissoziierten oder abgespaltenen Objektvorstellungen von höchst phantastischer und verzerrter Natur" (Kernberg 1976, S. 163). Wo die Fähigkeit zur Objektkonstanz nicht oder nur unzureichend vorhanden ist, werden im therapeutischen Prozeß also Ängste von einer Art aktiviert, die nur durch den oft ungemein langwierigen Aufbau einer tragfähigen (und das heißt *integrierten!*) therapeutischen Beziehung bewältigt werden können, unter Zuhilfenahme all jener therapeutischen Strategien, wie sie für die Borderline-Therapie mittlerweile von verschiedener Seite vorgeschlagen worden sind (Kernberg 1975, 1976; Masterson 1976; Rohde-Dachser 1979).

Angstabwehr durch Sprache: Die Funktion des therapeutischen Jargons

Auch der Therapeut ist Partner der Dyade und damit – wenn auch in abgeschwächter Form – ihren Versuchungen und Versagungen ausgesetzt. Wie wir gesehen haben, ist er es häufig auch, auf den hin sich die Ängste des Patienten in der Übertragung kanalisieren. Je intensiver sich der Therapeut in die Beziehung zum Patienten einläßt, desto leichter kann es auch geschehen, daß die Ängste des Patienten verwandte Seiten in ihm selbst zum Klingen bringen. Zumindest in einem Punkt wird sich der Therapeut, will er diesen Namen zurecht verdienen, trotz aller sonst denkbaren strukturellen Ähnlichkeit jedoch von seinem Patienten unterscheiden: *In der nicht zu erschütternden Überzeugung nämlich, daß die Angst zu bewältigen ist, und daß ihr ein Sinn innewohnt.* Diesen Sinn gilt es dann zusammen mit dem Patienten zu erarbeiten; *Deutun-*

gen der Angst, wie sie weiter unten beschrieben werden, können Schritte auf dem Weg zu einer solchen gemeinsamen Sinnfindung sein.

Angstbewältigung im therapeutischen Prozeß ist also wesentlich an *sprachliche Kommunikation* gebunden, somit auch an die *Möglichkeit einer solchen, für beide Beteiligten sinnerfüllten Kommunikation.* Sprache kann diese Voraussetzungen schaffen, aber auch blockieren. Im letzteren Fall dient sie weniger der Bewältigung, als vielmehr der Abwehr von Angst (v. a. des Therapeuten). Der therapeutische Jargon bietet Gelegenheit genug, Sprache in diesem Sinne zu mißbrauchen. Dabei kommt es gar nicht so sehr auf die Wortwahl an; ausschlaggebend ist vielmehr, ob das dem Patienten zugespielte Etikett für seine Angst geeignet ist, Kommunikation in Gang zu setzen oder – im Gegenteil – abzuschneiden, dies vielleicht sogar ein für allemal. Man denke in diesem Zusammenhang nur an die schwerwiegenden Konsequenzen, die die Diagnose „Psychose" in manchen psychiatrischen und psychotherapeutischen Institutionen für die Gesprächsbereitschaft mit Patienten hat. Bereits die Eingangsdiagnose kann eine solche angstabweisende bzw. angstisolierende Funktion übernehmen. Das Gleiche gilt für alle im Jargon sonst gängigen Spezifizierungen sog. pathologischer Angst z. B. als „frei flottierend", „phobisch", „neurotisch", „depressiv", „infantil", „paranoid" usw. Es scheint, als ob die Bereitstellung solcher Etiketten durch eine geläufige Fachsprache ebenso wie die professionelle Selbstverständlichkeit ihres Gebrauchs für den Therapeuten eine stets präsente, sozusagen systemimmanente Versuchung darstelle, sich der Angst seines Patienten via eben dieser Sprache zu erwehren.

Auch die Sprache der psychoanalytischen Metapsychologie ist gegen diesen Mißbrauch nicht gefeit, sofern sie ihm nicht sogar Vorschub leistet. Es kann durchaus dem Verständnis des Patienten und seines Verhaltens in der therapeutischen Beziehung dienen, wenn man dieses Verhalten sozusagen im Kürzel etwa als „Widerstand" oder „Regression" qualifiziert. Oft beinhalten derartige Etikettierungen allerdings viel eher einen latenten Vorwurf an den Patienten, mit dem ihm die „Schuld" am Stagnieren oder gar am Scheitern der therapeutischen Beziehung zugewiesen wird. Das Verhalten des Patienten ist damit scheinbar erklärt, während die der Metapsychologie entliehenen Begriffe in Wirklichkeit die dringend notwendige Frage nach dem tiefergehenden Sinn des Handelns des Patienten, das ja immer auch eine *Antwort* auf den Therapeuten darstellt, endgültig blockieren.

Neyraut hat die Sprache der Metapsychologie als „narzißtisch" bezeichnet (Neyraut 1974, S. 67); sie stehe damit der analytisch-therapeutischen Situation entgegen, die „wesentlich dualistisch oder sogar dialektisch ist" (S. 69). Auch wenn man sich diesem radikalen Urteil so nicht anschließen möchte, wird man doch einräumen müssen, daß seine Expertensprache dem Psychoanalytiker nicht nur Verstehen ermöglicht, sondern ebenso auch Nicht-Verstehen: Er kann mit ihrer Hilfe fast unbemerkt gegenüber dem Patienten eine Barrikade aus Sprachzeichen errichten, eine Art Brandmauer könnte man vielleicht sagen, die dann erfolgreich verhindert, daß das Angsterleben des Patienten auf ihn übergreift, die ihm aber gleichzeitig auch den unmittelbaren Zugang zu seinem Patienten versperrt.

Das Konzept von „Übertragung" und „Gegenübertragung", Angstinterpretation und Angstabwehr im triebtheoretischen Modell

Mit der Einführung des Konzepts der Übertragung (Freud 1905, 1912) und – etwas später – der Gegenübertragung (Freud 1911, 1912; Heimann 1950, 1960; Winnicott 1960; Sandler et al. 1973; Kemper 1969; Möller 1977) scheint der von Neyraut kritisierte monadische Standpunkt der psychoanalytischen Metapsychologie überwunden; jedenfalls ist im Konzept der „Gegenübertragung" impliziert, daß der Therapeut auf das Übertragungsangebot des Patienten *reagiert,* daß es sich also zumindest um eine dualistische Beziehung handelt. In der historischen Diskussion wurde der Begriff der Gegenübertragung dabei wechselnd sehr weit und dann wieder ganz eng gefaßt (vgl. Möller 1977); entsprechend unterschiedlich waren auch die Implikationen für den mit dem Konzept verknüpften interaktionellen Ansatz. In diesem Sinne stellt Racker (1978) z. B. fest, daß „bestimmten Übertragungssituationen bestimmte Gegenübertragungssituationen entsprechen und umgekehrt" (Racker 1978, S. 187). Er spricht auch von den „Objekt-Imagines des Analysanden", die in der Gegenübertragungsreaktion des Analytikers manifest und damit der Interpretation zugänglich werden, und von den Übertragungssituationen, die ihrerseits wiederum diese Gegenübertragungsreaktionen bestimmen (vgl. Racker 1978, S. 192). Bei genauerem Zusehen scheint Racker aber doch eher am Schicksal von Trieben und der mit ihnen verknüpften Imagines interessiert als an dem kommunikativen Aspekt, wie er den szenischen Inszenierungen des Patienten auf der Bühne der therapeutischen Beziehung anhaftet. Ich möchte im folgenden zeigen, welche Möglichkeiten der Angstabwehr bzw. Angstbewältigung im therapeutischen Prozeß sich aus einem solchen vorwiegend triebtheoretisch orientierten Denkansatz ergeben, um dann die gleiche Fragestellung an das psychoanalytische *Beziehungsmodell* heranzutragen, wie es vor allem von Lorenzer (1970), Argelander (1970, 1979), Sandler (1976) in jüngster Zeit von Klüwer (1983) und – abseits vom orthodox-psychoanalytischen Lager – von Alice Miller (1979, 1980, 1981) herausgestellt worden ist. Bei der geplanten Gegenüberstellung der beiden Betrachtungsweisen beziehe ich mich auf eine Passage bei Racker, wo von verschiedenen Formen der „Gegenübertragungsangst" die Rede ist, deren von Racker vorgeschlagene Interpretation ich wenn nicht wörtlich, so doch sinngemäß übernehme.

Racker spricht in seinem 1978 erschienenen Buch „Übertragung und Gegenübertragung – Studien zur psychoanalytischen Technik" von einer „Gegenübertragungsangst" depressiver und paranoider Art (Racker 1978, S. 188). „Mit der depressiven Angst ist die Befürchtung verknüpft, den Analysanden zerstört oder ihn krank gemacht zu haben" (S. 188). Dagegen ist die paranoide Gegenübertragungsangst „eine Reaktion auf Gefahr, die von verschiedenartigen aggressiven Haltungen des Analysanden droht" (S. 189).

Die Interpretation der *depressiven Gegenübertragungsangst* im triebtheoretischen Denkmodell Rackers liest sich dann etwa so (vgl. Racker 1978, S. 189): Die in der therapeutischen Situation zwangsläufig enthaltene Versagung mobilisiert im Analysanden Aggressionen, die dieser gegen sich selber kehrt. Er tut dies, um der gefürchteten Strafe des Analytikers für diese aggressiven Regungen zuvorzukommen. Dabei identifiziert er den Analytiker unbewußt offenbar mit einer strafenden, rächenden Eltern-Imago. Der Analytiker seinerseits fühlt sich schuldig, so als ob er tatsächlich den Patienten angegriffen und ihm geschadet hätte. „Mit anderen Worten: Die depressive Gegenübertragungsangst stellt sich vor allem ein als Antwort auf die ‚masochistische Abwehr' des Analysanden, die zugleich eine ‚masochistische Rache' ist, und angesichts der Gefahr, daß sich daran nichts ändern wird" (S. 189). Um sich von seiner depressiven Gegenübertragungsangst zu entlasten, wird der Analytiker folgerichtig das interaktionelle Geschehen in der beschriebenen Weise interpretieren, dabei die Identifizierung mit der auf ihn übertragenen rächenden Objekt-Imago des Analysanden verweigern und in seiner Deutung den ursprünglichen aggressiven Impuls des Analysanden als den eigentlichen Anstoß der gesamten Interaktion herausarbeiten.

Ganz ähnlich würde sich die Interpretation der *paranoiden Gegenübertragungsangst* durch den Analytiker gestalten. Auch hier geht Racker davon aus, daß der Analytiker immer dann z. B. Beschuldigung, Verachtung, Verlassen, körperlichen Angriff usw. durch den Analysanden fürchtet, wenn er sich unbewußt mit der auf ihn übertragenen „Verfolger-Imago" des Analysanden identifiziert und nun dessen Rache fürchtet (Racker 1978). Er könnte diese Angst in seiner Gegenübertragung dann etwa so bewältigen, daß er sich innerlich von der auf ihn übertragenen „Verfolger-Imago" distanziert und dem Patienten gleichzeitig eine *Triebdeutung* anbietet, mit welcher die vom Analysanden vorgenommenen Projektionen und projektiven Identifizierung (hier im Zusammenhang mit aggressiven Impulsen) aufgezeigt werden.

Das „szenische Verstehen": Angstbewältigung durch Beziehungsanalyse

Anders verliefe die Interpretation und damit auch die Angstbewältigung für Analytiker und Analysand im Rahmen eines therapeutischen Beziehungsmodells, wo das psychoanalytische Arrangement dem Analytiker vorrangig den interaktiven Zugang zu einem Drama erleichtern soll, in welchem beide – Analytiker und Analysand – zwei aufeinander bezogene Akteure werden (Mertens 1981, S. 169). In dieser Betrachtungsweise ist der Analysand nicht das einzige und eigentliche analytische Objekt. „Das eigentliche Objekt ist jene Gesamtsituation zu zweit …" (Müller-Braunschweig 1955, S. 63, zit. n. Möller 1977, S. 160). Kernberg (1975, 1976) spricht im gleichen Zusammenhang von „internalisierten Objektbeziehungen", Sandler (1976) von „intrapsychischen Rollenbeziehungen", die der Analysand in der therapeutischen Situation wiederzubeleben sucht." Was also in und zwischen Arzt und Patient auflebt, ist mit infantiler Selbst- und Objektrepräsentanz nicht treffend bezeichnet. Wir würden damit nämlich das, worauf es uns im Grunde ankommt, unbenannt lassen: das spezifische Verhältnis zwischen beiden. Genauer gesagt, müßten wir von infantilen, verdrängten, traumatischen bzw. neurotischen *Beziehungsrepräsentanzen* sprechen, die in der Übertragung-Gegenübertragung gegenwärtig sind" (Möller 1977, S. 159). Diese Beziehungsrepräsentanzen werden mit Hilfe der „szenischen Funktion des Ich" (Argelander 1970) vom Analysanden im Verlauf des therapeutischen Prozesses inszeniert und mit Hilfe des „szenischen Verstehens" (Lorenzer 1970) des Analytikers interpretiert. So gesehen, dient auch das

sonst in der Psychoanalyse eher verpönte „Agieren" des Analysanden der Vor-
führung eines wichtigen, anders nicht mitteilbaren Stücks seiner Lebens-
geschichte an den Analytiker (vgl. Argelander 1979, S. 133). In der szenischen
Betrachtungsweise erfährt der Analytiker über das Erlebnis seiner Gegenübertragungsangst (die hier im Sinne Möllers als „spezifische, nichtneurotische Gegenübertragungsangst" verstanden wird, vgl. Möller 1977, S. 144) also immer
auch etwas über die Art und das Ausmaß der Angst in den frühen, häufig im
Präverbalen verhafteten Objektbeziehungen seines Patienten. Auf diese Weise
wird die Angst mitteilbar, benennbar und damit integrierbar. Nach meiner Erfahrung ist es vor allem dieser *kommunikative Aspekt,* durch den sich die beschriebenen „szenischen Interpretationen" vom triebtheoretischen Erklärungsmodell abheben. Um zu verdeutlichen, was ich meine, will ich den Versuch unternehmen, Rackers Interpretation der depressiven und paranoiden Gegenübertragungsangst unter Einführung einiger notwendiger zusätzlicher Annahmen sozusagen ins „Szenische" zu übersetzen.

Denken wir uns einen fiktiven Patienten, dessen Mutter sich aufgrund einer
schleichenden depressiven Erkrankung suizidierte, als er drei Jahre alt war,
und die wegen ihrer Depression auch vorher oft nicht in der Lage war, ihr
Kind angemessen zu versorgen. Nehmen wir weiter an, daß der Analytiker im
Verlauf der Therapie seinen Patienten als suizidgefährdet erlebt und bei dieser
Vorstellung mit „depressiver Gegenübertragungsangst" reagiert, so wie von
Racker beschrieben. In der szenischen Interpretation dürften wir in dieser Re-
aktion die Wiederbelebung einer frühen Mutter-Kind-Beziehung vermuten,
wobei der Analytiker vorübergehend die Rolle des Patienten übernommen hat:
Er fürchtet jetzt, daß der Patient sich suizidiert, so wie der Patient als kleines
Kind den Suizid der Mutter fürchten mußte. Unter diesen Umständen könnte
der Analytiker dem Patienten etwa sagen: „Vielleicht sind Ihre Depression und
Ihre Selbstmordideen für Sie gegenwärtig der einzige Weg, um mir zu zeigen,
wie Sie sich selbst als kleines Kind gegenüber Ihrer depressiven Mutter gefühlt
haben. Die Ohnmacht, die Hilflosigkeit und die Trauer, die ich selbst in diesem
Augenblick empfinde, könnten etwas von diesen Gefühlen widerspiegeln. Ich
glaube jetzt zu verstehen, wie es Ihnen damals ergangen ist, so wie Sie im Moment offenbar etwas über Ihre Mutter erfahren, das Ihnen als Kind so nicht
deutlich werden konnte ...".

Ganz ähnlich ließe sich die von Racker erwähnte „paranoide Gegenübertragungsangst" in ein szenisches Beziehungsmodell übersetzen. Unter bestimmten
Voraussetzungen könnte die Interpretation dann vielleicht lauten: „Ich fühle
mich jetzt von Ihnen so angegriffen und beschuldigt, als ob ich Sie in unver-
antwortlicher Weise im Stich gelassen hätte. Vielleicht erfahre ich hier etwas
von jenem unausgesprochenen inneren Dialog, den Sie als kleines Kind mit Ihrer verstorbenen Mutter führten, ohne daß Ihre Anklagen die tote Mutter jemals erreicht hätten ... Als Kind hätten Sie sich einen solchen Dialogpartner
gewünscht; Sie hätten ein Recht auf diese Auseinandersetzung gehabt ..."

In dem hier konstruierten Beispiel würde es dem Patienten also gelingen,
seine Angst zu *inszenieren* (wobei er einmal Objekt, dann wieder Subjekt dieser
Angst ist), und der Analytiker verwandelt diese Angst durch seine Interpretation von einem pathogenen Affekt in ein sinnvolles zwischenmenschliches Geschehen. Mir hat sich in meiner psychotherapeutischen Praxis immer wieder

die Erfahrung bestätigt, daß ein solches Modell der Angstbewältigung die Abwehr und Verleugnung von Angst sowohl für den Patienten als auch für den Therapeuten weitgehend überflüssig macht. Es führt heraus aus der (stets ängstigenden) Isolierung hinein in eine Beziehung, in welcher beide Akteure, Analytiker und Analysand, den *Sinn ihrer Angst* erfahren, die sie gleichzeitig teilen. Man könnte auch sagen: Angst wird hier in Kommunikation und damit in *Begegnung* überführt.

Wenn es stimmt, was ich einmal gelesen habe, ohne die entsprechende Literaturstelle seither wiederzufinden, daß der Gegensatz von „Liebe" nicht „Haß" ist, sondern vielmehr „Angst", und wenn dieser Satz umkehrbar ist, wofür vieles spricht, dann läge die letzte, vielleicht elementarste Form der Angstbewältigung innerhalb (und außerhalb) des therapeutischen Prozesses in einem Zuwachs an Liebesfähigkeit. So gesehen, würde jede therapeutische Einstellung oder Strategie, die sich diesem Ziel verschreibt, implizit auch der Angstbewältigung dienen. Szenische Interpretationen des Angsterlebens im therapeutischen Prozeß sind sicherlich für die Angstbewältigung auch deshalb so wirksam (wirksamer meist als triebtheoretische Deutungen), weil sie den Beziehungsaspekt zwischen Analytiker und Analysand soviel stärker in den Vordergrund stellen.

Vielleicht sind es aber auch gar nicht solche und andere methodische Überlegungen, die letzten Endes den Ausschlag geben. Vielleicht kommt es einfach darauf an, ob und wie weit in einer therapeutischen Beziehung die Liebe die Angst überwiegt.

Literatur

Argelander H (1970) Die szenische Funktion des Ichs und ihr Anteil an der Symptom- und Charakterbildung. Psyche (Stuttg) 24:325–345
Argelander H (1979) Die kognitive Organisation psychischen Geschehens – Ein Versuch zur Systematisierung der kognitiven Organisation der Psychoanalyse. Klett-Cotta, Stuttgart
Bauriedl T (1980) Beziehungsanalyse. Suhrkamp, Frankfurt
Blanck G, Blanck R (1974) Angewandte Ich-Psychologie. Klett-Cotta, Stuttgart
Freud S (1905) Bruchstücke einer Hysterie-Analyse. Gesammelte Werke, Bd V. Fischer, Frankfurt
Freud S (1911) Die zukünftigen Chancen der psychoanalytischen Psychotherapie. Gesammelte Werke, Bd VIII. Fischer, Frankfurt
Freud S (1912) Zur Dynamik der Übertragung. Gesammelte Werke, Bd VIII. Fischer, Frankfurt
Greenson RR (1967) Technik und Praxis der Psychoanalyse. Klett-Cotta, Stuttgart
Grunert U (1979) Die negative therapeutische Reaktion als Ausdruck einer Störung im Loslösungs- und Individuationsprozess. Psyche (Stuttg) 33:1–28
Heimann P (1950) On countertransference. Int J Psychoanal 31:81–84
Heimann P (1960) Bemerkungen zur Gegenübertragung. Psyche (Stuttg) 18:483–493
Jacobson E (1964) Das Selbst und die Welt der Objekte. Suhrkamp, Frankfurt
Kemper WW (1969) Übertragung und Gegenübertragung als funktionale Einheit. Jahrb Psychoanal 6:35–68
Kernberg OF (1975) Borderlinestörungen und pathologischer Narzißmus. Suhrkamp, Frankfurt
Kernberg OF (1976) Objektbeziehungen und Praxis der Psychoanalyse. Klett-Cotta, Stuttgart
Klüwer R (1983) Agieren und Mitagieren. Psyche (Stuttg) 37:828–840
Lorenzer B (1970) Sprachzerstörung und Rekonstruktion. Suhrkamp, Frankfurt

Masterson JF (1976) Psychotherapie bei Borderline-Patienten. Klett-Cotta, Stuttgart

Mertens W (1981) Psychoanalyse. Kohlhammer, Stuttgart Berlin Köln Mainz

Miller A (1979) Das Drama des begabten Kindes und die Suche nach dem wahren Selbst. Suhrkamp, Frankfurt

Miller A (1980) Am Anfang war Erziehung. Suhrkamp, Frankfurt

Miller A (1981) Du sollst nicht merken – Variationen über das Paradies-Thema. Suhrkamp, Frankfurt

Moeller ML (1977) Zur Theorie der Gegenübertragung. Psyche (Stuttg) 31:142–166

Neyraut M (1974) Die Übertragung. Suhrkamp, Frankfurt

Racker H (1978) Übertragung und Gegenübertragung – Studien zur psychoanalytischen Technik. Reinhardt, München Basel

Riviere J (1936) A contribution to the analysis of negative therapeutic reaction. Int J Psychoanal 17:304–320

Rohde JJ (1982) Unterm Glassturz? Zum Problem relativer Ausblendung und Verdrängung der „sozialen Dimension" – Ihre Konsequenzen in psychoanalytischer Praxistheorie und Praxis. Gruppenpsychother Gruppendyn 18:50–59

Rohde-Dachser C (1979) Das Borderline-Syndrom. Huber, Berlin Stuttgart Wien

Rohde-Dachser C (1981) Dyade als Illusion? Überlegungen zu einigen Strukturbedingungen der Zweierbeziehung am Beispiel von Partnerschaft und Psychoanalyse. Z Psychosom Med 27:318–337

Rohde-Dachser C (1983) Ich-strukturelles Defizit. In: Mertens W (Hrsg) Psychoanalyse – Ein Handbuch in Schlüsselbegriffen. Urban & Schwarzenberg, München Wien Baltimore, S. 83–90

Rohde-Dachser C (1984) Zum Problem der Nähe-Angst. In: Rüger U (Hrsg) Neurotische und reale Angst. Vandenhoeck & Ruprecht, Göttingen

Sandler J (1976) Gegenübertragung und Bereitschaft zur Rollenübernahme. Psyche 30:297–305

Sandler J, Dare C, Holder A (1973) Die Grundbegriffe der psychoanalytischen Therapie. Klett, Stuttgart

Schwidder W (1967) Klinik der Neurosen. In: Kisker KP, Meyer JE, Müller M, Strömgren M (Hrsg) Psychiatrie der Gegenwart, Bd II/1. Springer, Berlin Heidelberg New York

Sharpe EF (1950) Anxiety, outbreak and resolution. In: Sharpe EF Collected papers on psychoanalysis. Hogarth, London

Winnicott DW (1960) Gegenübertragung. In: Reifungsprozesse und fördernde Umwelt. Kindler, München, S. 207–216

Zetzel ER (1974) Die Fähigkeit zu emotionalem Wachstum. Klett, Stuttgart

Kombinierte psychopharmakologische und psychotherapeutische Behandlung der Angst. Anmerkungen aus psychoanalytischer Sicht

J. F. Danckwardt

> *„Humor ist die Zärtlichkeit der Angst"*
>
> Mordillo

Karasu kommt 1982 nach einer Reevaluierung zahlreicher amerikanischer Untersuchungen aus dem Zeitraum bis Ende der 70er Jahre zu einem optimistischen Entwurf der Weiterentwicklung in der Kombinationsbehandlung für die 80er Jahre.

Die Kluft zwischen der Psychopharmakotherapie und Psychotherapie wird geschlossen.

Wie wird das bewirkt? Durch die Integration hinreichend nachgewiesener Wirkungs*schwerpunkte* je *einzelner* Behandlungsformen. Diese Integration sehe er im Sinne der Komplementarität, also im Sinne einer Ergänzungsreihe jener Wirkungsschwerpunkte, die da seien: Medikamente wirkten einerseits auf Symptomkomplexe und Affekte, Psychotherapie hingegen auf die Objektbeziehungen und soziale Anpassung. Medikamente wirkten auf der einen Seite schneller, kürzer und prophylaktisch, Psychotherapie zeige hingegen eine spätere Wirkung, und sie halte länger. Medikamente eigneten sich vornehmlich für zeitlich begrenzte, sowie akut und eigengesetzlich verlaufende krankhafte Zustände („state" disorders), Psychotherapie sei mehr bei den langanhaltenden Erkrankungen der Disposition („trait" disorders) hilfreich.

Wenn man sich auf der Grundlage der Kenntnis sorgfältig entworfener Behandlungskriterien diese Wirkungsschwerpunkte komplementär gewissermaßen zusammengepuzzelt – im Original heißt es: „titriert" – vorstelle, dann deute doch alles in vermehrtem Ausmaß darauf hin, daß Psychotherapie und Psychopharmakotherapie *so* kombiniert beiweitem mehr eine kooperative denn eine konkurrierende, eine additive oder sogar sich gegenseitig potenzierende Wirkung erhalte. Denn der idealerweise nichtkonkurrierende und nichthemmende *Synergismus* dieser – wie es im Original heißt – Behandlungs*modalitäten* könnte nach Verfeinerung der Kenntnisse über spezielle Dosierung, spezielle Dauer der Verabreichung, spezielle Kombinationen und zeitliche Abfolge dann sowohl aufgrund gleichzeitiger wie auch aufeinanderfolgender Wechselwirkung in Erscheinung treten. Bei dem Gedanken an eine Ergänzungsreihe ineinandergreifender Wirkungseffekte spielen die zeitliche Aktivität, zeitlich geplante und begrenzte Ziele sowie die *Plazierung* der Wirkungsschwerpunkte eine große Rolle. Auf diese Art und Weise könnten in der klinischen Praxis beispielsweise Symptombeseitigung oder -milderung, Reduktion der Angst, Zuwachs an Attenz und Selbstkontrolle sowie Korrektur von wahrnehmungsstörungen mit der medikamentösen Behandlung in die Wege geleitet

Leitsymptom Angst
Herausgegeben von P. Götze
© Springer-Verlag Berlin Heidelberg 1984

werden. Damit wäre der Grundstein für einen zwischenmenschlichen Zugang gelegt. Medikamente vermöchten so zweierlei: sie dienten sowohl als *Voraussetzung* wie aber auch als *fortlaufende Bedingung* für die therapeutische Beziehung und für die fortlaufende psychotherapeutische Aktivität.

Eine faszinierende Idee, insbesondere für die Behandlung der Angst? Worin gründet dies? Schwerpunktmäßig in der Forschungsmethodik einerseits und in der Einstellung zum Konzept von der Behandlungsmodalität (Karasu 1980).

Zuerst zur Forschungsmethodik. Die Forschungsergebnisse auf dem Gebiet der Kombinationsbehandlung stützen sich nahezu ausnahmslos auf Untersuchungen auf der Grundlage statistischer Gesetzmäßigkeiten, deren Besonderheit u.a. darin zu sehen ist, daß die Ergebnisse über Gruppenmittelwerte und *inter*individuelle Variablen Auskunft geben. Die Effektivitäts- und Vergleichsforschung birgt somit die Gefahr in sich, bei sehr sensiblen *intra*individuellen Variablen und Prozessen vorzeitig zu abstrahieren. Sind wir in der vorliegenden Fragestellung schon in der Lage, Ergebnisse von Ereignisreihen zu messen, wenn die Beziehung zwischen verschiedenen Ereignissen, ja womöglich die Ereignisse ihrerseits nicht ausreichend bekannt sind?

Im folgenden wird versucht, mit Hilfe einiger Prinzipien anders ausgerichteter Forschungsdisziplinen der ideografischen Methode intensiver Einzelfallstudien, die sich universalgesetzlicher Grundlagen bedient, diese Frage mit ein paar Anmerkungen beleuchten zu helfen. Danach wird auf die Problematik der Behandlungsmodalität eingegangen. Hier zunächst die Fallskizze.

Dem untersuchenden Psychotherapeuten fällt schon im Wartezimmer ein in einer überdimensionierten Windjacke harrender Mann auf. In den weitausgebeulten Taschen stecken anscheinend allerlei Dinge, von denen der Therapeut aber nur Handschuhe erkennt. In der rechten Hand hält der Patient einen Regenschirm, einen Knirps, aber er hält ihn an der Spitze. So wirkt der Knirps wie eine Keule. Nach der Begrüßung eilt der Mann gleich über die Mitte des Sprechzimmers hinaus bis hin zum Schreibtischstuhl des Therapeuten, den das ziemlich irritiert. Flugs fragt der Patient auch noch, was eine Behandlung koste, welche verschiedenen Behandlungsformen es gebe und in welcher zeitlichen Aufeinanderfolge was in welcher Behandlung zu welchem Zweck geschehe. Der sich so verblüfft sehende Therapeut wendet an dieser Stelle immerhin ein, was denn eigentlich den Patienten zu ihm geführt habe. Darauf erklärt der Patient – nicht ohne ein gewisses die Nase rümpfendes Erstaunen – einiges Belanglose von sich, um dann gleich nachzusetzen und wieder diese direkten Fragen zu stellen. Wieder antwortet der Therapeut in schon besagter Weise, wieder geht der Patient ähnlich darauf ein, bricht ab, fragt erneut – und so geht das hin und her, bis der Therapeut jetzt deutlich drohend – so nahm er sich wahr – knurrte: „Ich weiß ja gar nicht, wer Sie eigentlich sind!"

Es blieb unklar, ob der Patient diese letzte Passage wortwörtlich verstanden hatte. Er startete jedenfalls in diesen Satz hinein eine Aktion. Der Patient ergreift den Regenschirm, wieder an der Spitze, und steht auf, „Wie mit einer Keule bewaffnet!" durchzuckt es den Therapeuten. Dem stockt der Atem. Er sieht sich bei der Phantasie: „Achtung, der haut dich um". Der Patient aber legt den Regenschirm wieder hin, zieht lediglich die monströse Jacke aus und setzt sich. Die Jacke plaziert er zwischen sich und der Sessellehne in einer unverwechselbaren Weise: längs, als würde jetzt da noch einer sitzen. Und dann berichtet er, völlig verändert, nämlich frei und flüssig über seine schon 14 Jahre währende schwerste Zwangskrankheit.

Der Sinn dieses furios-aggressiven Auftaktes voll gespickt mit szenischen und situativen Informationen bestand darin, daß es der Untersucher sein möge, der Feindseligkeit zeigt, der feindselig ist. Nicht der Patient. Erst in diesem Augenblick konnte er sich öffnen und Inhalte preisgeben.

Der Patient leidet – neben Durchfällen, Herzrasen und innerlicher Unruhe – an Angst auslösenden Zwangsvorstellungen, z. B. an der Vorstellung von Feuer. Sein ganzes Trachten ist
darauf gerichtet, dann eine dieser Gefahr entgegengesetzte Vorstellung zu imaginieren, z. B.
Wasser. Dann schwindet seine Angst, weil er die vorhergehende Vorstellung „gelöscht" hat.
Kurz danach aber holt ihn die Phantasie ein, im Wasser könnte jemand ertrinken, so daß er
sich nötigen muß, seine gesamte Aufmerksamkeit einer nächsten Ersatzvorstellung zuzuwen-
den und so fort. Der andauernde Abwehrkampf gegen den Durchbruch aggressivdestruktiver
Impulse in das bewußte Ich-Erleben hatte den Studenten an der Universität scheitern lassen,
er arbeitete schließlich in einer Fabrik, anscheinend genügsam, aber ohne jede Aussicht auf
eine berufliche und persönliche Zukunft. Er hatte eine psychotherapeutische Beratungsstelle
aufgesucht und war später von einer Nervenärztin mit einem Neuroleptikum mit sedierendem
Wirkungsprofil und mit einem Anxiolytikum behandelt worden.

Die anxiolytische Medikation hatte er gleich abgesetzt, weil er sich nicht mehr wie der Alte
fühlte, der sich rührend besorgt um seine Eltern kümmerte, wenn sie mit dem Auto wegfuh-
ren. Er war gleichgültiger; er empfand, nicht mehr aktiv sein zu müssen und darunter kam
ihm sein Leben noch sinnloser vor. Und was ihm auch noch wichtig erschienen war: er wurde
humorlos und bekam eine diffuse Lebensangst, deren Sinn er gar nicht mehr verstand.

Das Neuroleptikum setzte er später ab, weil es auch nach Abklingen der initialen Sedierung
nicht besser wurde. Es verminderte weder die Angst noch die Entstehung der Zwangsvorstellungen. Noch schlimmer, das Medikament „störte" die Herstellung der Ersatzvorstellungen.
Er hatte das Gefühl, daß die *ihn überzeugende Prägnanz* und die seine *Ängste beschwichtigende
Gewißheit seiner Imaginationen* unter der Medikation verloren gingen.

*Erste Anmerkung: Medikamente interagieren mit autoplastischen Heilungsvor-
gängen, den Abwehrmechanismen.* Sie sind Maßnahmen, die das aktuelle Ich-
Erleben von Angstaffekten freihalten. So gesehen sind sie autonome Heilungs-
wege. Der Patient führt den Eingriff von Psychopharmaka in eine ganze Ver-
kettung derartiger Mechanismen vor, in den Mechanismus der Reaktionsbil-
dung, der Verkehrung des Impulses ins Gegenteil und Verschiebung auf so geartete Ersatzvorstellungen, daß sie sich als Kompromiß zwischen den abgewehrten destruktiven (Verbrennen) und libidinösen Impulsen (hier Retten) eig-
nen, bevor das beobachtende Ich in dem imaginierten Kompromiß (Wasser)
die Gefährdung wiedererkennt (Ertrinken) und der Kampf gegen die Wieder-
kehr des Abgewehrten von neuem losgeht. Vor allem wurde auch noch die Ge-
genbesetzung in ihrer die Bewußtseinsfunktion stimulierenden Form der „besonderen Wachsamkeit" (Freud 1926) gestört, ablesbar am Einfluß der Medikation auf die Prägnanz und Gewißheit des Imaginierten. Im angloamerikanischen Schrifttum wird dies Phänomen als „snowing" beschrieben (May 1971).

*Zweite Anmerkung: Medikamente interagieren mit autoplastischen Dispositions
bzw. Resitutionsvorgängen, z. B. mit der Charakterstruktur.*

Wenn jemand mit dem Auto wegfuhr, sagte der Patient stets etwas orakelhaft-suggestiv:
„Fahr vorsichtig!" Er hatte bisher niemandem mitgeteilt, daß er kurz vor derartigen Ab-
schiedssituationen die mörderischsten Gedanken bekam. Stattdessen wurde allein seine rüh-
rende Sorge um das Wohlergehen des anderen gespürt. Obwohl er seinerseits ein gewaltiges
Sorgenkind war, wurde er immer noch als dankbares Kind angesehen, weil er insgeheim die
Identität eines alle beschützenden Christophorus innehatte. Seine Zuverlässigkeit, Ordentlich-
keit und haushälterische Bescheidenheit leisteten dieser Wertschätzung in der Familie Vorschub.

In der zwanghaften und depressiven Charakterbildung fühlte sich dieser
Kranke durch das Psychopharmakon beeinträchtigt. Zur Aufrechterhaltung einer charakterlichen Identität muß stets ein Motiv gegeben sein. Das Pharma-

kon kann nun an einer Quelle des Motivs eingreifen: in die destruktive und reparative, d.h. die Destruktion wiedergutmachende *Aktiviertheit* des Patienten, die ihm in seinem höchst beeinträchtigten Dasein überhaupt noch ein Gefühl der Lebendigkeit und Nützlichkeit vermittelte. Daß Psychopharmaka in derartige Selbstkonzepte eingreifen können, ist der Forschung seit 1959 (Klerman et al. 1959) bekannt. In diesem Fall beseitigte das Pharmakon das Drängende, aber der Kranke verlor auch die aus der *psychologischen Bekämpfung des Dranghaften* herrührende Identität eines Retters (Wiedergutmachung), und er wurde manifest depressiv. Aus neurosenpsychologischer Sicht werden nicht nur Symptome, sondern auch Charakterstrukturen als Niederschlag autonomer Konfliktlösungen angesehen. Ein Pharmakon als Heilmittel kann dann stets mit autonomen „Heilmitteln" in Konkurrenz geraten. Dies Phänomen stellt einen Strang der Plazeboforschung dar.

Dritte Anmerkung: Medikamente geraten mit heteronomen Wirkungswegen in Wechselwirkung, mit den Ich-stärkenden, kooperativen und diagnostischen Seiten der Arzt-Patient-Beziehung. Stellen wir uns vor, dieser Kranke würde sich einer Behandlung unterziehen, und wir würden in der Einleitungsphase Maßnahmen ergreifen, die den Patienten von seinen Ängsten entlasten, um so ein Arbeitsbündnis aufzubauen, das für weitere belastende Behandlungsschritte stark genug wäre. Die Ich-stützenden Maßnahmen könnten zum Ziel haben, des Patienten Sicherheits- und Realitätsgefühle so zu stärken, indem man ihm exemplarisch an seinem Leben zeigt, wie wenig Denken und Handeln eins sind, und daß er stets seine angsterregenden Impulse unter Kontrolle hatte. Würde nun noch eine psychopharmakologische Behandlung hinzugedacht, so wäre aus der Sicht des unter einer drakonischen Moral stehenden Ich nicht abzuweisen, daß der Kranke an der Echtheit der psychotherapeutischen Maßnahme zweifelt. „Wenn meine Phantasien doch nicht so schlimm sind und schon gar kein Handeln darstellen, warum muß ich dann einerseits überhaupt ein Pharmakon und andererseits ausgerechnet dieses einnehmen, das meine Wachsamkeit und meinen Lebensmut senkt?" Der Patient könnte mißtrauisch werden und sich gegen die Entwicklung einer vertrauensvollen Anlehnung an den Therapeuten sträuben. Das darf man bei diesem Patienten erwarten, weil er aus Abwehrgründen dazu neigt, dem Therapeuten die angstinduzierenden feindseligen Seiten zuzuschreiben, wie wir im Erstinterview gesehen haben. Das zwielichtige Handeln und die projizierte Aggressivität lassen den Therapeuten angriffslustig erscheinen. Der Patient hat nun zwei Möglichkeiten, aus dieser Kampfeinstellung herauszukommen. Entweder er beantwortet sie mit Flucht oder er bleibt. Die Bedingung seines Bleibens könnte die sein, daß der Patient die *psychologische Bedeutung der Arzt-Patient-Beziehung* auf das Medikament verschiebt. Und dann setzt er *unbewußt* die objektive psychotrope Wirkung mit der Aggressivität in Beziehung. So empfindet er dann „Angstlösung" als „Lähmung". Diese übertragungsverzerrte Wirkung des objektiven Wirkungsprofils ist bei diesem Patienten nicht unwahrscheinlich.

Denn ausgelöst wurde die Erkrankung nach seinem persönlichen Dafürhalten im 12. Lebensjahr, als er im Fernsehen eine Szene mitbekam, in der jemand eine „Giftpille" eingenommen hatte und umkam. Von diesem visuellen Eindruck konnte er sich zunächst nicht mehr lösen, bis er die Technik der Herstellung von Ersatzvorstellungen erfand.

Nun zur diagnostischen Seite der Arzt-Patient-Beziehung, die sich der Introspektion, Empathie und der Probeidentifizierung bedient. Stets wird darauf hingewiesen, daß in der psychodynamischen Psychotherapie Ängste nicht an und für sich, d. h. als isolierte Verhaltenssegmente sondern als Segmente innerseelischer Zusammenhänge, d. h. als Segmente eines Sinnzusammenhanges (Ricoeur 1974) angesehen werden. Werden diese Ängste psychopharmakologisch beeinflußt, dann hat der Therapeut kaum eine Chance sicher zu gehen, welche von allen möglichen Bedeutungszusammenhängen dem Patienten gerade die dringlichste ist. Diese diagnostische Fähigkeit des Therapeuten sollte aber im Verlauf einer Behandlung internalisiert werden, damit der Patient später einmal von sich aus in der Lage ist, Probleme zu identifizieren, und eben das könnte mit einer Kombinationsbehandlung vertan werden.

Der Patient war von einer Therapeutin überwiesen worden, von der er insgeheim sehr angetan war, weil er sich von ihr gut verstanden fühlte. Nun war er eigentlich enttäuscht und verärgert. Andererseits dachte er heimlich daran, zu ihr zurückzukehren. Das war sein Konflikt in der Interviewsituation; wie versuchte er ihn zu meistern? Um sich der zumindest phantasierten Beziehung zu der Therapeutin sicher zu sein, seine Verärgerung auf den neuen Therapeuten, er machte diesen feindselig, entwertete ihn und lieferte sich damit die Berechtigung, zu ihr zurück zu müssen. Das war der Sinn des furiosen Auftaktes. Der Konflikt war so vorerst gelöst. Der Patient hatte offensichtlich Angst, in der Untersuchung könne er die „heimliche Liebe" zur Therapeutin verraten und dann von ihr keine Hilfe erwarten. In dem Augenblick, in dem der Therapeut tatsächlich widerspenstig wurde, konnte der Patient angstfreier sein. Es war nun entschieden, daß er bei einem solchen Therapeuten nicht bleiben würde. Damit war die Beziehung zur Therapeutin gesichert.

Diese Angst- und nachfolgende Verhaltensänderung, bzw. diese Signalangst und ihre Modifikation in einer psychotherapeutischen Sitzung ist diagnostisch bedeutsam. Sie markiert ein einziges dringliches Problem gegenüber vielen auch noch gegebenen, aber weniger dringlichen, weil gegenwärtig nicht pathogenen psychologischen Problemen; sie markiert einen „Fokus". Wie kann ein Therapeut ohne diesen arbeiten? Wenn es ihm nun obendrein mit der Zeit gelänge, dem Kranken diese Relation einsichtig zu machen – was nur funktioniert, wenn die Angstmodulation demonstrierbar bleibt –, dann könnte diese Einsicht zu einem besseren Aufbau der inneren Welt beitragen. Würde der Patient aber medikamentös behandelt, könnten beide den Wechsel zur Angstfreiheit *in situ* nicht feststellen. Bei einer Probedeutung stünde ferner in Frage, woran der Patient und der Therapeut erkennen sollten, daß die psychotherapeutische Intervention zureichend zutreffend war. Der konfrontierend-interpretierende Behandlungsschritt, der auf Einsicht abzielt – etwa auf die Einsicht, daß die dem Patienten rätselhaft erscheinenden Zwangsvorstellungen immer dann auftreten, wenn er sich in einer Dreipersonenbeziehung wiederfindet und von der einen Person enttäuscht (hier: ausgeschlossen) wird –, kann dann nicht mehr getan werden. In der angloamerikanischen Literatur beschreibt man diesen bemerkenswerten Einfluß der Psychopharmaka auf das Lernen durch Einsicht als „behavioral toxicity" (Cole 1960).

Vierte Anmerkung: Medikamente treten mit Übertragung, Gegenübertragung und Widerstand in eine Wechselwirkung. Wird über die Kombinationsbehandlung geschrieben, dann meist über diese Phänomene (Ostow 1966; Sarwer-Foner u. Kerenyi 1961; Sarwer-Foner 1977; Devereux 1967; Levy 1977); das soll hier nicht weiter ausgeführt werden, weil es jetzt auf die Betonung weiterer Variablen eines psychotherapeutischen Prozesses ankommt; deshalb nur diese Bemerkung: Übertragung meint, daß die infantilen Objekte durch aktuelle ersetzt sind. Anders: die tatsächlich vorhandenen „aktuellen" Objekte werden zu den die innere Situation, die innere Dynamik verkörpernden Objekten (Loch 1965/66a). Daher muß man sich immer wieder präsent halten, daß bei der Verabreichung eines Medikamentes in Tat und Wahrheit gehandelt wird. In unserem Beispiel: der die innere Aggressivität verkörpernde Therapeut würde in Tat und Wahrheit „aggressiv handeln". Die Aggressivität ist nicht mehr, als des Patienten Phantasie zu entlarven. Das bedeutet, daß nichts mehr in dem für psychodynamische Therapien typischen, zwischen Patient und Therapeut ausgespannten Raum des Probehandelns, also der Imagination, verbleibt. Die des Patienten Verhalten steuernden inneren Phantasien (und nur die kann man psychotherapeutisch behandeln) werden zu einer äußeren Realität (und die kann man mit psychotherapeutischen Mitteln nicht mehr beeinflussen). Die Übertragung läßt sich also nicht mehr virtualisieren und schlußendlich ihrerseits als Widerstand gegen die Aufgabe früherer Objektbeziehungen aus Schutz gegen die Erfahrung neuer, noch nie bisher gemachter Objekterfahrungen darstellen.

Entscheidend scheint also zu sein, daß es Psychopharmaka überhaupt gibt; daß der Therapeut darauf rekurieren kann; daß Psychopharmaka gegenüber der Psychotherapie als relativ äquivalent, austauschbar und ersetzbar angesehen werden. Beide Therapiesysteme werden häufig nicht genügend strikt als eigenständig reflektiert. Ein Handeln aus dieser, die Unterschiede nicht genügend im Bewußtsein haltenden Einstellung heraus bringt den gemeinsamen, d.h. auch vom Therapeuten auszuhaltenden Raum zwischen Therapeut und Patient, ein Raum, in dem sich Denken und Erleben (Fühlen) abspielen, zum „Kollabieren". Die Zuständigkeit für Angst ist dezisionistisch gewechselt. Sie ist delegiert an ein anderes therapeutisches System, ein System entpersönlichter, entdifferenzierter und automatisch-mechanistischer Substanzwirkung. Karasus einführendes Beispiel, dem zufolge Medikamente zweierlei vermöchten, nämlich als *Voraussetzung* und *fortlaufende Bedingung* für die therapeutische Beziehung und für fortlaufende psychotherapeutische Aktivität zu dienen, belegt das eindrücklich. Die Medikamente sollen die Funktionen der sog. „anaklitisch-diatrophischen Gleichung" (Gitelson 1962; Spitz 1954) und des „Arbeitsbündnisses" (Greenson u. Wexler 1971) übernehmen, die man sich mitunter erst mühsam erarbeiten muß. Ich bringe weiter unten ein Beispiel, aus dem hervorgeht, daß Medikamente dieses Ziel auch nicht unbedingt erreichen, insbesondere bei solchen Erkrankungen, bei denen man das gerne sehen würde: bei Schizophrenen. Nun ist damit nichts gegen die Nützlichkeit der Psychopharmaka gesagt. Die oben charakterisierte Substanzwirkung wird nur unterschieden in ihrer Qualität des „Nicht-Ichhaften" von der Wirkung der Psychotherapie, bei der es zu einem aktiven Ich kommen muß. Sie wird ferner unterschieden in ihrem Aspekt der fehlenden „Meinhaftigkeit" – um eine alte psychiatrische Terminologie zu benützen –, d.h., daß es bei der Psychopharmakotherapie nicht zu der Einsicht kommen kann, daß es in meiner, d.h. des Patienten Verantwortung liegt, Symptome zu haben.

Fünfte Anmerkung: Medikamente treten mit spezifischen psychotherapeutischen Techniken in eine Wechselwirkung. Es scheint so, daß die vorausgehenden hypothetisch-deduktiven Formulierungen, die die Psychotherapie behindernden Aspekte überzeichnen. Bei genauer Betrachtung werden jedoch die die Psychotherapie *verändernden* Gesichtspunkte dargestellt, denn eine psychotherapeutische Einzelmaßnahme kann nach Gabe eines Psychopharmakons nicht die gleiche bleiben. Die uns bekannten psychodynamischen Techniken wurden nicht unter der Bedingung der Applikation einer psychotropen Substanz gefunden. auch Verhaltenstherapeuten sind der Ansicht, daß die „inneren wie äußeren Stimulusbedingungen unter Psychopharmaka andere (sind) als die, die ohne Mittel erfahren werden" (Linden u. Manns 1977). So ist eine Deutung, die diesem Patienten den der Angst zugrunde liegenden Ärger über den Therapeuten einsichtig machen möchte keine, weil die für die wirksame Deutung als nötig erachteten Bedingungen nicht herrschen müssen, daß also der Ärger (über den Therapeuten) und die Sehnsucht (nach der Therapeutin) bewußtseinsnah geworden und gehalten worden sind. Die psychisch nicht inerte neu hinzutretende Setzung, das Psychopharmakon, macht auf diesem Wege die Deutung zu etwas anderem, etwa zu einer „Kognition" ohne „Konnotation", also zu einer Erklärung, zu einer Belehrung oder zu einem Vortrag. Der Patient gelangt zum Registrieren der Meinung des Therapeuten, nicht zum Erleben von Zusammenhängen. Und zwar dies aufgrund der pharmakogenen Veränderung der *affektiven Authentizität und Präsenz.* Wieder ist wie stets nichts gegen die Angemessenheit von Psychopharmaka gesagt. Aber aus einer psychotherapeutischen Einzelmaßnahme, die zwar *bona fide* jedoch unter der Einwirkung von Psychopharmaka getroffen wird, ist etwas anderes geworden. Dabei kommt es nicht auf therapeutische Scholastik, sondern auf die Exaktheit der Beschreibung therapeutischen Handelns an. Diese Exaktheit ist notwendig für eine Forschung, die sich intersubjektivkonsensuell verständigen muß. Eine sozusagen „pharmakogene Metabolisierung" psychotherapeutischer Einzeltechniken kann alle Maßnahmen treffen, die mit topisch anderen Konfliktbereichen arbeiten: mit Konfrontation, Katharsis, Reflexion, Manipulation oder gar Ratgeben.

Zurück zu Karasu. Ich hatte schon eingangs darauf hingewiesen, daß der eine Strang des Optimismus auf die Forschungseinstellung der Effizienz-, Erfolgs- und Vergleichsforschung zurückgehen kann. Nach dieser Skizze einer versuchten Kombinationsbehandlung der Angst eines Zwangskranken zu urteilen, ist überhaupt nicht genügend angeschlossen, daß wir tatsächlich noch zu wenig über die *intraindividuellen Variablen und Prozesse* der Kombinationsbehandlung wissen.

Der zweite Strang liegt in der Einstellung zur Wahl der therapeutischen Modalität. Dies ist eine Kernfrage des pragmatischen Eklektizismus (Sider u. Clements 1982), der sich in der Psychiatrie als ein komplexes Dilemma darstellt (Stone 1980; Yager 1977), weil sich psychiatrische Störungen in der Regel auf verschiedenen Ebenen gleichzeitig zeigen, in unserer Fragestellung sowohl intrapsychisch-erfahrungsbezogen wie physiologisch-somatisch, und so wäre unter pragmatischen und ethischen Gesichtspunkten (Karasu 1980) eine Intervention auf jeder dieser Ebenen gerechtfertigt. Die Entscheidung geschieht gewöhnlich u. a. auf der Basis voraussichtlicher Behandlungswirksamkeit. Bemühungen, die Wahl der Behandlungsmodalität auf mehr rational wissenschaftliche Beine zu stellen, sind aber bisher bemerkenswert erfolglos geblieben, da bis heute, außer andeutungsweise bei psychotischen und schweren affektiven Störungen, die *relative Überlegenheit* bestimmter Behandlungsmethoden nicht eindeutig nachgewiesen werden konnte (Cowden et al. 1956; Gorham et al. 1964).

Die Beschäftigung mit der *relativen Wirksamkeit* verschiedener Behandlungsmethoden verdeckt jedoch eine tieferliegende Problematik: die Wahrscheinlichkeit nämlich, daß dabei ungleichartige Dinge miteinander verglichen werden, ähnlich wie in dem bekannten Fall des Zusammenzählens von Äpfeln und Birnen. Genauer gesagt, es wäre möglich, daß die von den verschiedenen Behandlungsmethoden angestrebten Therapieziele oder Vorstellungen vom *Wohl des Patienten* nicht äquivalent sind.

Wie kann man das an dem Beispiel der Angst des Zwangskranken verdeutlichen? Wir könnten annehmen, die *psychopharamakologische* Behandlung der Angst dieses Kranken bestünde in der Kontrolle der Angst über den Weg, den zentralnervösen Aktiviertheitsgrad herab- und die Schwelle für Reaktionen auf angsterregende Stimuli heraufzusetzen. Die Medikation als *physiologischer Reizschutz,* etwa im Denkmodell von Lader (1968), Mathews und Gelder (1969).

Was könnte nun äquivalent dazu sein? Die *psychodynamisch* orientierte Behandlung der Angst – und ich denke, das könnte der klinischen Praxis entsprechen – bestünde im folgendem: Die Arzt-Patient-Beziehung erfährt eine symbolische Bedeutung, nämlich die der Affirmation einer dringend benötigten, guten, eigentlich inneren Beziehung zu einem jetzt äußeren Objekt, ohne dessen Anwesenheit die Abwehr von Ängsten der je betroffenen psychosexuellen Entwicklungsstadien versagt und die Regression unterhält.

In einem solchen Entwurf einer Kombinationsbehandlung der Angst dieses Zwangskranken hätten wir es äquivalent zum *physiologischen Reizschutz* der Medikamente mit einem *psychologischen Reizschutz* der Arzt-Patient-Beziehung zu tun. Und wir nehmen an, daß die Wahl der therapeutischen Modalität „Kombinationsbehandlung" hinsichtlich ihrer Wirksamkeit zum Wohl des Patienten der je einzelnen Behandlungsform überlegen ist.

Bei der Konzeptualisierung des psychotherapeutischen Behandlungszieles eines *psychologischen Reizschutzes* bleibt jedoch ein ursprünglicheres psychologisches Behandlungskonzept außer Betracht. Nämlich das psychoanalytische Konzept von der Behandlung der *Übertragung.* Diesem zufolge wird der Therapeut seinerseits geradezu *Angstobjekt,* also weniger die Angst beschwichtigender als die Angst auf seine Person hin aufspürender und in dieser Objektbeziehung *hic et nunc* durcharbeitender Therapeut werden, und dies solange, bis der verborgene Sinn der Angst, nämlich Ausdruck eines unbewußten Konflikts mit dem Therapeuten zunnehmend versteh- und handhabbar wird.

Das psychotherapeutische Konzept vom psychologischen Reizschutz ist entwicklungsgeschichtlich ein früheres (Boyer 1971; Neff 1971), das von der Übertragungsbehandlung ist genetisch ein späteres. Durch das erste wird ein Patient behütet, durch das zweite wird ihm etwas zugemutet. Das erste ist regressiv, das zweite progressiv: Schutz gegen Entwicklungsreiz.

Überspitzt formuliert: Der (notwendige) Äquivalenzgedanke von pharmako-
logischer und psychologischer Behandlungsform bei einer Kombination führt
dazu, daß psychologischerseits eine regressivere psychotherapeutische Behandlungsmodalität konzeptualisiert werden müßte, als sie dem Patienten angemessen wäre.

Wer entscheidet das? Im dargestellten Fall der Patient, genauer gesagt: die
Gesamtheit seines psychodynamischen Materials, seine Ahnung um das Ausmaß seiner kapazitären Fähigkeiten. Er entschloß sich, seine autonom-progres-
siven Angstbewältigungsstrategien nicht aufzugeben. Und dazu zählte auch
noch eine bedeutsame Nuance, die ich bisher unerwähnt ließ. Der Patient gab
die Medikamente u. a. auch deshalb auf, weil er darunter seinen Humor verlor,
wie er sagte. Humor – ein progressiv-affektives Element? Kürzlich jedenfalls
sagte der berühmte Cartoonist Mordillo: „Humor ist die Zärtlichkeit der
Angst" (vgl. Freud 1905).

Es ist nach allem gesagten unzweideutig: auch die pragmatisch-eklektizisti-
schen Konzepte von der Wahl der Behandlungsmodalität zum „Wohl" des Patienten können zu einer tiefgreifenden *Verwechslung ethischer und technischer
Überlegungen* beitragen. Im klinischen Sprachgebrauch bezeichnet der Begriff
„Modalität" die Methode, also ein Mittel zum therapeutischen Zweck. In einer
konnotativen Bedeutung impliziert er Austauschbarkeit und Bedingtheit, d. h.
die betreffende Modalität kann ohne weiteres durch eine andere ersetzt werden, wenn klare Hinweise für deren größere „Effektivität" sprechen. Man „ver-
gißt" einfach einmal unter dem Eindruck des Notfalls, daß es sich immer um
theoretisch unterschiedlich verankerte Methoden handelt, die an unterschiedlichen Gegenständen interessiert sind und daher unterschiedliche Ziele anstre-
ben.

Sechste Anmerkung: Im allgemeinen wird angenommen, daß die relative Überlegenheit bestimmter Behandlungsmethoden bei psychotischen und schweren
affektiven Störungen nachgewiesen sei. In der sechsten und letzten Anmerkung
sollen hierzu ebenfalls kritische Hinweise gegeben werden. *Sie weist darauf hin,
daß psychotherapeutische Wirkungswege mit der objektiven psychotropen Medikamentenwirkung interagieren können.*

Es gibt seit langem überprüfte Hypothesen, denen zufolge *situative Rahmenbedingungen,* unter denen psychotrope Substanzen verabreicht werden, deren
Wirkungsprofil beeinflussen (Heimann 1969, 1971; Schachter 1964, 1970;
Schachter u. Singer 1962; Nevins 1977). Oben wurde schon auf Untersuchungen hingewiesen, denen zufolge *Selbstkonzepte der Persönlichkeit* mit der Psy-
chopharmakawirkung in Wechselwirkung treten (Klerman 1963). Beides legt
die Frage nahe, ob auch *psychotherapeutische Rahmenbedingungen* das Wirkungsprofil der Substanz verändern, und – da Psychotherapie explizit „Selbstkonzepte" der Persönlichkeit beeinflußt – ob sie damit nicht auch eine gleichzeitige Verabreichung anxiolytischer Substanzen modifiziert.

Das skizzierte Beispiel des Zwangskranken hat uns auf die Angemessenheit
solcher Fragen gut vorbereitet. Denn die von dem Kranken *intuitiv* gefundene
psychotherapeutische Technik – wir können sie mit der psychotherapeutischen
Technik der formelhaften Vorsatzbildung gleichsetzen – veränderte bei diesem
Krankheitsbild die objektive Medikamentenwirkung. Und nicht nur diese psy-

chotherapeutische Technik bewirkte es, sondern auch die autoplastischen „Techniken" der Abwehrmechanismen und der Charakterbildung.

Um das gemeinte klarer zu demonstrieren gebe ich das folgende klinische Beispiel, mit dem ich gleichzeitig die Überlegung illustriere, daß – anders als Karasu vermutet – es eben auch die psychotherapeutische Einstellung zum Patienten sein könnte, die die *Voraussetzung* und *fortlaufende Bedingung* für die psychopharmakologische Aktivität darstellt.

Kemal, ein schmächtiger, knapp 20jähriger Türke, fühlte sich plötzlich bärenstark und einflußreich. Machtvoll schritt er auf die Straße und sah, wie er mit seiner Kraft den fließenden Autoverkehr zerteilte, dem er Einhalt zu gebieten meinte. Aber er rannte aus der Sicht der Verkehrsteilnehmer in Tat und Wahrheit panikartig vor die Fahrzeuge, verursachte Notbremsungen, brenzlige Auffahrsituationen und ein empörtes Hupkonzert. Widerspenstig in die Ambulanz gebracht, erklärte Kemal, seine Kraft gehe auf Allah zurück, *der er war.* Kemal war Kemal Atatürk.

Die auch aus einer Reihe von anderen Gründen notwendige neuroleptische Therapie bei dem akut und spektakulär Erkrankten zog sich hin. Trotz der Einnahme quälte er sich ängstlich, bäumte sich gegen etwas auf; die Symptomatik verschlechterte sich, und schließlich war er refraktär gegen die Medikamente.

Dann gab er den entscheidenden Hinweis: In den Haloperidol-Tropfen seien noch Glasstücke.

In der Therapiebesprechung fiel der Stationsgruppe auf, daß der Therapeut häufig darauf hinwies, wie entsetzt die Eltern immer wieder versuchten, dem Jungen auszureden, er sei Kemal Atatürk. Auch der Therapeut wollte der Familie in diesem Punkt beigepflichtet haben; der Therapeut gab auch an, sich hilflos und ohnmächtig im Umgang mit dem Patienten zu fühlen. Es wurde gefolgert, daß der Patient mit seinem Größenwahn sowohl das Identitätsgefühl der Eltern wie auch das des Therapeuten erniedrigte bzw. zerstörte. Sie alle setzten sich zur Wehr und versuchten, dem Patienten seine Stärke auszureden. Aus der Sicht des Kranken „rächten" sie sich für den größenwahnsinnigen „Angriff", rächten sich dafür, daß er die Macht an sich gerissen und die Macht des Vaters und der Mutter zerstört wähnte. Das von dem sich „rächenden" Therapeuten verabreichte Haloperidol hatte noch eine *versteckte psychologische Nebenbedeutung* erlangt: Das Glas in den Tropfen sollte den Jungen inwendig zerschneiden und den Atatürk in ihm kastrieren.

Die Vorhersage in der Therapiebesprechung lautete: Wenn es dem Therapeuten gelänge, sich nicht rächen zu müssen, und die Eltern vom Streitmachen des Größenwahns abzuhalten, müßte das Glas aus dem Haloperidol verschwinden und die paradoxe Medikamentenwirkung aufhören. Das gelang dem Therapeuten, und der Junge berichtete von früheren traumatischen Erlebnissen in seiner Heimat, wonach ihm einmal von zwei Jungen ein Messer in den Bauch gestoßen und die Einkaufstasche entrissen wurde. Der „Vaterbruder" sei auch immer mit Messer und Pistole herumgezogen. Einmal habe er die Pistole gezogen und zu einem anderen Mann gesagt: „Du Geld oder ich schieße". Ein anderes Mal habe der Vaterbruder ihm in den linken Unterschenkel geschossen. Und ein paar Tage später nach der weiteren Besserung der schizophrenen Symptomatik konnte Kemal dem Therapeuten noch klarer seine Angst mitteilen: die Angst, seinen Vater umgebracht zu haben und nun auch sterben zu müssen.

Die hier besonders *psychotherapeutische Einstellung* als *Voraussetzung* und *fortlaufende Bedingung* für die *psychopharmakologische* Aktivität beruht in dem Umgang mit dem Größenwahn des Patienten, den dieser aus Gründen der Angstabwehr benötigt, der aber vom therapeutischen Umfeld als Aggression verstanden wurde. Dieser Umgang mit der aus Abwehrgründen notwendigen Aggression wird als eine Art „Objektbeziehungspassage" im Sinne Winnicotts (1969) bzw. als eine Art „Kropffunktion" im Sinne Fromm-Reichmann (1954) verstanden, wodurch der Psychotherapeut zu einem „mit keinem anderen zu verwechselnden Affektobjekt" (Mahler 1968) wird. So gelingt es vielleicht, aus einer psychotischen Projektion eine „*sublimierte* Projektion und Reintrojektion" (Benedetti 1983) der Aggression zu gestalten, die über zahlreiche psychologische Zwischenschritte und Bedingungen geschaltet ist (Danckwardt 1978).

In welchem Ausmaß diese *sublimierten* Projektions- und Introjektionsvorgänge von *genuin-psychologisch-antipsychotischer Qualität* sind, möge der folgende Nachtrag bezeugen.

Aufgrund seiner sprachlichen Deprivation wurde Kemal nach Abklingen der akuten Symptomatik die Heimreise nach Istanbul ermöglicht. Der Symptomschwund ließ den türkischen Arzt glauben, der Junge sei in Ordnung, und er hielt ihn nicht zur Einnahme der Medikamente an. Binnen kurzer Zeit wurde er mit dem gleichen Inhalt der Symptomatik wieder psychotisch. Diesmal ging der Vater zu einem Imam. Dieser nahm den Jungen beiseite, ging mit ihm an den geweihten Ort, suchte einige Abschnitte aus dem Koran heraus, las und sprach sie mit ihm durch, betete und – nun kommt das wichtigste –: er schrieb sie sodann auf einen Zettel, verbrannte diesen und forderte den Jungen auf, die Asche zu essen. Der tat das und von Stund an erschien er allen gesundet (Danckwardt im Druck).

Nach allem ist zusammenzufassen: Die gegenwärtig anhaltende Akzentuierung der Effektivitäts- und Vergleichsforschung sowie die Zuneigung zu einem pragmatischen Eklektizismus in der Psychiatrie, die beide zur Bevorzugung der Kombinationsbehandlung führten, verdunkeln, daß zahlreiche unabhängige und Störvariablen, konstante Bedingungen, empirische Daten, zu überprüfende Hypothesen als intervenierende sowie die abhängigen Variablen als die eigentlichen therapeutischen Ereignisse auf dem Gebiet der Kombinationsbehandlung nicht zureichend gesichtet, überprüft und gegen Zirkelschlüsse abgesichert sind. Die klinischen Vignetten illustrieren dies. Daher kann man bei dem gegenwärtigen Stand der Forschung zu einer routinemäßigen Kombinationsbehandlung der Angst durch Psychopharmakotherapie und psychodynamisch orientierte Behandlungsverfahren ohne begleitende Forschung noch nicht raten.

Der anspruchsvoll erscheinende Zusatz „begleitende Forschung" ist wahrscheinlich weniger abschreckend, als er auf dem ersten Blick erscheinen mag. Denn es besteht – wie die klinischen Illustrationen ebenfalls aufzeigen – eine eminente Ähnlichkeit zwischen dem die Psychotherapie steuernden Prozeß im Therapeuten und der begleitenden Prozeßforschung: es ist dies das Prinzip nichtstatischer *ideografischer* Einzelfall*vorher*sagestudien (in denen der Vergleich einer Veränderung auch *nomothetisch* (Shapiro 1966) erfolgen kann, und die nach Bergin und Strupp zu den fruchtbarsten Forschungs*ansätzen* zählen). In diesem Prinzip müssen alle nur denkbaren therapeutischen Entwicklungslinien hypothetisch-deduktiv *explizit* ausformuliert werden und das Zutreffen oder Verwerfen eines Vorhersagesatzes im Verlauf der Kombinationsbehandlung überprüft werden. Wissenschaftsmethodische Modelle dazu liegen seit langem bereit, etwa das von Sargent et al. (1968).

Um es mit dem *Komponisten* Giseler Kleber zu sagen: wir sollten uns (im Bereich der Kombinationsbehandlung wieder) auf Gebiete besinnen, die man früher im Durchmarsch durchgemacht hatte. In unserem Fall sind sie seit 1953 mit den Namen von Azima, Balint, Berman, Klein, Kubie, Ostow und Sarwer-Foner verbunden, auf die Ziolko schon 1967 hingewiesen hat.

Literatur

Benedetti G (1983) Psychoanalyse in der psychologischen Behandlung der Schizophrenie. In: Hoffmann SO (Hrsg) Kritische Beiträge zur Behandlungskonzeption und Technik in der Psychoanalyse, Bd 7 341 Fischer, Frankfurt, S 195–209

Boyer LB (1971) Interaction among stimulus barrier, maternal protective barrier, inate drive tension, and maternal overstimulation. In: Feinstein SC, Giovacchini AA, Miller JG (eds) Adolescent psychiatry, vol I. Basic Books, New York London,pp 363–378

Cole JO (1960) Behavioral toxicity. In: Uhr L, Miller JG (eds)Drugs and behavior. Wiley, New York, pp 160–181

Cowden RC, Zax M, Hague JR, Frimey RC (1956) Chlorpromacin: Alone and as an adjunct to group psychotherapy in the treatment of psychiatric patients. Am J Psychiatry 112:898–902

Danckwardt JF (1978) Zur Interaktion von Psychotherapie und Psychopharmakotherapie. Psyche (Stuttg) 32:111–154

Danckwardt JF (im Druck) Die psychotherapeutische und medikamentöse Behandlung schizophrener Psychosen im Licht ihrer Wechselwirkung. In: Häfner H, Heimann H, Pflug B, Wolpert E (Hrsg) Aktuelle Psychiatrie. Fischer, Stuttgart

Devereux G (1967) Angst und Methode in den Verhaltenswissenschaften. Hanser, München

Freud S (1905) Der Witz und seine Beziehung zum Unbewußten. Gesammelte Werke, Bd VI. Fischer, Frankfurt

Freud S (1926) Hemmung, Symptom und Angst. Gesammelte Werke, Bd XIV. Fischer, Frankfurt

Freud S (1928) Der Humor. Gesammelte Werke Bd XIV. Fischer Frankfurt

Fromm-Reichmann F (1954) Psychotherapy of schizophrenia. Am J Psychiatry 3:410–420

Gitelson M (1962) The first phase in psychoanalysis. Int J Psychoanal 18:194–205, 234

Gorham DR, Pokorny E, Moseley EC, McReynolds P, Kogan S (1964) Effects of a phenothiazine administration and or group psychotherapy with schizophrenics.Nerv Syst 25:77–86

Greenson R, Wexler M (1971) Die übertragungsfreie Beziehung in der psychoanalytischen Situation. Psyche (Stuttg) 25:206–230

Heimann H (1969) Effects of psychotropic drugs on normal man. Confin Psychiatr 12:205–221

Heimann H (1971) Wirkungsvergleich von Psychopharmaka am menschlichen Verhalten. In: Breitenecker L (Hrsg) Beiträge zur gerichtlichen Medizin, Bd 28, Deuticke, Wien. S 155–166

Karasu TB (1980) The ethics of psychotherapy. Am J Psychiatry 137:1502–1512

Karsasu TB (1982) Psychotherapy and psychopharmacotherapy: Toward an integrative model. Am J Psychiatry 139:1102–1113

Klerman GL (1963) Assessing the influence of the hospital milieu upon the effectiveness of psychiatric drug therapy: Problems of conceptualization on research methodology. J Nerv Ment Dis 137:143–154

Klerman GL, DiMascio A, Greenblatt M, Rinkel M (1959) The influence of specific personality patterns on the reactions to phrenotropic agents. In: Masserman JH (ed) Biological psychiatry. Grune & Stratton, New York, p 224

Lader MH (1968) A psychophysiological model of phobic anxiety and desensitization. Beh Res Therapy 6:411–421

Levy ST (1977) Counter-transference aspects of pharmacotherapy in the treatment of schizophrenia. Int J Psychoanal Psychother 6:15–30

Linden M, Manns M (1977) Psychopharmakologie für Psychologen. Müller, Salzburg S 99–112

Loch W (1965/66a) Übertragung – Gegenübertragung. Anmerkungen zur Theorie und Praxis. Psyche (Stuttg) 19:1–23

Loch W (1965/66b) Zur Struktur und Therapie schizophrener Psychosen – aus psychoanalytischer Perspektive gesehen. Psyche (Stuttg) 19:172–187

Mahler MS (1968) Symbiose und Individuation, Bd I. Klett, Stuttgart

Mathews AM, Gelder MG (1969) Psychophysiological investigation of brief relaxation training. J Psychosomatic Res 13:1–12

May PRA (1971) Psychotherapy and ataraxic drugs. In: Bergin AE, Garfield SL (eds) Wiley, New York, pp 495–540 (Handbook of psychotherapy and behavior change)

Neff L (1971) Chemicals and their effects on the adolescent ego. In: Feinstein SC, Giovacchini P, Miller P (eds) Adolescent psychiatry, Vol 1. Basic books, New York London, pp 108–220

Nevins D (1977) Adverse response to neuroleptics in schizophrenia. Int J Psychoanal Psychother 6:227–241

Ostow M (1966) Psychopharmaka in der Psychotherapie. Huber/Klett, Bern Stuttgart

Ricoeur P (1974) Hermeneutik und Psychoanalyse. Kösel, München

Sargent HD, Horwitz L, Wallerstein RS, Appelbaum A (1968) Prediction in psychotherapy research. International University Press, New York

Sarwer-Foner GJ (1977) An approach to the global treatment of borderline patient: psychoanalytic, psychotherapeutic and psychopharmakological considerations. In: Hartocollis P (ed) Borderline personality disorders. International University Press, New York, pp 345–364

Sarwer-Foner GJ, Kerenyi AB (1961) Accumulated experience with transference and countertransference aspects of the psychotropic drugs 1953–1960. In: Rothlin E (ed) Neuropsychopharmakology. Elsevier, Amsterdam, pp 385–391

Schachter S (1964) The interaction of cognitive and physiological determinants of emotional state. In: Berkowitz L (ed) Advances in experimental social psychology, Vol I. Academic Press, New York, pp 49–80

Schachter S (1970) The assumptions of identity and peripheralist-centralist controversies in motivation and emotion. In: Arnold MB, Gasson JA (eds) Feeling and emotions. Aronson, New York, p 199

Schachter S, Singer JE (1962) Cognitive, social and physiological determinants of emotional state. Psychol Rev 69:379–399

Shapiro MB (1966) The single case in clinical psychological research. J Gen Psychol 74:3

Sider RC, Clements CD (1982) Family or individual therapy – The ethics of modality choice. Am J Psychiatry 139:1455–1459

Stone AA (1980) Presidential address: Conceptual ambiguity and morality in modern psychiatry. Am J Psychiatry 137:887–891

Spitz RA (1954) Die ersten Objektbeziehungen. Klett, Stuttgart

Yager J (1977) Psychiatric eclecticism: A cognitive view. Am J Psychiatry 134:736–741

Winnicott DW (1969) Objektverwendung und Identifizierung. In: Vom Spiel zur Kreativität. Klett, Stuttgart, S 101–110

Die Angst in der Psychose

C. Scharfetter

Eingrenzung des Themas

Angst (s. Lewis 1967, Benedetti 1959) ist wie die Depression so gegenwärtig in allen Psychosen, daß für den hier gegebenen Rahmen eine Einschränkung erforderlich ist. In den akuten exogenen Psychosen, besonders in Delir, Amentia, Halluzinose, in vielen Dämmerzuständen ist die Angst fast immer da. Beim organischen Psychosyndrom ist die Angst in Form einer allgemeinen Lebensverunsicherung und Situationsverlorenheit häufig, manchmal verbunden mit Wahnbildungen. In den psychotischen Depressionen thematisieren sich nach der Formulierung von Kurt Schneider (1967) die Urängste des Menschen: Es geht um das materielle Überleben, die Gesundheit des Körpers, das Heil der Seele. Und selbst in vielen manischen Affekterkrankungen wird man bei näherem Zusehen die Angst als den schwankend-unsicheren Untergrund wahrnehmen können.

„Krankheiten der ganzen Person"

Wir richten unsere Aufmerksamkeit heute auf die Angst bei den von Heinroth 1825 als „Krankheiten der ganzen Person" bezeichneten Psychosen. Bei einer Bedrohung des Bestandes der Person, mehr noch bei einer Desintegration des Selbsterlebens treten – unabhängig von „exogener" (z. B. toxischer) oder „endogener" Ätiologie – Ängste auf, die wegen ihres Ausmaßes und ihrer Austragungsformen psychometrisch höchstens partiell erfaßbar sind (Strian 1983, Strian u. Klicpera 1983). Diese Ängste sind wegen ihrer ungeheuren Dimension dem therapeutischen Bezugspartner bei all seinem sympathisch-empathischen Bemühen nur teilweise zugänglich und können ihn selbst in seiner Gegenübertragung in Angst, Hilflosigkeit, Ohmachtsgefühle drängen. Der Therapeut soll dem Patienten bei seiner autotherapeutischen Anstrengung in den Bereichen der Existenz beistehen, in denen der in der Angst in seinem Bewußtseinshorizont und damit in der Zugänglichkeit für Therapie eingeschränkte Patient noch erreichbar ist. Der Therapeut versucht, zunächst im Sozialraum der therapeutischen Dualität, dann in der unmittelbaren Umgebung Bedingungen zu schaffen, die dem geängstigten Patienten sein „angestrengtes Arbeiten an der Reorganisation des Bewußtseins", wie Ideler 1847 die Psychose auffaßte, erleichtern: Er muß beeinflußbare pathogene Belastungen und Reparationshemmnisse im Lebensumfeld des Patienten (z. B. in der Familie, am Arbeitsplatz) zu beseitigen versuchen oder muß den Patienten vorübergehend diesen Einflüssen durch eine Hospitalisation entziehen, er muß die psychophysischen

Leitsymptom Angst
Herausgegeben von P. Götze
© Springer-Verlag Berlin Heidelberg 1984

Reaktionen auf die Angst durch seinen therapeutischen Beistand auf der verbalen und averbalen Ebene, durch angstlindernde Psychopharmaka vermindern, muß damit die Bewußtseinseinengung und Determiniertheit durch die elementaren Reaktionsmuster der Angst (freezing, fleeing, fighting) vermindern und muß hilfreiche Anweisungen für die Unterstützung der autoreparativen Bemühungen des Patienten zu geben versuchen.

Angst begegnet häufig schon im Vorfeld der Psychose. Klaus Conrad (1958) hat sie an seinem militärischen Anschauungsgut beginnender Schizophrenien protokollarisch dargestellt und die gestaltpsychologische Weltveränderung als Tremaphase herausgearbeitet.

Ähnliche Ängste ohne nachfolgende volle psychotische Manifestation treffen wir häufig krisenartig im Leben sog. Borderline-Persönlichkeiten, mit den Begleitern von Depression und Aggression. Es ist eine Angst durchzudrehen, die Übersicht über die eigene Situation und die Kontrolle über sich selbst zu verlieren, mehr noch: sich selbst verloren zu gehen, sich selbst nicht mehr im eigenleiblichen Spüren wahrzunehmen, der eigenbestimmten Bewegung- und Handlungsfreiheit verlustig zu gehen. Das vage Wort Depersonalisation deckt eine Fülle von bedrängenden, beklemmenden Angsterlebnissen, die ihren Schwerpunkt teils mehr im kognitiv-perzeptiven Bereich haben und dann fast immer mit Derealisation verbunden sind, teils mehr im Gefühls-, Handlungs-, Leibbereich haben.

Therapie „der ganzen Person"

Der Beistand des in allen Angstbereichen fest ausharrenden und immerfort zur Begleitung bereiten Therapeuten wird nicht nur in Zuspruch, in dauerhaftem Verbalkontakt bestehen, wie in der Technik des Talking down in der desintegrativen Krise des Horrortrips, sondern er wird mit Vorteil auch leibliche Hilfsleistung einbeziehen: die Anweisung an den Patienten, unter der verbalen Begleitung des Therapeuten sein Atmen zu zentrieren, zu vertiefen und zu verlangsamen. Die in die Tiefe gehende taktile leibliche Selbsterfahrung von den Zehen, Füßen, über die Beine zu den Händen, zum Gesicht, zum übrigen Leib sind oft sehr hilfreich (was wir allerdings nur kasuistisch belegen können, nicht in einer empirischen therapeutischen Effizienzstudie).

In der heutigen Erörterung geht es nicht um die Wiederholung der Phänomenologie der Angst in der Psychose, die direkt zwar seltener ausdrücklich, aber indirekt über die Symptomatologie vielfach beschrieben ist. Hier sei nur wegen der besonderen Wichtigkeit noch einmal auf die mit der Angst verbundene Einengung des Bewußtseinsfeldes mit einer verminderten Offenheit für andere und damit einer verminderten Zugänglichkeit für die Therapie hingewiesen. Eben diese Einengung macht es dem Patienten so oft unmöglich, von rein verbalem therapeutischen Beistand genügend Hilfe zu gewinnen. Gewiß, die Grundlage jeder Therapie psychotischer Menschen: nicht alleinlassen, dabei sein, ausharren, Zusammenhänge herstellen, ist immer zu pflegen. Doch viele schwer von Ängsten geplagte Menschen sind so erstarrt oder verrannt in ihrer Angst, daß sie den Leib einbeziehende Therapieform und psychopharmakologische Angstdämpfung brauchen.

Tabelle 1. Übersicht über die Ich-Psychopathologie

Ich-Vitalität	Angst vor dem oder Erleben vom eigenen Absterben, Tod, Untergang, Nicht-mehr-sein, Weltuntergang, Untergang anderer Menschen
Ich-Aktivität	Fehlen der Eigenmächtigkeit im Handeln und Denken, Fremdsteuerung, -beeinflußung, Kontrolle im Handeln, Erleben, Fühlen, Denken, Lahmgelegtsein, Besessensein
Ich-Konsistenz	Aufhebung des Zusammenhangs des Leibes oder seiner Teile, der Gedanken-Gefühlsverbindungen, der Gedankenketten, der Willens- und Handlungsimpulse, der Seele, der Welt, des Universums, Veränderung der Beschaffenheit
Ich-Demarkation	Unsicherheit, Schwäche oder Aufhebung der Ich-Nicht-Ich-Abgrenzung, Fehlen eines (privaten) Eigenbereichs im Leiblichen, im Denken und im Fühlen, Störung der Innen-Außen- und Eigen-Fremd-Unterscheidung
Ich-Identität	Unsicherheit über die eigene Identität, Angst vor Verlust der eigenen Identität, Verlust der Identität, Physiognomische und Gestaltänderung, Geschlechtsänderung, Verwandlung in ein anderes Wesen, Änderung der Herkunftsidentität

Selbst-/Ich-Untergang: das Thema der Angst des Schizophrenen

Hauptgegenstand der heutigen Erörterung der Angst von Psychotikern soll eine Vergegenwärtigung des Selbsterlebens (des Ich-Bewußtseins) solcher Menschen sein (Tabelle 1). Da die Systematik der Ich-Psychopathologie hier schon vorgetragen wurde und auch sonst die empirischen Studien dazu publiziert sind (Scharfetter 1983), erlaube ich mir die Darstellung der zentralen Angstthemen in der seit Eugen Bleuler (1911) Schizophrenie genannten Ich-Krankheit anhand der Selbstdarstellung der verbal besonders begabten Patientin Monika. Sie gibt uns Einblick in „das unendliche unbeschreibliche Leid einer Geisteskranken". Diese zentralen Themen des Selbstuntergangs lösen nicht die Angst sekundär aus – sie sind die Angst.

- Die Bedrohung des Lebendigseins (Vitalität):
  Die Patientin sagt: „Ich fühle mich nicht mehr richtig lebendig."
  „Ich lebe nicht mehr."
  „Ich fühle mich wie tot, mein Leib ist wie tot. Das Stechen im Fuß zeigte mir, daß da noch etwas Leben ist."
  „Was ich erlebe, ist lebendiger Tod."
  „Das ist für mich der Zustand, in dem ich bin: Tot sein, aber tot sein ohne Frieden. Darum ist für mich Leben und Sterben gleich."
  „Ich bin weder tot noch lebendig."
  „Auch der Tod ist keine Grenze, das Leiden geht unendlich weiter. Es ist eine Art kosmisches Bewußtsein in mir."

- Der Verlust der Eigenmächtigkeit, der Selbstbestimmung (Aktivität):
  „Ich kann nur reagieren, nicht agieren. Ich spüre nichts eigenes."
  „Es spult mich einfach ab."

„Ich bin auf einer Reise, die ich nicht selbst bestimme."
„Ich erlebe alles, was ich mache, sehr verfremdet. Es ist keine Selbstverständlichkeit mehr zu leben. Ich traue mir nichts zu. Es ist ein ent-
menschlichter Zustand."

● Der Zerfall und die Veränderung der menschlichen Beschaffenheit (Kohä-
renz – Konsistenz):
„Ich bin total zerfallen."
„Ich hatte weder Bewußtsein vom Körper noch vom Geist."
„Die gesunden Teile, es sind schon noch welche in mir, aber sie sind unver-
bunden. Das Ganze fehlt."
„Das Ich zerrinnt und die Welt ist doch noch da."
„Das Ich und die Welt sind eins und beide zerfallen. Das Bewußtsein, das
registriert, bleibt. Wenn das nicht wäre, würde man geistig wegtreten."
„Ich habe auch die Zersetzung des Leibes erlebt."
„Mein Leib ist unfleischlich. Das ist der Krebs der Seele. Es ist ein totales
Durcheinander, verschiedene Ebenen gleichzeitig."
„Es ist in mir kein Zusammenhalt, es fehlt das Ich-Bewußtsein."
„Ich spüre meinen Körper so auseinandergerissen."
„Stücke werden aus meinem Körper herausgerissen. Innen ist es eine Metz-
gerei."
„Meine Psyche ist kaputt … Das ist die totale Schizophrenie. Da ist über-
haupt nichts verbunden zwischen der inneren und äußeren Fassade. Nor-
male Menschen haben ein Bewußtsein des Zusammenhanges ihres Körpers,
das habe ich nicht. Mein Körper könnte alle Ausdehnungen haben."
„ich bin in der Desintegration … Mein Körper ist im Auseinander-
gehen."
„Der Leib ist im Verschwinden."
„Wo das Ich sein sollte, ist eine weiche Masse, die verschwimmt. Der Körper ist am Zerteiltwerden."
Und in einem Brief schreibt die Patientin:
„Ihr seid ein homogenes Etwas, das man Ich oder Selbst nennen kann, des-
integriert sich eines oder mehrere dieser Ich-Bestandteile, so können Wahn-
vorstellungen und Halluzinationen auftreten … Das Ich ist in unendlich
viele Partikelchen zerfallen … Und doch erreicht es nie den Punkt, wo es
nicht mehr da ist."

● Grenzauflösung (Demarkation):
„Ich habe keine Abgrenzung zwischen mir und den anderen."
„Was sich zwischen mir und den anderen abspielt, spüre ich als Schwingung
und Knacksen im Leib."
„Auf einer elementaren Ebene ist das, was zwischen Menschen vorkommt,
für mich spürbar. Wenn ich mit Menschen zusammen bin, die mir nicht gut
tun, so habe ich mehr Knacksen und Leid – und ich kann mich nicht weh-
ren."
„Gegen die Mutter bin ich besonders schlecht abgegrenzt. Es ist wie eine
Reibung von Kräften aneinander."

- Der Verlust der Identität:

  „Ich ging alle Stufen der Stammesgeschichte des Menschen zurück und
  wurde selbst zum Tier."

  „Ich habe richtig gesehen, wie ich das Menschsein verliere."

  „Ich habe mich wie ein Tier erlebt und gefühlt, z. B. wie eine Fledermaus,
  die in die Hölle fliegt."

  „Ich habe keine Identität."

- Ich-Verlust:

  „Es ist überhaupt kein Ich da ... Ich habe kein Gefühl mehr für den Körper."

  „Ich bin kein Ich mehr ... Ich spüre das überhaupt nicht."

  „Ich habe mich selbst verloren."

  „Nun habe ich kein Ich mehr. Aber um in dieser Welt zu leben, braucht man
  ein Ich."

  „Ich habe bewußt durch Akte der Selbstzerstörung mein Ich zerstört."

  „Ich bin selber gar nichts."

  „Meine Innenwelt ist unpersönlich geworden."

  „Meine Gefühle sind nicht menschlich."

  „Mir fehlt das selbstverständliche Ich ... Und das ist das Kostbarste, was es
  gibt."

- Weltverlust (Alienation):

  „Ich habe wenig Realitätsbewußtsein ... Es ist nicht selbstverständlich."

  „Die Welt ist nicht selbstverständlich."

  „Ich habe keine Zeit mehr und keinen Ort, keinen Raum, keine Kausali-
  tät."

  „So wie das Leiden unendlich ist, so ist auch die Zeit unendlich. Ich kann
  sie nicht fühlen."

  „Auf der Erde habe ich nie ein Zuhause gehabt. Nie war ich auf der Erde
  zuhause."

  „Ich bin auch nicht zuhause in meinem Leib."

  „Ich weiß, daß die anderen die Welt anders empfinden als ich."

  „Es ist ein total verfremdetes Leben."

- Einsamkeit (Isolation):

  „Ich bin so isoliert."

  „Ich bin wie unter einer Glocke."

  „Ich bin so allein."

  „Die Abwesenheit von Gott ist so total."

  „Am schwersten ist die Kontaktlosigkeit zur Welt."

- Höllenfahrt:

  „Ich habe den Teufel gesehen in verschiedenen Gestalten, als Ziegenbock,
  als Totenkopf, als halbverwestes Wesen, das die Hand nach mir ausstreckt.
  Dann auch als Monstrum mit mehreren Köpfen auf verschiedenen Figuren."

  „Ich hatte auch den Geruch der Hölle im Mund. So schmeckt die Hölle."

  „Ich hatte auch physischen Kontakt mit der Hölle. Ich spürte es im Leib: als
  Knacksen im Kopf und als eine Strömung und ein Pumpen von Wellen in
  mir."

„Die Hölle hat kein Ende. Es gibt immer neue und unendlich neue Formen
von Leid."

„Es ist eine Hölle, existentielle Hölle."

„Der Geist, das Selbstzerstörerische in mir produziert laufend neue Höllen
... unendlich."

● Angst:

„Leben und Tod – da ist für mich keine Grenze. Lebensangst kenne ich
nicht, nachdem, was ich erlebt habe."

„Der Kontakt zu mir selbst, zum eigenen Leid, zu den Menschen ist völlig
abgebrochen. Ich habe Angst, daß ich in einen völligen Stumpfsinn gera-
te."

„Ich habe Angst, daß ich im Universum verschwinde und trotzdem noch da
bin. Es ist so eine Weltuntergangsstimmung in mir ... Es ist eine wahnsin-
nige Angst, die letzte Beziehung zur Welt zu verlieren."

„Ich schreie, weil in mir das unendliche Bewußtsein in seiner negativen
Umkehr an mir seine Unendlichkeit beweist."

„Ich habe Lebensangst ... Das Wachsein ist so schmerzhaft. Das ist das unendlich unbeschreibliche Leiden einer Geisteskranken."

Das ist nicht mehr die Angst eines konsistenten Ich vor etwas noch so be-
drohlichem Eingrenzbaren, es ist die Angst vor dem leidvollen Leben und
gleichzeitig Nichtleben: die Angst im Zwischenreich von Sein und Nichtsein.
Beides ist noch erfahrbar, aber schwindend, unsicher, wechselhaft. Es ist kein
kohärentes Ich, das Angst (im Sinne eines Objektes) hat, sondern es ist Angst,
Angst des zerfallenden Ich, das seinen letzten Zusammenhalt verliert und ge-
ängstigt den Weltbezug schwinden fühlt. Damit geht auch die Zeitigung des
Daseins verloren: das Elend ist unendlich, selbst der leibliche Tod keine Erlö-
sung.

Diese Worte von Monika orten mehr als akademische Termini den Erlebnis-
raum psychotischer Angst. Das Wachsein, das Erlebenmüssen dieser Not in
klarem Bewußtsein der Selbstbeobachtung, ist bis zur Unerträglichkeit
schmerzhaft. Dabei hat Monika noch die Gabe der Verbalisation, die in gewis-
sem Sinn schon ein Ansatz der Bewältigung ist.

Empirische Studien

Die systematische Befragung solcher Kranken – mittels eines Fragebogens,
dessen Reliabilität gut ist – ergab bei 260 Probanden mit der Diagnose Schizophrenie, daß Störungen der Vitalität bei 55%, der Aktivität bei 81%, der Konsistenz bei 61%, der Demarkation bei 55%, der Identität bei 57% vorkamen. Die
Symptomgruppierung mittels mannigfacher statistischer Methoden ergab Hinweise auf eine Probandengliederung in solche, die vorwiegend leibliche und
motorische Austragungsweisen zeigen, und in solche, die mit kognitiven Strategien auf die Bedrohung reagieren. Nur wenigen gelingt die Überkompensation
in der megalomanen Neuschöpfung von Identität und Welt. Die systematische
Ausarbeitung der Reaktionen auf die Ich-Bedrohung ist in diesem Rahmen
nicht möglich (s. Scharfetter 1983).

Bemerkungen zur Therapie

Dieser Einblick in die Angst bei einer solchen, hier für andere repräsentativen „Krankheit der ganzen Person" macht die Größe und Schwierigkeit der therapeutischen Aufgabe bewußt:

Es geht um die Überwindung der Isolation und Alienation in der therapeutischen Beziehung, die in der akuten Krise praktisch immer im Rahmen der therapeutischen Dualität gesucht wird. Eine einzelne therapeutische Bezugsperson versucht den Patienten bei seiner psychotischen Reise in Verläßlichkeit und Ausdauer zu begleiten, versucht mit ihm und für ihn die chaotische Welt zu ordnen, den Bezug zur realen Außenwelt wieder herzustellen und offenzuhalten und die Übersicht über diese menschengemeinsame Welt zu gewinnen. Es ist, wie Benedetti (Scharfetter u. Benedetti 1978) lehrte, eine Arbeit der Synthese mehr als der Analyse. Es gilt, dem in der Ich-Desintegration geängstigten Menschen zur Gewißheit eines lebendigen, eigenaktiven, zusammenhängendem, abgrenzbaren und einheitlichen Lebensverbandes zu verhelfen. Die Rekonstruktion der biographischen Zusammenhänge ist erst möglich, wenn die schwere Angst überwunden ist. Zu frühe Aufdeckung konflikthafter Lebenssituationen kann die Ängste des Kranken noch vergrößern. Der Therapeut muß in seiner Gegenübertragung die Ängste des Patienten mit durchstehen und aushalten, soweit er es vermag. Er muß die eigenen Anfechtungen durch Ohnmachtsgefühle angesichts der Unverstehbarkeit und schweren Zugänglichkeit und Beeinflußbarkeit des in eine fremde Erlebniswelt entrückten Kranken aushalten, ohne mitagierend in die mannigfachen Abwehrweisen der Angst zu verfallen. Der Therapeut muß sich den Ängsten des Patienten in seiner Selbstverlorenheit, in seinem Untergang, aber auch in seiner überflutenden Aggressivität und Selbstdestruktivität stellen, er muß sich selbst zur Antithese gegen die lebenszerstörenden Kräfte in und um den Kranken zur Verfügung halten. Und dies so lange, bis der Kranke sich wieder in sich selbst findet, erschöpft zwar und geschwächt, doch wieder einwohnend in seinem lebendigen Leib, eingeordnet in die intersubjektiv verbindenden Zusammenhänge des Bewußtseinsraumes, den wir Realität nennen, diesen schmalen Raum des menschengemeinsam Verbindlichen. Dazu braucht der Mensch den Bezug zum eigenen Leib als wesentlichem Element der Intersubjektivität. Die Reorganisation der Leiblichkeit ist ein wichtiges Primärziel der Angsttherapie: daß der Patient in der Begleitung durch den Therapeuten seiner Angst den Mut entgegensetzen kann, sich selbst als atmend, standhaltend, aufrechtstehend, als sich selbst in seinen Bewegungen bestimmendes Wesen wiederzugewinnen. Dazu dient die rekonstruktionsfördernde leibeinbeziehende Therapie (Scharfetter 1982). Sie geschieht in einem therapeutischen Klima klarer, ruhiger Ordnungsstrukturen. Die Kreation solcher Atmosphäre für den aus der menschengemeinsamen Welt, ja aus der Sicherheit seiner psychophysischen Existenz gerissenen Menschen in einer Institution oder gar in der Kleinsozietät seiner Familie ist schwierig und gelingt keineswegs immer. Es braucht dazu die Anwesenheit einer mit den Stunden und Tagen vertraut werdenden Bezugsperson, die beim Patienten ausharrt, ihn wenn nötig tränkt und nährt, pflegt, ihn zum Mitgehen, Mitbewegen, Mitatmen anhält und ihm Anweisungen gibt, sich selbst wieder spürend als einheitlich und abgegrenzt zu erfahren.

In der Situation der schweren Angst ist der Bewußtseinsraum des Menschen oft derart eingeengt, sind die körperlichen Begleiterscheinungen der ängstlichen Erregung oft so beherrschend, daß wir froh sind über die Möglichkeit psychopharmakologischer Angstminderung und Beruhigung mit Neuroleptika, manchmal in Kombination mit Tranquilizern. Bei vielen Kranken, bei denen die Voraussetzung für eine intensive psychoanalytisch orientierte Psychotherapie der Psychosen durch die Art der Krankheit, durch die Persönlichkeit des Kranken und seine sozialen Umstände und/oder vom Therapeuten her nicht gegeben sind, bleibt die medikamentöse Angstbehandlung die hauptsächliche. Als Ziel haben wir aber eine weitreichende synthetische Aufbauarbeit im Sinne, die den Kranken in der „tätigen Gemeinschaft" im Sinne von Manfred Bleuler (1983) in dem ihm zuträglichen Maße zur Wiederaufnahme der Aktivität in seiner Sozietät anregt (s. dazu Institutionalismusforschung und die Studien zur Expressed Emotion). In der Einzelpsychotherapie kann manchmal die Vulnerabilität und Idiosynkrasie gegenüber bestimmten desintegrations- und damit angstauslösenden Konstellationen deutlicher erkannt werden und können weniger pathologische Strategien der Vermeidung, der Bewältigung, der Überwindung der Angst erarbeitet werden.

Vergegenwärtigen wir zum Schluß, daß das Therapieren, das den Kern der anderen Person wesentlich trifft, wahrscheinlich in viel geringerem Maße, als wir in unserer westlichen Erziehung meinen, ein kognitiv-rationales Tun ist, als vielmehr Resultat einer Haltung, eines Sich-zur-Verfügungstellens, das im Kranken Heilkräfte weckt. Das lernen wir aus dem Studium des Schamanen, der ursprünglichen Therapiegestalt der Menschheit, wir lernen es heute von paramedizinischen Heilern, von den Erfahrungen im therapeutischen Umgang mit den Patienten, wir lernen es schließlich von den Kranken selbst, die uns sagen: „Was ich brauche, ist Wärme, Herzenswärme."

Literatur

Benedetti G (1959) Die Angst in psychiatrischer Sicht. In: Benedetti G, Benz E, Hediger H et al. (Hrsg) Die Angst. Rascher, Zürich Stuttgart

Bleuler E (1911) Dementia praecox oder Gruppe der Schizophrenien. Deuticke, Leipzig Wien

Bleuler E (1983) Lehrbuch der Psychiatrie, 15. Aufl. Neubearbeitet von M. Bleuler. Springer, Berlin Heidelberg New York Tokyo

Conrad K (1958) Die beginnende Schizophrenie, 1. Aufl. Thieme, Stuttgart

Heinroth ICA (1825) Anweisung für angehende Irrenärzte zu richtiger Behandlung ihrer Kranken. Vogel, Leipzig

Ideler KW (1847) Der religiöse Wahnsinn. Schwetschke, Halle

Lewis A (1967) Problems presented by the ambiguous word „anxiety" as used in psychopathology. Isr Ann Psychiatr 5:105–121

Scharfetter C (1982) Leiborientierte Therapie schizophrener Ich-Störungen. In: Helmchen H, Linden M, Rueger U (Hrsg) Psychotherapie in der Psychiatrie. Springer, Berlin Heidelberg New York

Scharfetter C (1983) Schizophrene Menschen. Urban & Schwarzenberg, München

Scharfetter C, Benedetti G (1978) Leiborientierte Therapie schizophrener Ich-Störungen. Schweiz Arch Neurol Neurochir Psychiatr 123:239–255

Schneider K (1967) Klinische Psychopathologie, 8. Aufl. Thieme, Stuttgart

Strian F (1983) Angst und Schizophrenie. In: Strian F (Hrsg) Angst. S 241–251 Springer, Berlin Heidelberg New York Tokyo

Strian F, Klicpera C (1983) Anxiety in schizophrenic psychoses. Arch Psychiatr Nervenkr 233:347–357

Angst, Tod und Todesangst des Suizidalen

K. Böhme

Ein hanseatisches Zitat soll diese historisch und phänomenologisch orientierten Überlegungen von Tod und Angst beim Suizidalen einleiten. Im Märchen von den Bremer Stadtmusikanten sagt der Esel zum Hahn:

„zieh' lieber mit uns fort, wir gehen nach Bremen, etwas Besseres als den Tod findest du überall".

Die Tiere, von denen im Märchen die Rede ist, sind alt und gebrechlich. Sie taugen in den Augen der anderen zu nichts mehr. Man trachtet danach, sich ihrer zu entledigen. Sie fliehen in ein ungewisses Leben. Von Hoffnung ist nicht die Rede. Sie fliehen aus Angst vor dem Tod.

Wer könnte sie nicht verstehen? Wer würde sich nicht an ihrer Stelle ebenso verhalten? In unseren Sprechstunden, in unseren Krankenhäusern treffen wir freilich tagtäglich mit Menschen zusammen, die diesen Satz für sich, für die Lebenssituation, in der sie sich befinden, nicht gelten lassen, wir treffen auf Menschen, für die es „etwas Besseres als den Tod" eben nicht „überall" gibt oder zu geben scheint. Es sind Menschen, die versucht haben, ihrem Leben ein Ende zu setzen oder die vom Gedanken umgetrieben werden, so nicht weiterleben zu können, die nichts mehr besitzen oder zu besitzen glauben, was sie im Leben hält.

Auch in diesem Jahr sterben in der Bundesrepublik wieder rund 14 000 Menschen einen Tod von eigener Hand. Mehr als 10mal größer ist die Zahl derjenigen, die Hand an sich legen und die sich damit bewußt und gewollt in Todesgefahr begeben.

Wenn sie schon nicht ein Stück Hoffnung im Leben hält, ist dann nicht da wenigstens noch Angst, Angst vor dem Tod, Todesangst, die letztlich doch vor der fatalen Handlung bewahrt? Muß nicht in diesem Zustand der „Unschlüssigkeit der Seele", wie Heinroth das umschrieben hat, was wir heute Ambivalenz nennen, eine kreatürliche, eine unmittelbare und als unabweisbar erlebte Angst vor diesem finalen Schritt bewahren? Allein die Möglichkeit, so zu fragen, führt dazu, die These von der Todesangst des Suizidalen zugleich mit einem Fragezeichen zu versehen, denn die klinische Erfahrung kann die Annahme einer final vorhandenen Todesangst aus der unmittelbaren Betrachtung der präsuizidalen Ereignisse und der Mitteilung präsuizidaler Empfindungen nicht generell stützen. Eher drängt sich dem Beobachter die Antithese auf, daß gerade die Abwesenheit von Angst den suizidalen Akt wesentlich mitkonstituiere.

Damit ist der Spannungsbogen für einen Diskurs über Angst, Tod und Suizidalität umrissen. Die Vorläufigkeit des Titels läßt die Antwort offen.

Leitsymptom Angst
Herausgegeben von P. Götze
© Springer-Verlag Berlin Heidelberg 1984

Zunächst soll Konsens über die Verwendung des Begriffes Todesangst hergestellt werden; dann ist die Beziehung zwischen Angst und Tod zu überdenken; erst danach wird es möglich, eine Beziehung zwischen Angst und dem Sonderfall des selbst herbeigeführten Todes zu knüpfen.

Umgangssprachlich werden Angst und Furcht oft gleichbedeutend verwandt. Für Kant und Nietzsche war Furcht der umfassendere Begriff. In Dichtung und Wissenschaft der Gegenwart hat Angst weit überwiegend Furcht als Oberbegriff abgelöst, und es kann auf eine Definition W. u. W. v. Baeyer's zurückgegriffen werden.

„Wir verstehen unter ‚Angst' die Gesamtheit der menschlichen Bedrohtheitserlebnisse, soweit sie mit emotionalen und leiblichen Verstimmungen verbunden sind."

Furcht enthält dagegen das eingrenzende und unterordnende Merkmal der Gegenstandsbezogenheit. Der Begriff Todesangst läßt sich nun freilich in diesen Rahmen gerade nicht einordnen, denn es wäre folgerichtiger, von Todesfurcht als einem speziell auf den Tod gerichteten Bedrohtheitserlebnis zu sprechen.

Die Bevorzugung des Begriffs Todesangst könnte so zum einen als ein semantisches Relikt verstanden werden, andererseits drängt sich aber auch der Gedanke auf, daß der Tod eben doch eine andere, viel umfassendere existentielle Qualität besitzt als alle übrigen furchterregenden Ereignisse im Leben und daß ihm – dem Tod – deshalb angemessen ist, eine semantische Verbindung mit der Angst einzugehen.

Das Verhältnis von Angst zu Tod hat zuletzt (1980) Philippe Aries in seiner „Geschichte des Todes" nachgezeichnet. Ariès, der über 15 Jahre an dieser Monographie arbeitete, gab dem vorab veröffentlichten Vorwort den Titel „Geschichte eines Buches, das kein Ende findet". Damit soll angedeutet werden, daß die historische Auseinandersetzung des Menschen mit Angst und Tod, mit seiner Todesangst, einem ständigen Wandel unterworfen war, der die heutige Haltung nur als eine Momentaufnahme mit konkreten aber begrenzten Bezügen zur Vergangenheit und unscharfen Ahnungen einer künftigen Entwicklung erscheinen läßt.

Den frühen Christen war der Tod ein bloßes Durchgangsstadium in ein zuversichtlich erwartetes und mit Glaubensgewißheit angenommenes ewiges Leben. Die Todeserwartung war Teil der Existenz, die Vorbereitung auf den Tod wesentlicher Inhalt des Lebens. Allein der Gedanke an den plötzlichen Tod (mors repentina), der den Menschen unvorbereitet traf, vermochte Erschrecken und Angst hervorzurufen. Er galt in Fortsetzung einer Tradition der Antike als schimpflich und beschämend. Gesuchtes Martyrium und Suizidalität mit dem selbstvorbereiteten – nicht plötzlichen – Tod konnten dagegen widerspruchslos und angstfrei ineinanderfließen.

Mit der klerikalen Instrumentarisierung von Glaubensinhalten zur Organisation kirchlicher und weltlicher Macht wurde die Grenze zwischen dem Diesseits und Jenseits schärfer gezogen. Die Kirche und ihre – auch als diesseitiges Herrschaftsinstrument zu verstehenden – Hilfs- und Heilsmittel stellten sich einer naiven und angstfreien Jenseitserwartung in den Weg. Dies mußte zwangsläufig auch zu einer Tabuisierung des Suizides führen (Konzile von Orleans

533 und Toledo 693), einer Tabuisierung, die bis in die Gegenwart hinein fortbesteht und die eine Quelle der Angst ist. Alvarez (1974) schreibt:

> „Die Tür war ins Schloß gefallen. Der ehrbare Ausweg der Römer, der Schlüssel zum Paradies der frühen Christen, hatte sich in die tödlichste aller Todsünden verwandelt. Während der Evangelist Matthäus den Selbtmord des Judas Ischariot kommentarlos berichtete ..., behaupteten spätere Theologen, sein freiwilliger Tod verdamme ihn noch tiefer als sein Verrat Christi. Im 11. Jahrhundert bezeichnete der Heilige Bruno die Selbstmörder als ‚Märtyrer für Satan‘."

Im ausgehenden Mittelalter hatte der plötzliche Tod seinen Schrecken verloren. Heute gilt er uns entweder als ein besonders harter Schicksalsschlag und als Anlaß für Mitleid und Bedauern oder aber als eine Todesart, die man sich selbst wünschen möchte, keineswegs indes als Grund zur Angst. Anders der Suizid, er wird weiter verschwiegen und verleugnet, als „Ordnungswidrigkeit" polizeilich registriert, in eine administrative Scheinfürsorge abgedrängt. In Todesanzeigen klingt gelegentlich die uralte Analogie zur Mors repentina an, wenn es heißt: „Plötzlich und unerwartet ...".

Schon früh, in den westgotischen Schriften (Ariès 1980), kündigte sich allerdings eine Entwicklung im allgemeinen Todesverständnis an, die sich im Hochmittelalter und in der beginnenden Neuzeit in den Vordergrund schieben sollte.

Das Urvertrauen in die Sicherheit des ewigen Lebens, ein Vertrauen, in dem die Gewißheit eines Fortlebens nach dem Tod nicht zur Disposition stehen mußte, wich dem Druck der Lehre von der Macht des Bösen. Hölle und Teufel wurden zu bedrohlichen Alternativen im Jenseits. Die Ruhe der Toten bis zum Jüngsten Tage und bis zur Auferstehung war dahin und wich der angstbesetzten Zwischenwelt des Fegefeuers, der Vorstellung ruhelos mit der Furcht vor einem ungewissen Ende irrender Seelen. Der Jüngste Tag wurde nicht nur zu einem Tag des Gerichtes, sondern zu einem Tag des zornigen Gottes (dies irae, dies illa!). Am schlimmsten trafen Angst und angstabwehrende Aggressionen die Suizidalen. Sie wurden an Kreuzwegen verscharrt, gepfählt, als Tote am Galgen aufgehängt. Alvarez (1974) schreibt:

> „In Metz wurde jeder Selbstmörder in ein Faß gesteckt und bis weit vom Ort, wo er vielleicht hätte umgehen wollen, die Mosel hinabgetrieben. In Danzig durfte die Leiche das Haus nicht durch die Tür verlassen; sie wurde mit einem Flaschenzug aus dem Fenster herabgelassen; der Fensterrahmen wurde hinterher verbrannt."

Gewiß war hier der Glaube längst zum abergläubischen Zerrbild geworden. Was aber half es dem Jedermann, wenn wir die Quelle seiner Angst heute mit aufgeklärter Distanz betrachten?

Während Irrationalität und Aberglaube ihr böses Spiel mit dem Suizidalen trieben, begann das allgemeine Todesbild sich aus seiner mittelalterlichen, angstbesetzten Erstarrung zu befreien. Calvin (gestorben 1564) schrieb:

> „Wir erleben ihn (den Tod, d. Verf.) in Schrecken, weil wir ihn nicht erfassen, wie er an sich ist, sondern als verzehrend, hager und elend, so wie er den Malern erschienen ist, die ihn an den Mauern abgebildet haben (im Totentanz, d. Verf.). Wir fliehen ihn aber nur deshalb, weil wir, befangen in solchen nichtigen Einbildungen, uns nicht die Muße einräumen, ihn anzuschauen. Halten wir inne, bleiben wir fest, fassen wir ihn entschlossen ins Auge, und wir werden ihn ganz anders finden, als man ihn uns ausmalt, und in ganz anderem Licht als dem unseres elenden Lebens."

Dieses Zitat soll zum Mittelstück folgender Implikationen hinführen:
- Wenn die Angst vor dem Tod im Mittelalter aus einer ungewiß gewordenen Jenseitserwartung resultierte,
- dann konnte der Protestantismus die Jenseitserwartung wieder positivieren ("allein durch den Glauben") und damit dem Tod seinen Stachel und seine Angst nehmen,
- also schwand schließlich auch die Angstbereitschaft bei denen, die sich im Rationalismus des heraufkommenden naturwissenschaftlichen Selbstverständnisses aus einem transzendierenden Denken und einem transzendenten Lebensbezug entfernten.

Immer wieder wird in der Suizidliteratur darüber berichtet, daß in überwiegend protestantischen Ländern die Suizidrate höher liege als in katholischen Ländern (wenngleich sich diese Unterschiede in jüngster Zeit zu verwischen scheinen). Liegt in der Übernahme der Calvinschen Todessicht nicht eine Erklärung für ein agnostisches Suizidverständnis unserer Tage? Das im Protestantismus aufgegriffene alte "media vita mortui sumus" erhielt zwar einerseits eine neue transzendente Aktualität, öffnete aber zugleich einem säkularisierten Denken den Weg zu einem angstfreien, diesseitigen Umgang mit dem Tod. Das Leben ist so voller Angst und Schrecken, daß der Tod als ein Erlöser eigener Art begriffen werden konnte; wozu ihn also fürchten?

Wenn es beim ersten Hinsehen auch als ein gewagter Sprung erscheinen mag, so läßt sich doch die These vertreten, daß die moderne soziologische Suizidforschung, mit Emile Durkheim (1897) Ende des 19. Jahrhunderts beginnend, an dieses agnostische Todesverständnis anknüpft. Zwar nennt Durkheim unter seinen 3 Formen des Suizids als ersten den "egoistischen Suizid" (am ehesten dem verbotenen Suizid des Mittelalters vergleichbar) und als zweites den "altruistischen Suizid" (den Tod aus verlorener Ehre der Antike), fügt aber dann als die weit häufigere und gleichsam moderne Form den "anomischen Suizid" hinzu, den Suizid aus Bindungs- und Beziehungsverlust, der sich in einer Welt ereignet, in der es keinen Anderen und schon gar keinen Nächsten mehr gibt.

Der Anomiebegriff gewinnt für die phänomenologische Beschreibung der gegenwärtigen Beziehung von Angst und Tod beim Suizidalen ein besonderes Gewicht. Es liegt die Vermutung nahe, daß in einem Leben, das richtungs- und beziehungslos geworden ist, auch die Angst nicht mehr als gerichtetes Phänomen auftritt.

Wenn die klinische Erfahrung lehrt, daß die unmittelbare Betrachtung der präsuizidalen Ereignisse und Empfindungen eher selten auf das Vorhandensein einer bewußt erlebten Todesangst schließen läßt, dann bedeutet dies auf gar keinen Fall, daß Angst in der Zeit der Vorbereitung oder in der Todesstunde keine Rolle gespielt hätte. Ganz im Gegenteil sind Denken und Verhalten des Suizidalen auf vielfältige, wenngleich nicht immer ohne weiteres erkennbare Weise mit dem Gefühl der Angst verschränkt.

Wir kennen alle die ebenso abwertenden wie abwehrenden Beschreibungen suizidaler Verhaltensweisen als manipulativ, theatralisch oder erpresserisch. Unabhängig davon, daß diese nichtschmückenden Beiworte von einer vorurteilsbereiten Allgemeinheit gern übernommen werden, stammen Zuordnungen dieser Art immer von denjenigen, die sich in eine unmittelbare Beziehung zum Suizidalen gebracht sehen: Sei es in der Rolle des Partners in einem Konflikt, sei es als hilfloser Helfer. Beiden gemeinsam ist, daß die Suizidalität des Gegenüber bei *ihnen* Angst ausgelöst hatte, Angst, schuldig zu werden, Angst, als Helfer zu versagen.

Fragen wir den Suizidalen selbst, so spricht er meist von Angstgefühlen amorpher Art, von einer fluktuierenden Mischung diffuser Ängste, scheinbar widersprüchlich das Leben, die Zukunft, die leibliche Unversehrtheit und den Tod betreffend.

Betrachtet man den Suizidalen indes als einen Teil der ihn umgebenden sozialen Gruppe, so wird deutlich, daß sich seine Angst den Menschen um ihn auf unterschiedliche Art und in unterschiedlicher Stärke mitteilt. Es besteht zwischen dem Suizidalen und jedem einzelnen seiner Bezugspersonen eine Ergänzungsreihe der Angst, die zwischen der hohen Angstbesetzung des Suizidalen und einer kaum wahrgenommenen Angst der Bezugsperson auf dem einen Pol bis zum Gefühl der Angstfreiheit beim Suizidalen und höchster Angst bei der Bezugsperson am anderen Pol variieren kann. Zitate aus der Sicht der Suizidalen:

> „... ich hab' schon gemerkt, daß die unheimlich Angst um mich hatten. Ich war eigentlich ganz cool."
> „... die (anderen) haben gar nicht richtig mitgekriegt, daß ich vor Angst nicht mehr ein noch aus wußte! ..."

Es erweist sich hier die Angst als die Angst eines ganzen Beziehungssystems, wobei die Angst vor dem Tod häufiger nicht vom Suizidalen selbst, sondern von den anderen Gliedern dieses Bezugssystems empfunden und ausgedrückt wird.

Allerdings muß man bei der Beschreibung der Angst als einer wesentlichen Komponente präsuizidaler Emotionalität eine – diagnostisch wichtige – Einschränkung machen: Ist der Entschluß, dem eigenen Leben ein Ende zu setzen, erst einmal gefallen, so taugt das Modell einer Ergänzungsreihe der Angst zwischen dem Suizidalen und den jeweiligen Bezugspersonen nicht mehr. Der Suizidale erlebt sich nun als angstfrei, die Identität mit dem Selbstbild erscheint als wiederhergestellt (egoistische Tendenz), die Schuld gesühnt, die Norm erfüllt (altruistische Tendenz), Sinnentleerung und Beziehungslosigkeit im Nichts aufgegangen (anomische Tendenz). Die Bezugspersonen neigen in dieser Situation häufig dazu, die Ruhe der Entschlußphase (W. Pöldinger 1968) mit dem Gefühl der Erleichterung wahrzunehmen und als Abnahme der Suizidalität fehlzuinterpretieren.

Das Schicksal des Phänomens Angst im Verlaufe einer präsuizidalen Entwicklung soll nun an einem ersten Fallbeispiel verfolgt werden:

Eine 29jährige ledige Frau, ohne Schulabschluß, ohne Beruf, im Haus der Eltern lebend, wird nach einem Selbstmordversuch mit 150 Tabletten Valium 10 mg, 50 Tabletten Praxiten 15 mg und – hier sind ihre Angaben schwankend – einer größeren Anzahl von Mogadan und Remestan-Tabletten zunächst zur Entgiftung auf eine internistische Intensivstation und danach wegen fortbestehender Suizidgefahr in die Psychiatrie eingewiesen. Im Aufnahmegespräch wechseln angespannte Ablehnung und der Wunsch, sich mitzuteilen. Immer wieder drückt sie ihre Enttäuschung darüber aus, auch diesen Suizidversuch, es war der fünfte!, überlebt zu haben.

In der Tat hatte sie den Suizid von langer Hand vorbereitet. Einem 9 Seiten langen Abschiedsbrief, der seit einer Woche fertig lag, hatte sie am Tage des Ereignisses ein zweiseitiges
„Nachwort" hinzugefügt, sie hatte Tabletten gesammelt und die lange Abwesenheit von Eltern und Bruder abgewartet, um vor der Entdeckung sicher sein zu können. Die Tabletten
hatte sie langsam über einen längeren Zeitraum (1–2 h) mit Sekt eingenommen. Ein Antieme-
tikum sollte das Erbrechen verhindern. Sie wollte ihrer Todesstunde eine gewisse Feierlichkeit
verleihen, hatte ein besonders schönes Nachthemd angezogen, ihre Lieblingsplatte aufgelegt,
das Zimmer aufgeräumt und alle Dinge geordnet. Der Brief an den Bruder mit geradezu pe-
dantischen Anweisungen zur Abwicklung ihrer Angelegenheiten und zur Gestaltung der
Trauerfeier bis hin zu einer detaillierten Beschreibung, wie ihre 3 Vögel zu pflegen seien, las
sich freilich mehr wie eine Anleitung zum Weiterleben, denn wie ein Abschiedsbrief. Weder
das Szenarium des Sterbezimmers noch der Brief oder ihr erster Bericht drückten unmittelbar
Angst – Todesangst – aus. Aber dann, im Gespräch, war sie plötzlich da, die Angst. Die folgenden wörtlichen Äußerungen sind in der Reihenfolge niedergeschrieben, wie sie in zwei
langen Explorationsgesprächen gefallen sind:

„... Angst vor meinem eigenen Körper, daß ich eine (Zahn-) Prothese brauche, hatte einen
Traum, daß mir sämtliche Haare und Zähne ausfallen würden."

„... Angst, was aus meinem Körper wird, obwohl Eitelkeit nicht dahinter steht, daß man sich
zehnmal im Spiegel betrachten könnte."

„... Angst, daß man mehr von mir fordert, als ich leisten kann, selbst wollte ich viel leisten."

„... Sehr viel widersprüchliche Angst, einerseits der Wunsch, einen Mann zu bekommen, und
dann wieder die Angst, ihn zu bekommen ... ich hatte immer Sehnsüchte und gleichzeitig
Angst, daß sich diese Sehnsüchte erfüllen."

„... Angst vor dem Altwerden am Beispiel meines Opas, tagtäglich habe ich gesehen, was es
bedeutet, alt zu werden."

„... Ich hatte Angst vor dem Sterben, nicht vor dem Tod, denn dann ist alles vorbei ... Panik,
daß es qualvoll lange dauert, daß ein Aufbäumen darin vorkommen würde, daß ich mich
doch noch dagegen wehren würde, daß ich erbreche ... ich wollte ja nach Möglichkeit körperlich ganz bleiben, sollte alles schmerzlos abgehen."

„... Tod war für mich nichts, gar nichts, was ich weiter definieren kann. Es machte mir nur
das Gerede vom Weiterleben (nach dem Tod) furchtbar Angst, weil ich mir vorstellte, damit
auch nicht zurechtzukommen." Der letzte Satz wird verständlich, wenn man weiß, daß der ge-
haßte und verachtete Vater Zeuge Jehovas ist.

„... Es war immer die Angst vor dem Leben, was aus mir werden sollte."

„... Für mich war der Tod Trost und Ruhepol ... *der Tod schützt mich vor meinem Leben* ...
eine rettende Hand um mich 'rum, es war die Möglichkeit, Selbständigkeit auszudrücken,
meine einzige Selbständigkeit, ein Stück Freiheit."

„... Angst vor dem Tod, die ist nicht vorhanden, weil ich so ängstlich bin, ist der Tod ein
Trost."

In einem späteren Gespräch formulierte die Patientin ein Therapieziel folgendermaßen:

„Angst am richtigen Fleck ... wo ich sie haben müßte, habe ich sie bisher
nicht."

In der Umgebung der Patientin war die Angst in den Wochen vor dem Suizidversuch offensichtlich so stark geworden, daß Freunde sich nicht mehr anders zu helfen wußten, als sie mit der Bitte zu bedrängen, sich in die Psychiatrie einweisen zu lassen. Man erwog offenbar sogar Zwangsmaßnahmen. Die
Patientin reagierte auf diese aus Sorge geborene Angst ihrerseits mit der angst-
verstärkenden Drohung „Wenn ihr mich in die Psychiatrie einweist, bringe ich
mich um." Damit war die Immobilität einer Pattsituation vollständig:

- Angst als wesentlicher Faktor einer präsuizidalen dynamischen Einengung im Sinne von E. Ringel (1953) und
- Angst als wesentliche Ursache für die Blockade zwischenmenschlicher Hilfsmöglichkeiten.

Ganz anders stellen sich Art und Erleben der Angst in einem zweiten Fall dar:

Ein 48jähriger leitender Angestellter wird als Notfall in eine chirurgische Abteilung eingeliefert. Er hatte sich an der Beugeseite beider Handgelenke mit einer Rasierklinge tiefe Schnittwunden mit weitgehender Durchtrennung von Sehnen, Nerven und Gefäßen zugefügt. Der Blutverlust war sehr stark. Der Patient, leistungsbezogen, selbstunsicher, mit deutlich depressiven Persönlichkeitsanteilen, war in den Monaten vor dem Suizidversuch in eine vital-depressive Verstimmung im Sinne einer endomorphen Phase abgesunken. Weder er selbst noch seine Umgebung hatten diese qualitative Befindensveränderung wahrgenommen. Berufliche Leistungseinbußen wurden als zurechenbares Versagen gewertet und führten zu einer Kündigungsdrohung und der Aufforderung, sich um eine neue Beschäftigung zu kümmern. Er berichtete, bereits am Tage nach der Kündigungsdrohung habe sein Vorgesetzter ihn gefragt, ob er sich schon „was überlegt" hätte.

„... Ich fühlte mich unter Terror!"

In den nächsten Tagen verdichteten sich Angst und Unruhe bis ins Wahnhafte:

„... Dachte, man wolle mir eine Falle stellen, ich glaubte, man wollte mich dazu bringen, vertrauliche Mitteilungen auszuquatschen, Mitteilungen, die man mir nur deswegen zugespielt hatte."

„... Voller Angst und Panik ... mir lief der Schweiß, solche Angst hatte ich ... und ich habe gedacht, es ist ein großes Komplott auf mich angesetzt ... dann hatte ich ein schlechtes Gewissen, ich hatte ein paar Bücher aus dem Betrieb privat bei mir, hatte ungehörigerweise im Laufe der Jahre seltene, interessante Schriftstücke mit nach Hause genommen."

„... Der Entschluß, mir was anzutun, kam schon am Sonnabend (Suizidversuch am Montag), ich war wie in einem Käfig, mit dem Rücken zur Wand, aussichtslos, rettungslos verloren ... den Kontakt zu meiner Frau hatte sich schon in dem Tief davor verloren ... die Sicherheit war weg, wie wenn eine dünne Haut über einer Wunde platzt ... in der Nacht von Sonntag auf Montag wollte ich die Polizei anrufen und mich selbst bezichtigen, ich hab' mir strafrechtliche Tatbestände zusammengebastelt. Den Sonntag habe ich mit einer großangelegten Beichte meiner Frau gegenüber verbracht."

„Ich habe den Selbstmord meiner Frau gegenüber als Alternative zur kampflosen Aufgabe erwähnt. Meine Frau hielt das Aufgeben für Unsinn. Am Sonntag habe ich meine Frau nach Tabletten im Hause gefragt. Die hat es nicht ernst genommen und gesagt, die wirken nicht, die kannst du zentnerweise nehmen, also mußte ich was anderes tun."

„... Am Montag wollte ich nur, daß meine Frau und mein Sohn aus dem Haus sind. Der Entschluß (Zeit des Suizids) kam in der Nacht. Als ich am Frühstückstisch saß, war ich entschlossen ... Der Entschluß mit der Rasierklinge kam am Sonntagabend vor dem Fernsehen, da hat' ich ein ruhiges Bierchen getrunken und gedacht, es ist dein letztes."

Auf die Frage nach Angst antwortete er: „Ja natürlich! Die Angst vor dem großen beruflichen Zusammenbruch, die Angst vor der Blamage, für mich und meine Familie, die Angst vor dem materiellen Zusammenbruch, Existenzangst, unheimlich viel Angst hat da eine Rolle gespielt. Ich war überzeugt, wenn ich Selbstmord begehe, dann kann ich noch was für meine Familie tun."

Als dann vom Untersucher das Wort ‚Todesangst' fällt, entsteht zunächst im Gespräch eine lange Pause, dann meint der Patient: „... In der Situation hatte ich keine Todesangst, die war wie weggeblasen in diesen zwei Tagen ... obwohl ich oft Todesangst hatte, weil ich mich noch gar nicht bereit fühlte zum Sterben ... (mors repentina!) ... Ich hatte oft Angst vor dem Tod, vor Schmerzen, vor dem schmerzhaften Tod."

Auf den Hinweis, die gewählte Methode hätte doch Angst vor Schmerzen wecken müssen, meinte er:

„... Davor hatte ich in der Situation keine Angst ... es hat ja auch gar nicht wehgetan, ging zack-zack, hab' ja sogar nochmal nachgeschnitten, als das Blut nicht schnell genug kam ... wurde unheimlich schlaff und matt, wollte links nochmal nachschneiden, weil es mir noch zu wenig war, konnte die Klinge schon nicht mehr halten ... habe mich zurückgelehnt, Erleichterung, keine Angst."

Diese Fälle zeigen in einer Eindringlichkeit, die für sich stehen kann und keiner zusätzlichen Interpretation bedarf, daß Todesangst und Lebensangst in der präsuizidalen Situation aufs engste miteinander verwoben sein können, untrennbar, wie die beiden Seiten einer Münze, und so soll unser Thema zum Schluß wieder seiner Besonderheit entkleidet und zurückgeordnet werden in den Kontext allgemein therapeutischen Denkens und Handelns.

Angst ist in vielfältiger Weise als existentielles Phänomen mit dem selbstgewählten Tod verbunden, ohne daß wir uns darauf stützen oder gar darauf verlassen dürften, in ihr eine Hilfe – und sei es nur auf Zeit – für unsere therapeutischen Bemühungen zu finden. Die aus der inneren Apokalypse aufbrechende Angst drängt aus dem Leben. Im Welt- und Todesverständnis unserer Tage ist eine kollektiv wirksame letzte Barriere nicht mehr auszumachen: Der Gläubige hat einen zürnenden Gott nicht mehr zu fürchten. Der anomischen Existenz verschwimmen die Grenzen zwischen einem ungelebten Leben und einem nicht gefühlten Tod. In Augenblicken therapeutischer Hilflosigkeit und Resignation neigt der behandelnde Arzt, ebenso wie jeder andere Helfer, in einem anthropologisch verständlichen Rekurs auf die Existenz von Todesangst auch bei einem suizidgefährdeten Patienten dazu, die eigene Angst um den Anderen als Begründung der Annahme zu gebrauchen, wenn schon nichts im Leben halte, so bewahre doch letztlich Todesangst vor dem finalen Schritt. Wenn der Therapeut indes die Angst um seinen Patienten in einen suizidverhütenden Behandlungsakt einbringt, dann darf es mit diesem Schritt nicht sein Bewenden haben. Alles therapeutische Bemühen ist vertan, wenn es nicht *Hoffnung* auf eine Wende zum Besseren in sich birgt und zu vermitteln imstande ist.

Literatur

Alvarez A (1974) Der grausame Gott. Eine Studie über den Selbstmord. Hoffmann & Campe, Hamburg
Ariès P (1980) Geschichte des Todes. Hanser, München Wien
Durkheim E (1897) Der Selbstmord. Luchterhand, Neuwied Berlin
Pöldinger W (1968) Die Abschätzung der Suizidalität. Huber, Bern Stuttgart
Ringel E (1953) Der Selbstmord – Abschluß einer krankhaften psychischen Entwicklung. Maudrich, Wien

Probleme im Umgang mit der Angst körperlich Schwerkranker[1,2]

K. Köhle

Was geschieht mit der Angst Schwerkranker im Krankenhaus?

Meine Erfahrungen im Umgang mit der Angst Schwerkranker stammen überwiegend aus dem Bereich einer internistischen Universitätsklinik. Mindestens die Hälfte aller dort stationär behandelter Patienten ist nach akutem Zustand und/oder Prognose als „schwerkrank" einzustufen.

Präzisere Angaben gewannen wir für 998 Patienten der „internistisch-psychosomatischen" Allgemeinstation dieser Klinik: anhand der zu den jeweiligen Krankheitsbildern in der Literatur vorhandenen katamnestischen Daten stuften wir 36% der Kranken als „zum Tode krank" ein. Kriterien waren: mittlere Überlebenszeit ≤ 2 Jahre („unheilbar krank") oder/und Mortalitätsrisiko ≥ 30% innerhalb von 3 Monaten („akut gefährdet"). 10% der Patienten dieser Station starben während des jeweiligen Aufenthalts.

Dieses Ausmaß an Bedrohung läßt erwarten, daß auf derartigen Krankenstationen – und noch vermehrt auf Spezialeinheiten wie etwa Intensivstationen – Formen intensiver Angst bis hin zur Todesangst allgegenwärtig sind und die Begegnung mit dieser Angst Reflektieren und geplantes Handeln von Ärzten und Pflegepersonal im hohem Ausmaß mitbestimmt. Erstaunlicherweise ist dies nicht der Fall. Der zu erwartenden Angst begegnet man in einer solchen Klinik nur selten unmittelbar. Oft stützt erst die Beobachtung von Schutz- und Abwehrhaltungen der im therapeutischen Feld Tätigen Vermutungen über den Anteil ihrer eigenen emotionalen Belastungen, die durch die Konfrontation mit den Ängsten der von ihnen Betreuten mitbedingt werden. Anhand einiger Episoden möchte ich solche Schutzhaltungen und aus ihnen resultierendes Agieren verdeutlichen.

Ein Ordinarius aus einem operativen Fach beteuert im Anschluß an einen Vortrag über die Arbeit in einer der sog. Londoner „Sterbekliniken": Angst von Krebskranken und Sterbenden könne er nicht mehr als ein Problem ansehen; mit der Entdeckung der Endorphine sei für ihn alles gelöst.
Nach der Visite erzählt ein Chefarzt 20 Minuten lang aus seiner Schulzeit: er berichtet von seinem Mut und seinem Erfolg beim Turnunterricht.
Mehrere Schwestern einer onkologischen Abteilung heiraten terminal Kranke und sind bald darauf Witwen.

---

1 Mit Unterstützung der Deutschen Forschungsgemeinschaft (Sonderforschungsbereich 129, Teilprojekt B5: „Therapeutische Beziehungen auf einer internistisch-psychosomatischen Krankenstation").
2 Herrn Prof. Dr. med. Helmut Freyberger zum 60. Geburtstag gewidmet.

Leitsymptom Angst
Herausgegeben von P. Götze
© Springer-Verlag Berlin Heidelberg 1984

Eine unheilbar Krebskranke wird auf einer Station etwa 25mal in ein anderes Zimmer verlegt, da sie aufgrund ihrer eigenen Erfahrung mit Chemotherapie neue Mitpatientinnen durch Schilderung der Nebenwirkungen Schrecken vor der geplanten Behandlung einjagte.

Schwestern einer anderen Station berichten davon, daß sie die Zuständigkeit für neu aufgenommene schwerkranke Problempatienten durch ein Losverfahren entscheiden.

Ein Kranker mit chronischer Lungeninsuffizienz, der zeitweise immer wieder von assistierter Beatmung abhängig ist, kooperiert nur unzureichend mit der für ihn zuständigen Krankenschwester. Er schafft zusätzlich kritische Situationen, indem er sich die Beatmungskanüle aus dem Tracheostoma zieht. Die Schwester bestraft den unfolgsamen Kranken; sie tauscht seine Betreuung mit einer Kollegin und zieht sich von ihm zurück. In der regelmäßigen Stationskonferenz kann zwar ein Konflikt des *Patienten* zwischen Autonomiebedürfnissen einerseits und Regressionswünschen andererseits erarbeitet werden; es gelingt der Gruppe jedoch nur unter großer Mühe, auch die panische Angst des Patienten zu sehen und als Mitursache für sein Verhalten und auch für die Konflikte im Umgang mit der Schwester in Betracht zu ziehen.

Auf der Intensivstation versucht ein Arzt mit einem unruhigen Herzinfarktkranken über dessen Ängste zu sprechen; Krankenschwestern meinen daraufhin zum Arzt, sein Vorgänger hätte in solchen Fällen nicht gesprochen, sondern die Patienten mit „Valium abgeschossen, bis man sie beatmen konnte".

Bei der Darstellung dieser Episoden geht es mir nicht darum, Kritik an den einzelnen Beteiligten zu äußern; ihr Verhalten sehe ich vielmehr als eine Reaktion auf in der Heilkunde nicht systematisch reflektierte extreme eigene Belastungen an. Diese Belastungen ergeben sich aus einem grundsätzlicheren Defizit des medizinischen Verständnisansatzes, der der dargestellten Praxis zugrundeliegt. Während sich die Behandlung körperlicher Erkrankung aus einem differenzierten naturwissenschaftlichen Verständnisansatz ableitet, kann sich der Umgang mit den seelischen Reaktionen auf körperliche Erkrankungen in der klinischen Praxis nicht auf ein wissenschaftliches Konzept beziehen, er entwickelt sich eigentlich konzeptlos, naturwüchsig.

2 Gründe sprechen für die Notwendigkeit, diese Situation zu klären und eventuell zu verändern.
1. Unkontrollierte emotionale Reaktionen und die sich aus diesen Reaktionen oder ihrer Abwehr ergebenden Konflikte im Team und/oder im Umgang mit dem Patienten beeinträchtigen die Effizienz wissenschaftlich therapeutischen Vorgehens. Schon rationale Schmerztherapie ist ohne Berücksichtigung der Ängste des Patienten nicht durchführbar, optimale Compliance bei vielen therapeutischen Maßnahmen ohne Berücksichtigung der emotionalen Gesamtsituation oft nicht zu erreichen.
2. Ärzte und Pflegepersonal sind im Umgang mit körperlich Schwerkranken großen emotionalen Belastungen ausgesetzt. Ihr Schutz sollte nicht dem Zufall oder unreflektierter Selbstregulation überlassen werden, da eine Überbelastung der Mitarbeiter dazu führt, daß die vorhandenen Verständnis- und Hilfsmöglichkeiten für die Patienten nicht ausreichend genutzt werden können. Angst, die nicht erlebt und reflektiert werden kann bzw. die gegen diese Angst gerichtete Abwehr kann gegenüber der Not der Patienten blind machen, die Lernfähigkeit des Einzelnen lähmen und zu einer Erstarrung der Organisationsformen der jeweiligen Institution führen.

Für das Verständnis der Ängste des Patienten sind selbstverständlich theoretische Konzepte erforderlich. Sie werden in anderen Beiträgen dieses Bandes dargestellt. Wollen wir die Ängste der Patienten mindern, so müssen wir sie im Umgang mit ihnen erst einmal zulassen und im einzelnen erkennen. Gemildert wird Angst vor allem durch die Sicherheit, die der Arzt dem Patient in der therapeutischen *Beziehung* bietet. Ich möchte in meiner weiteren Darstellung vor allem auf die individuellen und die institutionellen Probleme eingehen, die uns Ärzte dabei behindern können, solche tragfähigen professionellen Beziehungen zu körperlich Schwerkranken aufzubauen. Positiv formuliert geht es mir darum zu verdeutlichen, daß es sich bei der Gestaltung dieser Beziehung um einen wichtigen Teil der ärztlichen Berufstätigkeit handelt, die erhebliche Ansprüche an den Arzt stellt und deren Gelingen auch von äußeren Voraussetzungen mit abhängig ist.

„Instrumentelle Arbeit" und „Gefühlsarbeit" sind in der ärztlichen Tätigkeit immer verbunden

Will der Arzt dem Schwerkranken in seiner Angst beistehen, ihm Sicherheit in der Beziehung anbieten, so wird für ihn die eigene emotionale Beteiligung ebenso wichtig, wie die Reaktionen des Partners. Für die Gruppe solcher professioneller kommunikativer Tätigkeiten, bei der der Wechselseitigkeit bzw. Gegenseitigkeit so entscheidende Bedeutung zukommt, hat der amerikanische Soziologe Anselm Strauss et al. (1980) den Begriff „Gefühlsarbeit" geprägt.

Wichtig erscheint mir, daß diese „Gefühlsarbeit" in der ärztlichen Tätigkeit mit körperlich Schwerkranken sich nicht von der „instrumentellen" Tätigkeit trennen läßt. Der Arzt kann deshalb diesen Teil der gestellten Aufgabe in der Regel auch nur schwer an andere Berufsgruppen, wie etwa Psychotherapeuten oder Seelsorger delegieren, auch wenn sich für ihn hierdurch große zusätzliche Belastungen ergeben. Die bedrohliche Situation Schwerkranker und zum Tode Kranker betrifft ihn ja in erheblichem Ausmaß mit. Die Bedrohung des Patienten stellt uns Ärzte oft als Therapeuten in Frage, verunsichert uns insgesamt in unserer Helferposition, löst bereits latent vorhandene oder auch neue eigene Ängste in uns aus. Dies kann zu charakteristischen Reaktionen führen, die ich weiter unten darstelle. Zunächst möchte ich an einem Beispiel aus dem ärztlichen Alltag zeigen, wie komplex die Aufgabe für den Arzt wird, wenn er versucht, auch auf die emotionale Situation der von ihm betreuten Patienten einzugehen.

Während der täglichen Visite klagt eine 24jährige, am M. Hodgkin im Terminalstadium leidende Patientin über andauernde Müdigkeit und sagt in diesem Zusammenhang: „Ich möchte doch nicht immer schlafen". Der visiteführende Arzt steht nun vor der Aufgabe, die in diesem Satz „Ich möchte doch nicht immer schlafen" mitgeteilte Klage auf mehreren miteinander verflochtenen Ebenen zu klären und entsprechend Hilfestellungen für die Kranke zu entwikkeln:

1. Die Müdigkeit kann Folge des Fortschreitens des Krankheitsprozesses sein. Die Patientin kann Information hierüber wünschen, sie kann aber auch ihre Enttäuschung darüber andeuten, daß ihr die Medizin nicht besser zu helfen vermag; so kann der visiteführende Arzt eventuell auch einen gegen ihn gerichteten Vorwurf wahrnehmen.
2. Die Müdigkeit kann Folge bzw. Nebenwirkung der Chemotherapie und damit des ärztlichen Tuns sein. Auch hier wird es zunächst um Klärung und Information gehen; soweit die Klage der Patientin Anklage enthält, wird aber auch eine Klärung der Beziehung erforderlich.

3. Die Müdigkeit der Patientin kann Ausdruck einer depressiven Reaktion im Rahmen ihrer Krankheitsverarbeitung sein und würde dann entsprechende ärztlich psychotherapeutische Unterstützung verlangen.
4. Der Satz „Ich möchte doch nicht immer schlafen" kann auch die Todesangst der Patientin ausdrücken. Die Patientin wendet sich jedenfalls mit ihren Fragen, ihren Klagen, ihren emotionalen Reaktionen bis hin zu ihrer Todesangst an den visiteführenden Arzt. Sie spricht ihn an und fordert ihn zu Hilfestellungen auf; er wird versuchen, die kommunikativen Aufgaben in den Gesamtzusammenhang seiner ärztlichen Tätigkeit zu integrieren. Dabei kann es für ihn schwer sein als professionell Zuständiger Hilflosigkeit auszuhalten, Enttäuschung und Aggression hinzunehmen, aufkommende Schuldgefühle wegen einer Nebenwirkung der Therapie zu ertragen, der Patientin trotz ihres depressiven Rückzugs die Begleitung anzubieten und bei ihr zu bleiben, auch wenn sie ihre Todesangst offener zu äußern beginnen sollte.

Reaktionen von Ärzten und Pflegepersonal auf die Ängste des Patienten

Im klinischen Alltag findet sich eine Reihe von Verhaltensweisen, die sich als Abwehr gegen unsere eigenen Ängste im Umgang mit körperlich schwerkranken Patienten auffassen lassen. Solche Formen der Abwehr vermögen zwar unsere Angst zu mindern, sie erschweren es uns aber gleichzeitig oft, die erforderliche tragfähige Beziehung zum Patienten einzugehen oder längerfristig aufrechtzuerhalten, über die allein wir in der Lage wären, dem Patienten bei der Verarbeitung *seiner* Ängste zu helfen. Am häufigsten führen diese Formen der Abwehr zu einer Distanzierung in der Beziehung zum Patienten oder zu einer einseitigen, „asymmetrischen" Gestaltung dieser Beziehung.

Verleugnung als Abwehr richtet sich gegen die weitere Wahrnehmung der Probleme: Als Frau Kübler-Ross in einer großen Klinik in Chicago nachfragte, ob sie in ihren Seminaren mit Sterbenden sprechen könnte, wurde ihr entgegengehalten, daß es in diesem Krankenhaus überhaupt keine Sterbenden gäbe. Ärzte auf Intensivstationen betonen oft, psychotherapeutische Aufgaben stellten sich auf ihren Stationen nicht, da die meisten Patienten bewußtlos seien, was zumindest im internistischen Bereich nicht zutrifft.

Vermeidung spielt in unterschiedlich weitgehender Ausprägung eine große Rolle. Entgegen den Normen ihrer sozialen Rolle und entgegen ihrem beruflichen Selbstverständnis weichen Ärzte und Schwestern dem Umgang mit solchen Patienten, die sie subjektiv belasten, vor allem Schwerkranken bzw. Patienten mit ungünstiger Prognose eher aus. So nimmt die Informationsbereitschaft von Ärzten mit zunehmendem Schweregrad bzw. bei ungünstiger Prognose der Erkrankung ab (Raspe 1979). Diese Patienten haben auch eine wesentlich geringere Chance, vom Arzt Fragen beantwortet zu bekommen, die sie während der Visite an ihn richten (Siegrist 1976). Äußern diese Patienten während der Visite Affekte, gehen die Ärzte seltener darauf ein als bei Leichtkranken (Koch et al. 1982). Schwestern reagieren zögernder, wenn diese Kranken nach ihnen läuten (LeShan u. Glassmann 1958).

Schwerkranke Patienten nehmen unser Vermeidungsverhalten dabei sehr sensibel wahr. Oft wird ihnen erst an unserem Verhalten ihre Situation oder eine negative Entwicklung ihres Zustandes deutlich. So meinte eine junge Leukämiekranke: „Einen guten Knochenmarksbefund erfahre ich immer am selben Tag bis 17 Uhr, einen schlechten erst am nächsten Tag."

Gelegentlich kann für uns die Bedrohung so groß werden, daß sich die Vermeidungstendenzen nicht nur etwa im Hinausschieben oder Vergessen eines Termins äußert, sondern unmittelbar zur Flucht führt: eine 40jährige querschnittsgelähmte Frau mit Bronchialkarzinom, Gehirn- und Lungenmetastasen fragt während der Visite ihren Stationsarzt, ob sie auf seiner Station – sie meinte in seiner Obhut – auch sterben könne. Sie berichtet, daß unmittelbar auf diese Frage hin ihr Arzt ohne Antwort abrupt das Zimmer verlassen hätte; am Abend habe er sie dann aber noch einmal besucht und ihr gesagt, daß er über dieses Thema nicht mit ihr sprechen wolle, mit Sterben und Tod wolle er nichts zu tun haben, dieses Thema möchte er vermeiden.

Hilflosigkeit gegenüber unheilbar Kranken und ihrer Angst ist besonders schwer zu ertragen. Oft wird von uns und vom Pflegepersonal diese Hilflosigkeit durch ein Übermaß an Aktivität, gelegentlich gerade durch eine *Flucht in Überaktivität* kompensiert. Besonders deutlich wird diese Haltung, wenn sie zugleich aus der Unsicherheit zu Beginn der Berufstätigkeit resultiert: ein Kollege und ich verbrauchten als Medizinalassistenten in einem kleinen Kreiskrankenhaus auch aus diesem Grund so viel Medikamente, daß der Etat 2 Monate früher als sonst aufgezehrt war. Überaktivität von Ärzten oder Schwestern lassen die Beziehung zum Kranken im besonderen Maße asymmetrisch werden; Ärzte und Schwestern versuchen ständig etwas für den Patienten zu *tun*, die Möglichkeiten für den Patienten sich zu äußern oder aktiv zu sein werden dadurch eingeschränkt. So hört der Arzt z. B. weniger auf die Klagen des Patienten hin, läßt den Patienten nicht ausführlich berichten, sondern tendiert dazu, rascher Analgetika und Sedativa zu verordnen und u. U. auch ein „aggressiveres" therapeutisches Regime zu planen.

Krankenschwestern berichten, daß sie Schlafmittel oft mindestens so sehr zur eigenen Beruhigung wie zur Beruhigung der Patienten austeilen. Zu berücksichtigen ist, daß Patienten für diese Gestaltung der Beziehung, für diese Einengung ihres Bewegungsraumes sehr sensibel sein können.

Ein Kranker wird von einer Schwester gebettet, sie begleitet ihre Handlungen mit sanften Worten: „So, jetzt schütteln wir eben noch das Kissen und die Bettflasche legen wir ihm unter die Füße – so, und dann ist alles recht." Der Patient, der bisher scheinbar teilnahmslos im Bett gelegen hatte, setzt den Kommentar der Schwester ebenso sanft im gleichen Tonfall fort: „Dann bringen wir ihm noch einen Sarg." Offensichtlich fühlt er sich „zu Tode gepflegt".

Aus dieser Haltung kann eine zunehmende Tendenz zur *Entmündigung, Verkindlichung* und *Versachlichung* von Patienten rühren. Ärzte und Schwestern drängen von ihrer überlegenen Position aus den Patienten immer weiter zurück, engen dessen Raum im Interaktionsfeld ein; der Patient wird zunehmend wie ein Kind versorgt, es wird für ihn oft sinnlos eigene Wünsche und Sorgen zu äußern. Die anderen wissen ja was er braucht und was er nötig hat, um sich wohl zu fühlen. Während der Visite kann er weitgehend zum Objekt wissenschaftlicher Diskussionen werden; das Gespräch findet nicht mehr mit ihm, sondern über ihn statt, wie eine Reihe empirischer Untersuchungen detailliert aufgezeigt hat (Raspe 1982).

Unsere Abwehr gilt dabei dem Mit-Betroffen-Werden durch die dem Patienten geltende Bedrohung und der dadurch bedingten Bedrohung unserer eigenen Rolle als Helfer. Wir fühlen uns um so intensiver bedroht, je mehr wir uns mit dem Patienten identifizieren und uns projektiv in ihn hineinversetzen, was bevorzugt bei Patienten mit gleichem Alter und Geschlecht und verwandter Berufstätigkeit der Fall ist. Diese Prozesse können durch eine Art Sog verstärkt werden, der vom Patienten ausgeht: die Bedrohung und oft auch die Einschränkung der Funktionsmöglichkeiten führen zu einer Regression in den Objektbeziehungen, oft zu einem intensiven Wunsch nach einer bergenden Zweierbeziehung und nach dem Modell der symbiotischen Mutter-Kind-Beziehung. Gleichzeitig damit auftretende Spaltungsvorgänge können insofern zu Konflikten führen, als etwa auf der Krankenstation ein Partner idealisiert wird, während die bösen eigenen Anteile auf einen anderen Partner projiziert werden. Es kann dann sowohl zu Konflikten zwischen dem Patienten und dem negativ besetzten Partner als auch – über eine Externalisierung des inneren Konflikts des Patienten – zum Konflikt zwischen zwei verschiedenen Teammitgliedern kommen. Die letztgenannte Möglichkeit zeigt, wie intensiv und weitreichend die Wechselwirkungen zwischen dem Patienten bzw. seinen emotionalen Reaktionen und der Gruppe der therapeutisch Tätigen in der Institution sind.

Ich möchte abschließend das Organisationskonzept einer Krankenstation vorstellen, in dem versucht wurde, diese Wechselwirkungen systematisch zu berücksichtigen und die entsprechenden Konsequenzen für eine Umgestaltung der therapeutischen Arbeit in der Versorgung körperlich Schwerkranker zu ziehen.

Das Ulmer Stationskonzept: Versuch einer Einbeziehung der psychosomatischen Betrachtungsweise in die klinische Krankenversorgung

Ziel dieses Modellversuches, den wir auf einer vorwiegend mit Schwerkranken belegten internistischen Allgemeinstation mit 15 Betten von 1972 – 1979 in dieser Form im Zentrum für Innere Medizin der Universität Ulm durchführten war es, bei jedem Patienten vom Aufnahmetag an in Diagnostik und Therapie den emotionalen Reaktionen und den Problemen der Beziehung ebenso große Aufmerksamkeit zu widmen, wie den Fragen der körperlichen Erkrankung. Die so verstandene Einbeziehung der „psychosomatischen Betrachtungsweise" in die Arbeit einer Krankenstation hat zur Voraussetzung, daß es in diesem sozialen Feld möglich wird, daß der Patient die Beziehungen zu Ärzten, Pflegepersonal und den übrigen Mitarbeitern entsprechend seinen Bedürfnissen und Konflikten gestalten kann; dies setzt die Bereitschaft und Fähigkeit der Mitarbeiter voraus, sich vom Patienten in Bewegung setzen zu lassen, mitzuschwingen und anschließend zu versuchen, über die Reflexion der eigenen Mitbewegung die vom Patienten ausgehenden Impulse zu erkennen und zu verstehen. Gleichzeitig sollte es möglich sein, eigene Verhaltensweisen und emotionale Reaktionen der Mitarbeiter, die ein Inerscheinungtreten der Konflikte und Reaktionen der Patienten behindern können, der Reflexion zugänglich zu machen. Gelingt es auf einer Krankenstation, alle diagnostischen und therapeutischen Maßnahmen in einem Rahmen durchzuführen, in dem auch die Beziehungsprobleme sorgfältig geklärt werden, so bringt dies beiden Seiten Gewinn: der Patient findet die kognitive und emotionale Sicherheit, die er benötigt, um sich überhaupt auf die Zusammenarbeit mit dem Arzt einlassen und in diese Beziehung auch seine emotionalen Reaktionen einbringen zu können, für die

Mitarbeiter ist die Klärung der Beziehungsprobleme immer auch mit einer emotionalen Entlastung verbunden.

Im einzelnen sollte die Organisation unseres Arbeitsansatzes folgende Voraussetzungen berücksichtigen (Köhle 1983):

1. Dem Arbeitsansatz sollte ein *theoretisches Konzept* zugrundeliegen, das es erlaubt, sowohl intrapsychische Prozesse der Patienten als auch Vorgänge in den Beziehungen zwischen Patienten und Teammitgliedern zu verstehen und zu bearbeiten. Wir wählten hierfür den psychoanalytischen Verständnisansatz.
2. Die *Weiterbildung* aller Beteiligten sollte diesem Konzept entsprechen. Die Ärzte der Krankenstation waren gleichzeitig in internistischer und psychoanalytischer Weiterbildung; für die Krankenschwestern führten wir einen einjährigen Vollzeitweiterbildungskurs in psychosomatischer Medizin/patientenzentrierter Pflege ein (Köhle et al. 1980 a, b).
3. Die Organisation des Arbeitsablaufs auf der Station sollte die Beziehungen zwischen Patienten und Mitarbeitern entsprechend den erläuterten Zielen intensivieren, den Informationsaustausch unter den Mitarbeitern fördern und den Mitarbeitern ausreichend emotionale Unterstützung in den Belastungen anbieten, die sich aus dem intensiveren Umgang mit den Patienten ergeben.

Ziel der *Neuorganisation des Pflegesystems* war es, ein therapeutisches Milieu als tragfähige Basis für alle weitergehenden, spezifischeren psychotherapeutischen Maßnahmen zu entwickeln. Wir ersetzten das bisherige System der Funktionspflege durch das Zimmerpflegesystem: jeweils eine Schwester betreute vollverantwortlich eine begrenzte Zahl von Patienten, um soweit wie möglich eine Kontinuität in der Beziehung herzustellen und aufrechtzuerhalten. Eine weitergebildete „psychosomatische Schwester" arbeitete zusätzlich zum vorhandenen Stellenplan im Team mit und übernahm vor allem Supervisionsaufgaben.

Den *Arbeitsablauf auf der Station* und die einzelnen Veranstaltungen stelle ich am Beispiel des Vorgehens bei der Neuaufnahme von Patienten dar. Jeder Patient wird zunächst von der für ihn zuständigen Schwester begrüßt, sie führt mit ihm ein „Erstgespräch". Die Krankenschwester versucht, dem Patienten dabei zu vermitteln, daß er auf der Station „aufgenommen" wird und daß sie sich als für ihn verantwortliche Schwester um seine Bedürfnisse in der für ihn zunächst fremden und beängstigenden Umwelt kümmert. Das Interesse der Schwester gilt während des Erstgesprächs in erster Linie dem subjektiven Krankheitsgefühl des Patienten, der Art und dem Ausmaß seiner Hilfsbedürftigkeit, seinen subjektiven Vorstellungen über Wesen und Folgen der Erkrankung, seinen Erwartungen an den Krankenhausaufenthalt, seiner sozialen Situation und auch den Umständen beim Beginn der Erkrankung. Aus den Ergebnissen dieses Gesprächs wird eine *„Pflegediagnose"* abgeleitet und ein erster *„Pflegeplan"* erstellt.

Anschließend erhebt der Arzt die Anamnese, die im Sinne eines klinischen Interviews (Morgan u. Engel 1977) geführt wird. Der Arzt versucht dabei in besonderem Maße auch auf die Entwicklung der Beziehung zum Patienten zu achten.

Während der *Morgenbesprechung* am folgenden Tag berichten Schwester und Arzt jeweils zusammenfassend über ihre Erstgespräche. Anschließend versucht das Team gemeinsam einen ersten integrierten internistisch-psychosomatischen Plan für die weiteren diagnostischen und therapeutischen Maßnahmen aufzustellen und die Zuständigkeiten für die weitere Betreuung des Patienten zu regeln. Eine *Problemliste* sowie ein *Pflegeplan* werden bei den Krankenakten dokumentiert.

Weitere Veranstaltungen, insbesondere die wöchentliche *Stationskonferenz*, dienen sowohl dem Informationsaustausch innerhalb des Teams als auch der Bearbeitung der Schwierigkeit mit emotionalen Problemen, die zwischen Teammitgliedern und Patienten auftreten.

Besonders bemühten wir uns darum, die tägliche Stationsarztvisite entsprechend der genannten Zielvorstellungen umzugestalten. Wir versuchten dabei die Situation am Krankenbett soweit als möglich für das Gespräch des visiteführenden Arztes mit dem jeweiligen Patienten und für die körperliche Untersuchung frei zu halten. Um die übrigen Funktionen der Visite von diesem Gespräch abzulösen, haben wir die Visite formal in drei Abschnitte gegliedert: eine Vorbesprechung außerhalb des Krankenzimmers dient dem Informationsaustausch zwischen den Teammitgliedern und der Besprechung der Krankenunterlagen, während in der Nachbesprechung die Diskussion des Gesprächs des visiteführenden Arztes mit dem Patienten und die Festlegung des weiteren Vorgehens stattfindet.

Unsere bisherigen empirischen Untersuchungen, insbesondere des Kommunikationsverhaltens der Ärzte während der täglichen Visite, lassen sich dahingehend zusammenfassen, daß die Ärzte im Rahmen dieses Konzeptes die im Umgang mit Schwerkranken auftretenden Belastungen wenigstens soweit ertragen können, daß es ihnen möglich wird, während der Visite mehr Zeit am Krankenbett zu verbringen und sich ganz auf ein Gespräch direkt mit dem Patienten zu konzentrieren (vgl. Westphale u. Köhle 1982, Westphale u. Köhle 1982, unveröffentl. Manuskript). Auch die Anwendung psychotherapeutischer Interventionen durch die visiteführenden Ärzte scheint auf Patientenmerkmale abgestimmt: während der Visiten bei Schwerkranken intervenieren sie insgesamt weniger und verwenden weniger konfrontierende Interventionen. Das Muster der mit dem Gottschalk-Gleser-Verfahren (Sodemann et al. 1982) erfaßten sprachlichen Äußerungen von Angst zeigt einen Zusammenhang mit entsprechenden Patientenmerkmalen: Patienten mit ungünstiger Prognose, „zum Tode Kranke" äußern während der Visite signifikant mehr „Todesangst". Dieser Befund weist ebenso wie die qualitative Analyse einzelner Visitengespräche darauf hin, daß es im Rahmen der dargestellten Station den dort tätigen Ärzten immerhin möglich zu werden scheint, auch die emotionalen Probleme der Patienten in der klinischen Arbeit zu berücksichtigen.

Zusammenfassung

Entgegen der naiven Erwartung, scheint die Angst körperlich schwerkranker Patienten unter den traditionellen Arbeitsbedingungen in der Klinik häufig von allen Beteiligten abgewehrt zu werden. Für Ärzte und Pflegepersonal stellt die Konfrontation mit den Ängsten der von ihnen behandelten Kranken eine erhebliche eigene emotionale Belastung dar, die zu charakteristischen Abwehrhaltungen gegenüber den Patienten führen kann. Sollen im Rahmen der klinischen Medizin auch die emotionalen Reaktionen der Patienten systematisch berücksichtigt werden, wie dies von einer holistischen „psychosomatischen Betrachtungsweise" gefordert wird, so hat dies eine Erweiterung des theoretischen Konzeptes der Heilkunde, eine entsprechende Modifikation der Organisationsform ebenso wie der Weiterbildung aller Beteiligten zur Voraussetzung. Diese Veränderungen haben wesentlich mit zum Ziel, den einzelnen Arzt ebenso wie die Pflegenden von der unmittelbaren persönlichen Betroffenheit zu entlasten, um sie in die Lage zu versetzen auch kommunikative Tätigkeit, „Gefühlsarbeit" als Teil ihrer professionellen Tätigkeit zu verstehen und durchzuführen.

Literatur

Koch U, Fauler I, Safian P, Jährig C (1982) Affekte bei Ärzten und Patienten während der Visite: Eine Analyse verbalisierter Affekte mit dem Gottschalk-Gleser-Verfahren an Hamburger und Ulmer Visitengesprächen. In: Köhle K, Raspe HH (Hrsg) Das Gespräch während der ärztlichen Visite. Empirische Untersuchungen. Urban & Schwarzenberg, München Wien New York

Köhle K (1983) Ein Konzept zur Bearbeitung von psychologischen Problemen auf Schwerkrankenstationen. In: Bönisch E, Meyer JE (Hrsg) Psychosomatik in der klinischen Medizin. Springer, Berlin Heidelberg New York, S. 118–139

Köhle K, Simons C, Böck D, Grauhan A (1980a) Angewandte Psychosomatik. Internistisch-psychosomatische Krankenstation, 2. Aufl. Rocom, Basel

Köhle K, Simons C, Urban H (1980b) Zum Umgang mit unheilbar Kranken. In: von Uexküll (Hrsg) Lehrbuch der Psychosomatischen Medizin, 2. Aufl. Urban & Schwarzenberg, München Wien New York, S 814–835

LeShan LO, Glassmann ML (1958) Some observations on psychotherapy with patients suffering from neoplastic disease. Am J Psychother 12:195–207

Morgan WL, Engel GL (1977) The clinical approach to the patient. Huber, Bern Stuttgart

Raspe HH (1979) Warum fragen Krankenhauspatienten so wenig? Eine medizinsoziologische Untersuchung der Stationsarztvisite. Therapiewoche 30:560–573

Raspe HH (1982) Visitenforschung in der Bundesrepublik: Historische Reminiszenzen und Ergebnisse formal-quantitativer Analysen. In: Köhle K, Raspe HH (Hrsg) Das Gespräch während der ärztlichen Visite. Empirische Untersuchungen. Urban & Schwarzenberg, München Wien New York, S 1–35

Siegrist J (1976) Asymmetrische Kommunikation bei klinischen Visiten. Med Klin 7:1962–1966

Sodemann U, Toerkott J, Köhle K (1982) Affekt-Themen in Visiten bei Patienten mit ungünstiger Prognose auf einer internistisch-psychosomatischen Krankenstation. In: Köhle K, Raspe HH (Hrsg) Das Gespräch während der ärztlichen Visite. Empirische Untersuchungen. Urban & Schwarzenberg, München Wien New York, S 210–231

Strauss A, Fagerhaugh S, Suczek B, Wiener C (1980) Gefühlsarbeit. Ein Beitrag zur Arbeits- und Berufssoziologie. Köln Z Soziol Soz Psychol 32:630–651

Westphale C, Köhle K (1982a) Gesprächssituation und Informationsaustausch während der Visite auf einer internistisch-psychosomatischen Krankenstation. In: Köhle K, Raspe HH (Hrsg) Das Gespräch während der ärztlichen Visite. Empirische Untersuchungen. Urban & Schwarzenberg, München Wien New York, S 102–139

Westphale C, Köhle K (1982b) Kommunikation in Visitengesprächen. Formale Gesprächsanalyse und Informationsanalyse. Bericht des Teilprojektes C 1 des SFB 129 an die Deutsche Forschungsgemeinschaft, Ulm

Angst und Angstbewältigung vor und nach operativen Eingriffen

G. Huse-Kleinstoll, A. Boll und P. Götze

Einleitung

Daß Angst im Zusammenhang mit operativen Eingriffen eine große Rolle spielt, ist für jedermann einsichtig und wird von vielen Menschen täglich erlebt. Das Interesse an diesem Thema ergab sich für die Autoren aus der jahrelangen Mitarbeit in einem Forschungsprojekt, das sich mit den Bedingungsfaktoren psychischer Störungen vor und nach Herzoperationen befaßt hat (Speidel et al. 1981) und aus dem Wunsch, mit Hilfe der gewonnenen empirischen Ergebnisse einen Beitrag zur Theoriediskussion der Angst und Angstbewältigung zu leisten.

Eine besondere Schwierigkeit bei der Behandlung des Themas entspringt der Tatsache, daß Teile der Angst und der Angstbewältigung dem Patienten nicht bewußt sind und auch für die Untersucher häufig nicht unmittelbar erkennbar und damit meßbar werden.

In dieser Arbeit wollen wir vom Konzept der Unterscheidung dispositioneller von situativer Angst (Spielberger 1972) ausgehen.

In Übernahme der angloamerikanischen Terminologie sprechen wir bei der dispositionellen Angst auch von Trait-Angst und von der Zustandsangst von State-Angst. Davies-Osterkamp (1982) faßt die bisher in der Literatur aufgeführten Untersuchungsergebnisse bei operativen Eingriffen hinsichtlich der Trait- und der State-Angst folgendermaßen zusammen:

1. Im prä- und postoperativen Verlauf finden sich keine Veränderungen in der dispositionellen Angstbereitschaft.
2. Die Zustandsangst ist 1–2 Tage vor der Operation stark erhöht und sinkt nach der Operation kontinuierlich ab.
3. Das Niveau der präoperativen Zustandsangst bezogen auf das Niveau zu einem beschwerdefreien Zeitpunkt ist vom Niveau der Angstdisposition unabhängig.

Seit der Arbeit von Janis (1958) über psychoanalytische und Verhaltensstudien bei chirurgischen Patienten wurden immer wieder die Auswirkungen der präoperativen Angst auf den postoperativen Verlauf diskutiert. Janis selbst war der Meinung, daß seine Untersuchungen darauf hinwiesen, daß ein mittleres Angstniveau vor der Operation einem günstigen psychischen Verlauf nach der Operation entsprach, während sehr niedrige und sehr hohe präoperative Angstmaße eher zu einem ungünstigen Verlauf disponierten. Die Schwierigkeit, diese Ergebnisse in weiteren Studien zu überprüfen, ergab sich v. a. durch die methodischen Unterschiede. Diese betreffen u. a. die Fragen:

Leitsymptom Angst
Herausgegeben von P. Götze
© Springer-Verlag Berlin Heidelberg 1984

- Wie wird Angst gemessen?
- Wird zwischen der Angst als Angstdisposition und der Angst als Zustandsangst unterschieden?
- Beschreibt der Patient selbst seine Angst, oder wird sie von einem Untersucher eingeschätzt?

Ähnliche Schwierigkeiten wie für die Einschätzung der Angst gibt es für die
Einschätzung des postoperativen Verlaufs:
- Geht es um den somatischen Krankheitsverlauf?
- Geht es um die psychische Bewältigung der Operation und der postoperati-
  ven Krankheit?
- Welche Variablen bilden den körperlichen, welche den psychischen Krank-
  heitsverlauf angemessen ab?
- In welchen Zeitintervallen vor und nach der Operation werden die Daten er-
  hoben?

Welche Ängste berichten die Patienten vor Operationen?

Die wichtigsten Ängste, die Patienten vor Operationen äußern, sind in Tabelle
1 zusammengefaßt. Viele der hier genannten Ängste stehen nur teilweise in un-
mittelbarem Zusammenhang mit einer bevorstehenden Operation. Zu den
realen Ängsten – wie Bedrohung durch den operativen Eingriff und die Nar-
kose – mischen sich auch die sonst im Leben des Patienten bestehenden neurotischen Ängste. Wir möchten dies mit Hilfe der analytischen Theorie deutlicher
machen:
Alle Ängste entstehen im Ich als der integrativen psychischen Instanz, die
unterschiedliche Forderungen der Wünsche, Ansprüche und Ideale sowie der
Umwelt koordinieren muß. Im Ich entsteht die Angst als ein Gefühl der Bedrohung und in ihm finden sich die notwendigen Funktionen der Angstbewältigung und Angstabwehr. Da viele dieser Prozesse unbewußt bleiben, können
die Patienten auch nur den Teil der Angst erleben, der nicht oder nicht vollständig abgewehrt wird. Dies ist für die Operationssituation des Patienten in
Abb. 1 dargestellt. Wichtig ist in diesem Zusammenhang, daß die erlebte Angst
abhängig ist von der Art und Intensität der Angstquellen sowie von der Stabilität der Angstabwehr; die Angstabwehr wiederum steht in Abhängigkeit von der
Güte der Ich-Funktionen. So können beispielsweise die Ich-Funktionen durch
hirnorganische Beeinträchtigungen oder durch starke Schmerzen so gestört
sein, daß die psychische Verarbeitung von bedrohlichen Situationen erschwert
ist.

Tabelle 1. Welche Ängste äußert der Patient vor einer Operation?

Tod	Entstellung
Abhängigkeit	Kontrollverlust
Trennung und Isolation	Ungewißheit
Schmerzen	Folgen nach der Operation
Verlust von Organen/Funktionen	Postoperative Rollenveränderung

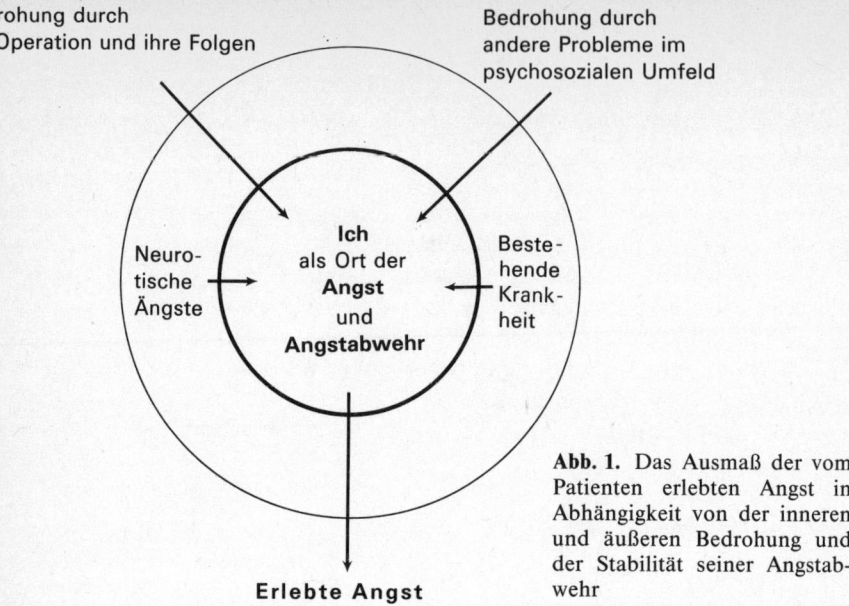

Bedrohung durch
die Operation und ihre Folgen

Bedrohung durch
andere Probleme im
psychosozialen Umfeld

Neuro-
tische
Ängste

Ich
als Ort der
Angst
und
Angstabwehr

Beste-
hende
Krank-
heit

Abb. 1. Das Ausmaß der vom Patienten erlebten Angst in Abhängigkeit von der inneren und äußeren Bedrohung und der Stabilität seiner Angstabwehr

Erlebte Angst

Wie erleben Patienten ihre Ängste?

In Tabelle 2 haben wir versucht darzustellen, welche Veränderungen in den Gefühlen, im körperlichen Befinden, in den geistigen Funktionen und im Kontakt zur Umwelt von den Patienten im Zustand der Angst erlebt werden. Nicht alle diese Phänomene werden vom Patienten selbst als Ausdruck der Angst gewertet. Wenn es aber darum geht, die Zustandsangst des Patienten zu messen, wird man in den entsprechenden Tests und Fragebögen nach eben diesen Phänomenen fragen müssen, wie dies z. B. mit Hilfe von Stimmungslisten geschieht.

Die Untersuchung der Angstbereitschaft, d. h. der dispositionellen Angst beinhaltet dagegen unabhängig von der Operation Fragen nach Art, Häufigkeit und Stärke angstauslösender Situationen, funktioneller Störungen und Verstimmungen.

Tabelle 2. In welcher Form erlebt der Patient seine Angst?

---

1. *Veränderung der Gefühle*
   Erhöhte Reizbarkeit, erhöhte Nervosität, erhöhte Verletzbarkeit, Affekt- und Stimmungslabilität, pessimistische Gedanken

2. *Veränderung der Wahrnehmungsfähigkeit*
   Erhöhte Anspannung, Einengung von Aufmerksamkeit, Konzentration und Orientierung

3. *Entwicklung körperlicher Symptome*
   Psychovegetative und psychomotorische Reaktionen

4. *Veränderung des Kontaktes zur Umwelt*
   Innerer Rückzug, Anlehnungsbedürfnis, starke Schwankung von Rückzugs- und Anlehnungswünschen

---

Fragestellung

In dieser Arbeit möchten wir uns hinsichtlich der Angst und Angstbewältigung vor und nach operativen Eingriffen im wesentlichen auf die Darstellung und Diskussion der Ergebnisse aus der *Sicht der Patienten* beschränken. Auch wollen wir in dieser Arbeit nicht auf die unterschiedlichen theoretischen Modelle zur Angstbewältigung eingehen. Diese sind sehr übersichtlich von Salm (1982) dargestellt worden. Es sei aber hier bereits angemerkt, daß wir bei der Interpretation unserer Daten einen analytischen Ich-psychologischen Standpunkt einnehmen.

Methodik

Stichprobe

Die Gesamtstichprobe umfaßt 277 Patienten, die in den Jahren 1974–1977 in der Abteilung für Herz- und Gefäßchirurgie in der Chirurgischen Universitätsklinik Hamburg am Herzen mit Hilfe der Herz-Lungen-Maschine operiert wurden. Bei 155 Patienten fand ein Ersatz von einer oder mehr Herzklappen statt, 92 Patienten hatten eine Bypassoperation mit und ohne Aneurysmektomie und bei 30 Patienten wurde eine Totalkorrektur eines angeborenen Herzfehlers durchgeführt. Die Patienten waren zwischen 18 und 60 Jahre alt, mit einem Durchschnittsalter von 46 Jahren. In der Stichprobe befanden sich 167 Männer und 110 Frauen. Wegen der späten Einführung der Beschwerdenliste in der psychologischen Befunderhebung und mancher lückenhafter Datensätze, verringerte sich die Stichprobe für einzelne Untersuchungen.

Psychische Befunderhebung

Der psychische Befund wurde in der letzten präoperativen Woche, am 7.–10. postoperativen Tag sowie zum Entlassungszeitpunkt aus dem Krankenhaus 3–4 Wochen nach der Operation erhoben. Die psychologische Befunderhebung zum präoperativen Zeitpunkt umfaßt auch Daten zur Persönlichkeit, zur beruflichen und familiären Situation sowie zum Umgang mit der Krankheit und der bevorstehenden Operation. Im frühen postoperativen Verlauf (7.–10. Tag) konzentrierte sich die Erhebung auf die Bewältigung der Operation und Intensivpflege. Neben der Beziehung von dispositioneller und situativer Angst interessierten uns auch die Beziehungen dieser Angstmaße zu anderen prä- und postoperativen psychologischen Variablen.

Die Ängste und Beschwerden wurden vom Patienten mit folgenden Instrumenten selbst eingeschätzt:

1. Die dispositionelle Angst wurde mit der Saarbrücker Angstliste (SAL, Spreen 1961) gemessen.
2. Die Messung der Beschwerden erfolgte mit Hilfe der Hamburg-Heidelberg-Münchener Beschwerdeliste (HHM, v. Kerekjarto et al. 1972), wobei jeweils der Summenwert als Maß für die Klagsamkeit und der Faktor „Depressivität" als Variablen ausgewählt wurden.

3. Die Zustandsangst und Depressivität wurden mit Hilfe der Stimmungsliste (STL) von Hecheltjen u. Mertesdorf (1973) in der Kurzform von Koch u. Schöfer (1974) erfaßt.

Ergebnisse

Bei der Messung der prä- und postoperativen Ängste zeigte sich keine ausreichende Differenzierung zwischen Angst und Depressivität, d. h. wir fanden sehr hohe Korrelationskoeffizienten zwischen beiden Faktoren sowohl in der Selbst- als auch in der Fremdeinschätzung (Tabelle 3).

Tabelle 3. Die fehlende Differenzierung von Angst und Depressivität in den verwendeten Meßinstrumenten zur Selbst- und Fremdeinschätzung der Patienten vor Herzoperationen (SAL = Saarbrücker Angstliste; STL = Stimmungsliste; FPI = Freiburger Persönlichkeitsinventar)

Meßinstrumente	Korrelationskoeffizient zwischen Angst und Depressivität (r)
SAL/FPI-Depressivität	0.63
STL-Angst/STL-Depressivität	0.77
Angst/Depressivität (Interviewereinschätzung)	0.77

Die Höhe der gefundenen Korrelationen läßt sich nicht durch Überschneidung von Items in den Meßinstrumenten erklären. Vielmehr glauben wir, daß es sich inhaltlich um zusammengehörige Emotionen handelt, die zwar theoretisch in den Konstrukten getrennt, in der Realität aber gemeinsam auftreten.

In die weiteren Untersuchungen haben wir aus diesem Grunde jeweils nicht nur die Werte für Angst, sondern auch die für Depressivität einbezogen.

Präoperative Angst

Aus den angeführten präoperativen Skalen zur Messung der dispositionellen Angst und Depressivität sowie der situativen Angst und Depressivität bildeten wir mit Hilfe der Clusteranalyse (Speath 1975) 4 Patientengruppen, die sich im Ausprägungsgrad dieser Variablen voneinander unterschieden. Dabei gingen wir von einer internen Standardisierung aus. Die Mittelwertsprofile dieser Gruppen sind in der Abb. 2 dargestellt.

Es zeigte sich aufgrund von Mehrfachmessungen vor und nach der Herzoperation, daß die mit Hilfe der Beschwerdenliste gewonnenen Variablen, d. h. der Summenwert sowie der Faktor „Depressivität" zu den dispositionellen Faktoren gezählt werden müssen, da sie im Verlauf stabil blieben.

Die 4 gefundenen präoperativen Patientengruppen lassen sich wie folgt charakterisieren:

Gruppe 1: Die 37 Patienten dieser Gruppe hatten in allen verwendeten Variablen niedrigere Werte, d. h. sowohl niedrigere Werte für dispositionelle und situative Angst als auch für Depressivität.

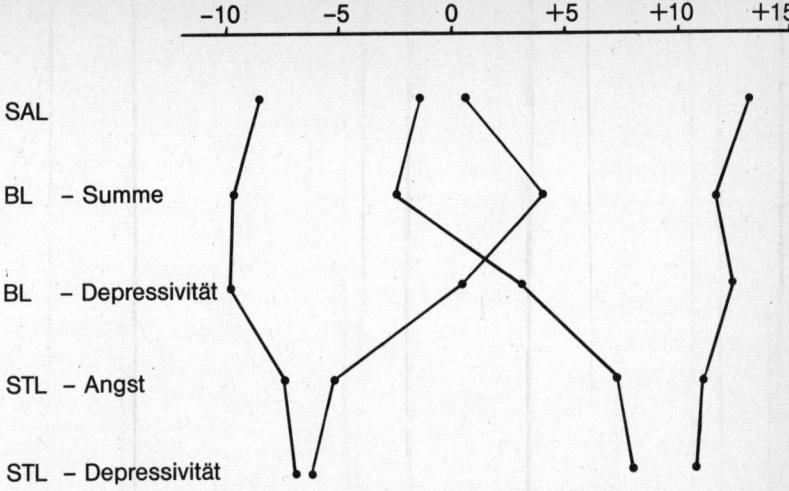

Abb. 2. Patienteneinschätzung von Angst und Depressivität vor Herzoperationen: Bildung von Patientengruppen mit unterschiedlichen Ausprägungsgraden von dispositioneller Angst und Depressivität sowie unterschiedlichen Werten in der situativen Angst und Depressivität (SAL = Saarbrücker Angstliste; BL = Beschwerdeliste; STL = Stimmungsliste)

Gruppe 2: Die 16 Patienten dieser Gruppe zeigten hohe Werte für die situative Angst und Depressivität bei mittelhohen Werten für die dispositionelle Angst und Depressivität.

Gruppe 3: Die 28 Patienten dieser Gruppe hatten niedrige Werte für die situative Angst und Depressivität bei mittleren Werten für dispositionelle Angst und Depressivität.

Gruppe 4: Die 18 Patienten dieser Gruppe zeigten für alle Variablen hohe Werte, d.h. sowohl hohe Werte für dispositionelle und situative Angst als auch für Depressivität.

Wir haben nun geprüft, ob sich diese 4 Gruppen im Hinblick auf weitere prä- und postoperative Aussagen zur psychosozialen Situation der Patienten varianzanalytisch unterscheiden. Die meisten der hierzu verwendeten Skalen wurden anhand von selbsterstellten Fragebögen und Intervieweinschätzungen eines halbstandardisierten Interviews zum präoperativen und frühpostoperativen Zeitpunkt (7.–10. postoperativer Tag) entwickelt (Huse-Kleinstoll et al. 1984). Betrachtet man die 4 in Abb. 2 dargestellten Mittelwertsprofile der Patientengruppen mit unterschiedlichen Werten in der dispositionellen und situativen Angst und in der Depressivität, so fällt auf, daß sich bezüglich der dispositionellen Variablen im wesentlichen 3 Gruppen unterscheiden lassen, nämlich die beiden Extremgruppen und die Gruppen 2 und 3 mit gleichermaßen mittleren Werten.

Betrachtet man dagegen die situativen Variablen, so lassen sich im wesentlichen 2 Gruppen unterscheiden, nämlich die Gruppen 1 und 3 mit niedrigen Werten von den Gruppen 2 und 4 mit hohen Werten. In Tabelle 4 sind die prä-

Tabelle 4. Unterschiede in den Gruppen mit unterschiedlicher Angst und Depressivität in den Trait- und State-Maßen in der präoperativen Befunderhebung

Variable	Trait-Maße	State-Maße
Emotionale Veränderung durch die Krankheit		×
Harmonie in der Partnerbeziehung	×	
Operationsangst und Abhängigkeit		×
Angst (Interviewereinschätzung)		×
Harmonie in der Familie (Interviewereinschätzung)	×	
Streß der Wartezeit (Interviewereinschätzung)		×

operativen Variablen aufgeführt, in denen sich die 4 Gruppen varianzanalytisch signifikant voneinander unterscheiden.

Fragebogenskalen, wie die zur emotionalen Veränderung durch die Krankheit, zur Operationsangst und zur Angst vor Abhängigkeit sowie die Skalen aus Intervieweinschätzungen zur präoperativen Angst und zum Streß der Wartezeit zeigen höhere Werte in den Gruppen mit höherer Zustandsangst. Harmonische Beziehungen zum Partner (Selbsteinschätzung) oder innerhalb der Familie (Fremdeinschätzung) werden dagegen in Abhängigkeit von der Angstbereitschaft verstärkt von den Patienten angegeben, die geringere dispositionelle Angstwerte hatten.

Angst im postoperativen Verlauf

Die Aussage, daß zum präoperativen Zeitpunkt die Angst am größten ist und postoperativ kontinuierlich abfällt, läßt sich für die schweren Operationen, bei denen mit einem körperlich belastenden Krankheitsverlauf gerechnet werden muß, nicht aufrecht erhalten. Dies betrifft z.B. die Herzoperationen, wo in den ersten postoperativen Tagen die Patienten eine intensive medizinische Versorgung benötigen. Die Angst in der frühen postoperativen Phase ist aber nicht nur vom körperlichen Zustand des Patienten abhängig, sondern auch von der Stabilität seiner psychischen Abwehr. Bei Herzoperierten haben wir in dieser Situation bei einem Teil der Patienten eine erhebliche Schwächung der Angstabwehr festgestellt, nicht nur in Verbindung mit einer Schwächung der Ich-Funktionen aufgrund hirnorganischer Beeinträchtigungen, sondern auch in Verbindung mit einer dispositionellen Schwäche mit der Entwicklung psychotischer Episoden oder depressiv-resignierendem Verhalten. Postoperative Depressivität fand sich häufiger bei Patienten mit weniger guten Objektbeziehungen (Huse-Kleinstoll et al. 1984).

In Tabelle 5 sind die postoperativen Variablen aufgeführt, in denen sich die 4 präoperativen Patientengruppen mit unterschiedlicher Angst und Depressivität varianzanalytisch signifikant unterscheiden. Angst und Hoffnungslosigkeit auf der Intensivstation und paranoid-halluzinatorische Erlebnisse treten häufi-

Tabelle 5. Unterschiede in den Gruppen mit unterschiedlicher Angst und Depressivität in den Trait- und State-Maßen in der postoperativen Befunderhebung am 7.–10. postoperativen Tag

Variable	Trait-Maße	State-Maße
Paranoid-halluzinatorische Erlebnisse	×	
Angst und Hoffnungslosigkeit in der Intensivstation	×	
Depressivität (Interviewereinschätzung)	×	×
Sonstige Belastungen (Interviewereinschätzung)	×	

ger bei Patienten mit höherer präoperativer Angstbereitschaft auf. Aus der Sicht der Untersucher zeigte dagegen bei der Untersuchung von Gruppenunterschieden die postoperative Depressivität sowohl Unterschiede bezüglich der präoperativen dispositionellen als auch bezüglich der präoperativen situativen Angst der Patienten. Zusätzlich zur Operation bestehende Belastungen gaben ebenfalls mehr Patienten in den Gruppen an, die höhere dispositionelle Angstmaße aufwiesen.

Wie zum präoperativen Zeitpunkt, so haben wir auch für die Untersuchungszeitpunkte 7.–10. postoperativer Tag und 3. bis 4. postoperative Woche anhand der Angst- und Depressivitätsmasse mit Hilfe der Clusteranalyse Patientengruppen gebildet, die ähnliche Profile in den genannten Variablen aufwiesen.

Dabei fanden wir ähnlich wie zum präoperativen Zeitpunkt in der 4-Clusterlösung 2 Extremgruppen mit niedrigen bzw. hohen Werten in allen dispositionellen und situativen Angst- und Depressivitätsmaßen sowie 2 weitere Gruppen, die bei einem mittleren Niveau dispositioneller Angst und Depressivität in den situativen Daten entweder niedrige oder hohe Werte zeigten.

Ausgehend von der Verteilung der Patienten in den präoperativen Gruppen haben wir untersucht, welchen Gruppen diese Patienten im postoperativen Verlauf zugeordnet werden. Dies ist in Abb. 3 dargestellt. Die präoperativen Gruppen sind unterschiedlich schraffiert und die Zuordnung der Patienten aus diesen Gruppen zu den Gruppen im postoperativen Verlauf durch eine entsprechende Schraffierung eingetragen. Auf diese Weise läßt sich folgendes veranschaulichen:

1. Die Zahl der Patienten in der Extremgruppe mit niedrigen Werten in allen Angst- und Depressivitätsmaßen steigt postoperativ weiter an.
2. Die Patienten, die schon präoperativ in dieser Gruppe sind, bleiben dies auch postoperativ mit nur wenigen Ausnahmen.
3. Die Gruppe mit extrem hohen Werten für die dispositionelle und situative Angst und Depressivität nimmt postoperativ zahlenmäßig ab, aber dennoch setzt sich diese Extremgruppe im wesentlichen aus Patienten der entsprechenden präoperativen Vergleichsgruppe zusammen.
4. Zum Entlassungszeitpunkt ist im Vergleich zur frühpostoperativen Phase (7.–10. Tag) eine Zunahme von Patienten in der Gruppe mit hohen Werten für alle Angst- und Depressivitätsmaße zu beobachten.

84   G. Huse-Kleinstoll et al.

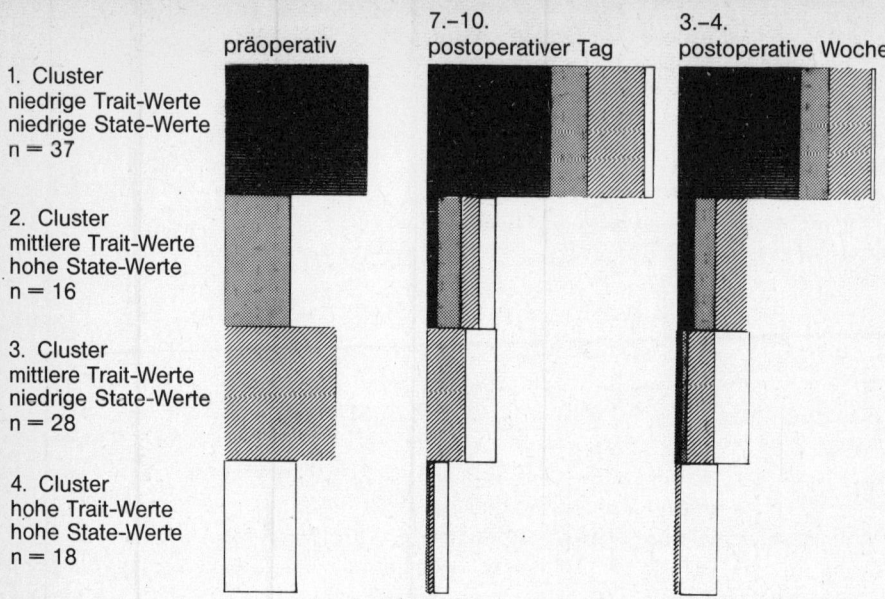

Abb. 3. Die Angstcluster in der Selbsteinschätzung: Die Wanderung durch die Cluster (4-Cluster-Lösung)

Diskussion

Ausgehend von eigenen Untersuchungen von Patienten vor und nach Herzoperationen haben wir die Angst aus der Sicht der Patienten darstellen wollen, wobei wir uns theoretisch auf ein Modell der Angst und Angstabwehr aus Ichpsychologischer Sicht (Freud 1926) bezogen haben. Dabei interessierten uns insbesondere die Beziehungen der dispositionellen zur situativen Angst sowie die Veränderung beider Maße im postoperativen Verlauf.

Die dispositionelle Angst ist dabei nicht der neurotischen Angst gleichzusetzen, sie ist aber größer bei den Patienten, die mehr und stärkere neurotische Ängste aufweisen. Darüber hinaus ist die dispositionelle Angst geprägt durch die Stärke bzw. Schwäche der Ich-Funktionen, welche neben den Anteilen frühkindlicher Erfahrungen auch anlagebedingte Eigenschaften und mögliche Schwächen durch die aktuelle körperliche Konstitution beinhalten.

Im Rahmen der Coping-Diskussion beschreibt unserer Meinung nach die dispositionelle Angst entsprechend der Einteilung von Prystav (1981) sowohl eine Coping-Fähigkeit, als auch ein Coping-Muster der Patienten. Flemming (1977) hat in ihrer Untersuchung zur Konstruktvalidierung der Angsttheorie des Sensitization-Repression-Konzeptes nachweisen können (Byrne 1964), daß sich Patienten mit niedriger bzw. hoher dispositioneller Angst in fast allen Skalen des Freiburger Persönlichkeitsinventars (FPI) und in vielen Items der auch von uns verwendeten Beschwerdenliste unterscheiden.

Sieht man sich die Beschwerden näher an, in denen sich Patienten mit niedriger bzw. hoher dispositioneller Angst zu allen Meßzeitpunkten prä- und postoperativ signifikant unterscheiden, so sind es Beschwerden, die als körperliche Korrelate depressiver Verstimmungen zu verstehen sind.

Bei der Untersuchung der dispositionellen und der situativen Angstmaße fiel anhand der hohen Korrelationen mit den Depressionsmaßen sowohl in der Selbst- als auch in der Fremdeinschätzung die Untrennbarkeit dieser beiden Emotionen auf. Die Höhe der Korrelation läßt sich dabei nicht durch eine Überschneidung von Variablen in den verwendeten Instrumenten erklären. Vielmehr scheint uns eine Untrennbarkeit dieser beiden Emotionen in der Realität richtiger zu sein. Als Hypothese nehmen wir an, daß das Gefühl von Angst, welches durch eine Bedrohung im Patienten ausgelöst wird, zu einer Verunsicherung und Schwächung im Selbst des Patienten führt und er dies nicht nur als Angst sondern zugleich auch als Depressivität spürt und seiner Umgebung mitteilt, da die Selbst- und Fremdwahrnehmung in der psychischen Entwicklung des Menschen untrennbar miteinander verbunden sind (Jacobson 1964).

Für die präoperative dispositionelle Angst findet sich eine signifikante positive Korrelation zur präoperativen Zustandsangst. Dispositionelle und situative Angst sind somit nicht unabhängig voneinander. Dies erscheint beim Vergleich der Abb. 2 und 3 zumindest für die Extremgruppen deutlich, so daß es sich möglicherweise nicht um eine lineare Beziehung zwischen beiden Größen handelt.

In unserer Untersuchung der präoperativen dispositionellen und situativen Angst und ihrer Bedeutung für die psychische Bewältigung der Herzoperation und der postoperativen Pflege, interessierten uns besonders die Zusammenhänge zu anderen präoperativen psychologischen Variablen. Dabei zeigte sich, daß für die Skalen „emotionale Veränderung durch die Krankheit", „Operationsangst und Abhängigkeit", „Angst" (Intervieweinschätzung) und „Streß der Wartezeit" (Intervieweinschätzung) signifikante Unterschiede zwischen den Patientengruppen mit hoher und den Patientengruppen mit niedriger situativer Angst zum präoperativen Zeitpunkt bestanden. Diese genannten Variablen hatten somit enge Beziehungen zur präoperativen Zustandsangst. Die präoperative situative und dispositionelle Angst haben gleichermaßen einen Prädiktorwert für postoperative Depressivität.

Bedeutsamer als die präoperative situative Angst scheint für die Bewältigung der Herzoperation und der Belastungen der frühen postoperativen Phase die dispositionelle Angst der Patienten zu sein. „Paranoidhalluzinatorische Erlebnisse", „Angst und Hoffnungslosigkeit" auf der Intensivstation, „Depressivität" am 7.–10. postoperativen Tag und zusätzlich zur Operation bestehende „sonstige Belastungen" fanden sich häufiger bei Patienten mit größerer präoperativer dispositioneller Angst (S. 83 Tabelle 5).

Wichtiger scheint uns im Zusammenhang mit der dispositionellen Angst ein Ergebnis aus der präoperativen Befunderhebung, das zeigte, daß die Patientengruppen mit höheren Werten dispositioneller Angst weniger stabile Objektbeziehungen hatten. Dies betraf sowohl die Selbsteinschätzung der „Harmonie in der Partnerschaft", als auch „Harmonie in der Familie" als Fremdeinschätzung durch die Interviewer.

Der enge Zusammenhang von niedrigen Werten für die dispositionelle Angst und der Fähigkeit der Patienten, positive zwischenmenschliche Beziehungen herzustellen, ist nicht nur wichtig in bezug auf die familiären Beziehungen der Patienten, sondern auch in bezug auf die Beziehungen zu Ärzten und zu Pflegepersonen im Krankenhaus.

Da sich gute zwischenmenschliche Beziehungen gleichzeitig als Unterstützung für die Bewältigung von Belastungen erwiesen haben (Llynch 1979), scheinen sich auf diese Weise die positiven Auswirkungen geringer dispositioneller Angst im Hinblick auf einen unkomplizierten psychischen Verlauf zu potenzieren.

Da die vom Patienten erlebte Angst bereits das Ergebnis aus Ängstigung und Angstbewältigung ist, zeigen starke Ängste auf seiten des Patienten eine unvollkommene Angstbewältigung an. Kommt es schließlich zur Angstüberflutung und zum Zusammenbruch der Angstabwehr, so entwickelt sich eine Psychose (vergl. hierzu auch den Beitrag von Scharfetter S. 51).

Das Konzept der „work of worrying" d. h. der Beschäftigung mit den ängstigenden Aspekten einer bevorstehenden Operation, von Janis als „Angstarbeit" in Anlehnung an den Begriff der „Trauerarbeit" nach Verlusten bezeichnet, wurde von einer Reihe von Autoren angezweifelt. Möhlen u. Davies-Osterkamp (1979) konnten zeigen, daß Patienten mit geringer präoperativer Ängstigung postoperativ weniger körperliche Komplikationen aufwiesen. Hackett u. Weisman (1969) hatten dies schon zu einem früheren Zeitpunkt für Patienten, die einen Herzinfarkt erlitten hatten, beschrieben und auch Salm (1982) fand bei der Untersuchung von Patienten, die sich einer Herzkatheterisierung unterziehen mußten, daß niedrig ängstliche Patienten weniger Komplikationen und weniger psychische Belastungen durch die Katheteruntersuchung erlebten. Auch in unserer Untersuchung fiel die große Stabilität der Patientengruppe auf, die vor der Operation in allen Angst- und Depressivitätsmaßen besonders niedrige Werte hatte (vgl. Abb. 3).

Verlaufsuntersuchungen hatten für diese Patientengruppe auch postoperativ unverändert niedrige Angst- und Depressionswerte ergeben. Danach läßt sich sagen, daß Patienten mit präoperativ niedriger dispositioneller und situativer Angst eine günstige Prognose für die psychische Bewältigung chirurgischer Eingriffe haben.

Langer et al. (1982) untersuchten verschiedene Methoden zur Reduktion psychologischen Stresses bei chirurgischen Patienten. Als effektivste Form erwies sich dabei die selektive Betonung positiver Aspekte der Operation gegenüber den ängstigenden Aspekten im Sinne einer Angstbewältigung durch Neubewertung. Als Kriteriumsvariablen dienten dabei die postoperative Angst, die Flexibilität im Verhalten sowie der Verbrauch von Schmerz- und Beruhigungsmitteln. Diese Methode der Angstreduktion entspricht möglicherweise der Form der Angstbewältigung bei niedrig ängstlichen Patienten, die durch die Verleugnung ängstigender Aspekte – zugunsten einer Betonung der erhofften positiven Folgen der Operation – ihre Angst erfolgreich abwehren.

Wir sind uns darüber im klaren, daß auch diese Untersuchung zur Angst und Angstbewältigung aus der Sicht der Patienten noch viele Fragen offenläßt, wie z. B. die Fragen nach der Beziehung zur Schwere der Krankheit und zur Schwere des postoperativen somatischen Verlaufs. Auch erlaubt es der jetzige Stand unserer Untersuchungen noch nicht, der Angst und Angstbewältigung aus der Sicht der Patienten die Sicht des Untersuchers gegenüberzustellen, welche auch gleichzeitig die Sicht der behandelnden Ärzte und die der pflegenden Personen in der Klinik ist. Wir hoffen, dies zu einem späteren Zeitpunkt darstellen zu können.

Literatur

Byrne D (1964) Repression-sensitization as a dimension of personality. In: Maher BA (ed) Progress in experimental personality research. Academic Press, New York, pp 170–220

Davies-Osterkamp S (1982) Angst und Angstbewältigung bei chirurgischen Patienten. In: Beckmann D, Davies-Osterkamp S, Scheer JW (Hrsg) Medizinische Psychologie. Springer, Berlin Heidelberg New York

Flemming B (1977) Angst und Angstabwehr bei starker psychischer Belastung vor Herzoperationen. Versuch einer Konstruktvalidierung der Angsttheorie des Sensitization-Repression-Konzeptes in einer Feldstudie. Dissertation, Universität Hamburg

Freud S (1926) Hemmung, Symptom und Angst. Gesammelte Werke, Bd. XIV. Fischer, Frankfurt

Hackett TP, Weisman AD, (1969) Denial as a factor in patients with heart disease and cancer. Ann Acad Sci 164:802–817

Hecheltjen KG, Mertesdorf F (1973) Entwicklung eines mehrdimensionalen Stimmungsfragebogens. Gruppendyn 4:109–122

Huse-Kleinstoll G, Boll A, Dame B, Götze P, Meffert HJ, Priebe K, Speidel H (1984) Die psychische Belastung kardiochirurgischer Intensivpatienten. In: Tewes U (Hrsg) Angewandte Medizinpsychologie. Klotz, Frankfurt

Jacobson E (1964) Das Selbst und die Welt der Objekte, 1. Aufl. Suhrkamp, Frankfurt

Janis IL (1958) Psychological stress: Psychoanalytic and behavioral studies of surgical patients. Wiley, New York

Kerekjarto v M, Meyer AE, Zerssen v D (1972) Die HHM-Beschwerdenliste bei Patienten einer internistischen Ambulanz. Z. Psychosom Med 1:1–16

Koch U, Schöfer G (1974) Arbeitsbericht des Teilprojektes C 1 des SFB 115 an die Deutsche Forschungsgemeinschaft, Hamburg

Langer EJ, Janis IL, Wolfer JA (1982) Reduction of psychological stress in surgical patients. In: Janis IL (ed) Counseling on personal decisions. Yale University Press, New Haven London

Llynch JJ (1979) Das gebrochene Herz. Rowohlt, Reinbek

Möhlen K, Davies-Osterkamp S (1979) Psychische und körperliche Reaktionen bei Patienten der offenen Herzchirurgie in Abhängigkeit von präoperativen psychischen Befunden. Z Psychosom Med Psychoanal 25:128–140

Prystav G (1981) Psychologische Copingforschung: Konzeptbildungen, Operationalisierungen und Messinstrumente. Diagnostica 27:189–214

Salm A (1982) Der Umgang mit der Angst am Beispiel der Herzkatheteruntersuchung. In: Beckmann D, Davies-Osterkamp S, Scheer JW (Hrsg) Medizinische Psychologie. Springer, Berlin Heidelberg New York

Spaeth L (1975) Cluster-Analyse Algorithmen. Oldenbourg, München

Speidel H, Boll A, Dahme B et al. (1981) Analyse von Bedingungsfaktoren der postoperativen psychopathologischen und neurologischen Auffälligkeiten bei Herzoperationen mit extrakorporaler Zirkulation. Bericht an die Deutsche Forschungsgemeinschaft, Hamburg

Spielberger CD (1972) Anxiety as an emotional state. In: Spielberger CD (ed) Anxiety current trends in theory and research. Academic Press, New York

Spreen O (1961) Konstruktion einer Skala zur Messung der manifesten Angst in experimentellen Situationen. Psychol Forsch 26:205–223

Die Bedeutung der körperbezogenen Angst für die Differenzierung zwischen Angst und Depression

W. Maier, M. Philipp und O. Benkert

Einleitung

Einführung in das Thema

Angst und Depression bezeichnen umgangssprachlich und im klinischen Sprachgebrauch verschiedene emotionale Qualitäten. Im klinischen Alltag muß häufig zwischen einem Angstsyndrom und einem depressiven Syndrom unterschieden werden, da Angstsyndrome nach anderen pharmakotherapeutischen Konzepten behandelt werden als depressive Syndrome. In theoriebegleiteten Analysen affektiver Verstimmungen wird dagegen die Differenzierung zwischen Angst und Depression kontrovers diskutiert: Einerseits betrachtet z. B. Freud (1895, 1916) Angst und Depression als verschiedene Qualitäten, denen verschiedene Störungen zugrunde liegen; andererseits sieht Lewis (1934) Angst und Depression als zwei verschiedene, nicht separierbare Akzentuierungen einer affektiven Verstimmung an, denen jeweils eine gemeinsame Störung zugrunde liegt. Zwischen diesen beiden theoretischen Positionen kann deshalb nicht entschieden werden, weil eine Differenzierbarkeit zwischen Angstsyndromen und depressiven Syndromen aufgrund der bisherigen Forschung weder hinreichend belegt noch hinreichend widerlegt ist. Dieser Befund, der im weiteren noch ausführlich zu begründen ist, stellt natürlich auch die Validität der im klinischen Alltag vollzogenen Differenzierung zwischen einem Angstsyndrom und einem depressiven Syndrom in Frage.

Der Gegenstand der folgenden Arbeit soll ein Beitrag zur Differenzierung zwischen einem depressiven Syndrom und einem Angstsyndrom sein. Hierzu wird zunächst der heutige Stand der empirischen Forschung zur Differenzierung zwischen beiden Syndromen dargestellt, um gesicherte Resultate – soweit sie vorhanden sind – zu extrahieren und um weiterführende Hypothesen für eine eigene vorzustellende Untersuchung zu gewinnen.

Heutiger Stand der empirischen Forschung zur Differenzierung von Angst und Depression

Beim Versuch zwischen Angstsyndrom und depressivem Syndrom zu unterscheiden, können verschiedene Strategien benutzt werden. Es können die Daten durch Selbstbeurteilungsskalen, durch Fremdbeurteilungsskalen oder durch psychopathologische Beurteilungsinventare erhoben werden. Die Analysen können auf Symptomebene durch Konstruktion von Syndromen vorgenommen werden (Faktorenanalyse); die Patienten können in Gruppen typisiert

Leitsymptom Angst
Herausgegeben von P. Götze
© Springer-Verlag Berlin Heidelberg 1984

werden (Clusteranalyse); es können aber auch die nosologischen Differenzierungen zwischen depressiven Erkrankungen und Angsterkrankungen zugrunde gelegt werden, um diskriminanzanalytisch eine Differenzierung zwischen einem depressiven Syndrom und einem Angstsyndron zu erreichen. In den bisherigen Arbeiten zur Differenzierung zwischen Angst und Depression sind lediglich faktorenanalytische und diskriminanzanalytische Methoden relevant gewesen.

Ergebnisse bei Verwendung von Selbstbeurteilungsskalen

Zung et al. (1965) haben die Möglichkeit postuliert, daß die von ihnen konstruierten Selbstbeurteilungsskalen (zur Depression: SDS, zur Angst: SAS) eine Differenzierung zwischen depressivem Syndrom und Angstsyndrom möglich sei. Doch dieses Resultat ist fragwürdig, weil einmal die verwendeten Selbstbeurteilungsskalen mangelhaft validiert sind (Carrol et al. 1973; v. Zerssen u. Koeller 1976) und andererseits die Faktorenanalysen, die eine Differenzierung zwischen den beiden emotionalen Qualitäten begründen sollen, inadäquat interpretiert wurden (Mendels et al. 1972).

Derogatis et al. (1973) konnten bei ambulanten Patienten mit der Syndrom-Check-List SCL 90 5 Faktoren herauskristallisieren, wobei Angst und Depression auf 2 getrennte Faktoren repräsentiert werden (andere Faktoren sind: Somatisierung, Zwanghaftigkeit und zwischenmenschliche Sensitivität). Doch dieses Resultat konnte nur bei einer Gruppe von Patienten mit Angstneurosen gefunden werden, nicht aber bei einer Gruppe von Patienten mit depressiven Erkrankungen (Derogatis et al. 1972). Die Differenzierung zwischen depressivem Syndrom und Angstsyndrom auf der Basis von Selbstbeurteilungsskalen ist also bei depressiven Patienten erschwert. Darauf weist auch die Faktorenanalyse der SCL 90 bei stationären Patienten hin, die ebenfalls keine Differenzierung zwischen einem Faktor, der das Angstsyndrom repräsentiert, und einem Faktor, der das depressive Syndrom repräsentiert, erbrachte (Molcomb et al. 1983).

v. Zerssen u. Koeller (1976) konnten aufgrund des Münchner Selbstbeurteilungsinventars keine Differenzierung zwischen Angst und Depression erreichen, die von der Auswahl der untersuchten Patienten unabhängig ist. Auch Mendels et al. (1972) gelang es nicht, eine faktorenanalytische Trennung zwischen Angst und Depression bei Zugrundelegen der Selbstbeurteilungsskalen zu erreichen.

Ergebnisse bei Verwendung von Fremdbeurteilungsskalen
bzw. psychopathologischen Inventaren

Fremdbeurteilungsskalen und psychopathologische Inventare können zwischen emotionalen Qualitäten besser differenzieren als Selbstbeurteilungsskalen (Möller u. v. Zerssen 1983). Weder in der Brief Psychiatric Rating Scale (BPRS) (Overall u. Klett 1972) noch im AMDP-System (Baumann u. Angst 1975; Gebhard et al. 1983) können Faktoren extrahiert werden, die auf einem Faktor ein reines Angstsyndrom und auf einem anderen Faktor ein reines depressives Syndrom umschreiben. Zwar können Faktoren extrahiert werden, die ängstlich-depressive Symptomatik repräsentieren; doch trägt jeder Faktor, der auf eine Angstsymptomatik hinweist und relevante Ladungen auf Variablen, die eine depressive Symtomatik bezeichnen. Dasselbe ist für die Inpatient Multidimensional Psychiatric Scale (IMPS) von Lorr et al. (1963) festzustellen. Hier weist der Faktor „anxious intropunitiveness" am deutlichsten auf ein Angstsyndrom hin; doch auch Schuldgefühle markieren diesen Faktor, so daß er keine reine Angstsymptomatik beschreibt. Trotzdem verwenden einige Autoren diesen Faktor so, als würde er ein reines Angstsyndrom bezeichnen (Strian u. Klicpera 1983 a, b).

Zubin u. Fleiss (1971) sowie Fleiss et al. (1971) konnten unter Verwendung eines umfangreichen psychopathologischen Variablensatzes zwischen 23 Faktoren differenzieren, von denen Depression und Angst in 2 verschiedenen Faktoren auftraten; einschränkend muß jedoch bemerkt werden, daß die selbstberichteten Angstgefühle nicht auf dem Faktor, der Angstsymptomatik bezeichnet, sondern auf dem Faktor, der die depressive Symptomatik bezeichnet, zu finden sind. Diese Analyse wurde auf der Basis einer breit gestreuten Patientenpopulation, die nosologisch nicht selegiert war, erhoben; so bleibt unklar, ob die gefundene Differenzierung ausschließlich durch die nosologische Differenzierung zwischen depressiven Erkrankungen einerseits und Angsterkrankungen andererseits induziert wurde.[1]

In Newcastle wurden von der Arbeitsgruppe um Roth mehrere Versuche unternommen, eine valide Differenzierung zwischen Angst und Depression zu finden. In den ersten Untersuchungen (1972) konnten Roth et al. eine Faktorenanalyse über 60 verschiedene Items aus verschiedenen psychopathologischen Inventaren in einer Gruppe von Patienten, die sowohl endogene als auch neurotische Depressionen bzw. Angstneurosen aufweisen, einen bipolaren Faktor isolieren, der Angstsymtomatik an einem Pol und depressive Symptomatik an den anderen Pol lokalisierte. Allerdings war die Häufigkeitsverteilung auf diesem Faktor unimodal, was das häufige gleichzeitige Auftreten von Angst und depressiven Syndromen belegt (Klerman 1977). Gurney et al. (1972) entwickelten diskriminanzanalytisch eine Skala, die es erlaubte, die beiden Krankheitsgruppen depressiver Erkrankungen bzw. Angstneurosen voneinander befriedigend zu differenzieren; dieser Diskriminationsindex kennzeichnet die Angstneurosen vor allem durch situativ gebundene und paroxysmal auftretende Ängste, während die depressive Symptomatik vor allem durch Suizidalität und Hemmung gekennzeichnet ist.

In einer weiteren Untersuchung der Arbeitsgruppe um Roth (Mountjoy u. Roth 1982) wurde eine Faktorenanalyse über ein Patientenkollektiv durchgeführt, das die Krankheitsgruppen neurotischer Depression und Angstneurose nicht jedoch die Gruppe der endogenen Depression umfaßte. Dabei kam neben einem als Schweregrad interpretierten ersten Faktor ein zweiter, bipolarer Faktor zur Darstellung, der Angstsymptomatik und depressive Symptomatik gegeneinander differenzierte. Die Angstsymptomatik war dabei vor allem durch die situativ gebundenen Ängste gekennzeichnet, die depressive Symptomatik hingegen vor allem durch Suizidalität und depressive Verstimmung. In

---

1 Weitere Befunde, die früher als 1966 publiziert wurden, sind in Castello u. Comrey 1967 dargestellt.

einer anschließenden Diskriminanzanalyse zur Differenzierung von Angstneurosen und depressiven Neurosen traten depressive Verstimmungen vor allem
als Indikator für neurotische Depression und phobische Angst vor allem als Indikator für die Angstneurose auf.

In den Untersuchungen der Newcastle-Gruppe wurde jeweils mit nosologischen Kriterien gearbeitet, die nicht operationalisiert und standardisiert sind.
Die diagnostischen Konventionen sind insbesondere nicht an den neueren Inventaren – z. B. Research Diagnostic Criteria (Spitzer et al. 1978) oder Diagnostic and Statistical Manual III (American Psychiatric Association 1980) –
orientiert. So bleibt fraglich, welchen Einfluß die diagnostischen Gepflogenheiten auf die Resultate haben. Weiterhin wurden stets Patientengruppen untersucht, die sowohl depressive als auch Angsterkrankungen aufweisen, wobei
in der letztgenannten Gruppe Patienten mit isolierten Phobien oder isolierten
Panikattacken – jeweils ohne depressive Begleitsymptomatik – ein zahlenmäßi-
ges Übergewicht haben (McNair u. Fisher 1978). So bleibt insgesamt unklar,
ob die Differenzierung zwischen Angst und Depression ausschließlich auf eine
nosologische Differenzierung zurückzuführen ist.

Es kann also nicht entschieden werden, ob bei depressiven Patienten zwischen einem depressiven Syndrom und einem Angstsyndrom getrennt werden
kann, was jedoch für die Therapieevaluationsforschung notwendig wäre (z. B.
für die Evaluierung der reinen Antidepressivatherapie versus Kombinations-
therapie von Antidepressiva mit Anxiolytika). Die diskutierten Befunde von
Derogatis et al. (1973) legen nahe, daß eine Differenzierung zwischen depressivem Syndrom und Angstsyndrom zwar in einer nosologisch nicht differenzierten Gruppe oder in der Gruppe der Angstneurosen durchgeführt werden kann,
in der Gruppe der Patienten mit depressiven Erkrankungen jedoch nicht gelingt. Eine ähnliche Kritik üben McNair u. Fisher (1978) an den Newcastle-
Studien.

Differenzierung mit Hilfe nosologischer Kriterien

Prusoff u. Klerman (1974) haben eine diskriminanzanalytische Differenzierung
zwischen Angstneurose und depressiver Neurose bei ambulanten Patienten
durchgeführt; bei Zugrundelegen dieser nicht operationalisierten, nicht standardisierten Differenzierung zwischen den beiden Krankheitsgruppen hofften
die Autoren, eine Differenzierung zwischen den Syndromen Angst und Depression zu erreichen. Den Patienten wurde die Selbstbeurteilungsskala SCL
90 vorgelegt. Dabei kam es zu einer relativ guten Differenzierung zwischen den
beiden Erkrankungsgruppen bzw. Erkrankungen, wobei der Faktor „Depression" für depressive Erkrankung, der Faktor „Somatisierung" gagegen für
Angstneurose sprach. Dieser Befund ist sicher stark von den diagnostischen
Gepflogenheiten bei der Definition der untersuchten Population und bei der
Differenzierung zwischen Angstneurose und depressiver Neurose beeinflußt.
Zudem haben die Autoren nicht beachtet, daß die SCL 90 in der Gruppe der
Patienten mit depressiver Erkrankung eine andere faktorielle Struktur zeigt, als
in der Gruppe der Patienten mit Angstneurose (Derogatis et al. 1973). Bemer-
kenswert ist jedoch, daß der Faktor „Angst" im Gegensatz zum Faktor „De-
pression" keine diskriminatorische Potenz aufweist, wohl aber der Faktor „So-

matisierung". Die diskriminanzanalytischen Befunde der Newcastle-Gruppe erbrachten ebenso, daß die Angstsymptomatik in der Diskriminanzanalyse keinen Beitrag zur Differenzierung zwischen Angstneurosen und depressiven Neurosen leistet (Mountjoy u. Roth 1982).

Resümierend ist festzuhalten: In den erfolgreichen Versuchen zur Differenzierung zwischen Angstsyndrom und depressivem Syndrom zeigt sich:

1. Vor allem situationsgebundene Ängste und Panikattacken markieren das Angstsyndrom im Kontrast zum depressiven Syndrom. Ungeklärt ist jedoch, wieweit dieser Befund populationsabhängig ist; insbesondere ist unklar, ob diese Differenzierung an einer Gruppe depressiver Patienten reproduzierbar ist, da vor allem bei dieser Patientengruppe die Ausgrenzung eines depressiven Syndroms von einem Angstsyndrom besonders schwierig ist (Derogatis et al. 1973).
2. Es gibt Hinweise, daß die somatische Begleitsymptomatik zur Angst ein Indiz für das Vorliegen eines Angstsyndroms darstellt (Prusoff u. Klerman 1974); dieser Befund ist bei der diskriminanzanalytischen Untersuchung zwischen Angstneurosen und depressiven Neurosen erhoben worden. Es bedarf weiterer Abklärung, ob diese Beobachtung zur Differenzierung zwischen Angstsyndrom und depressivem Syndrom beitragen kann.

Es erscheint uns daher notwendig,

1. besonderes Augenmerk auf die somatische Begleitsymptomatik der Angst zu richten, um zu klären, ob damit ein Symptomkomplex gegeben ist, der wegen seines häufigen und diagnostisch unspezifischeren Auftretens besser zwischen Angstsyndrom und depressivem Syndrom unterscheiden kann als situationsgebundene Ängste und Panikattacken;
2. zu untersuchen, ob die Herz-Angst-Symptomatik, die in der Regel attackenförmig auftritt und eine ausgeprägte somatische Begleitsymptomatik aufweist, einen Beitrag zur Differenzierung zwischen Angstsyndrom und depressivem Syndrom leitsten kann;
3. Untersuchungen zur Differenzierung zwischen Angstsyndrom und depressivem Syndrom an einer Population depressiver Patienten durchzuführen, da hier eine Differenzierung besonders schwierig ist (Derogatis et al. 1973), aber auch für die Therapieevaluation besonders wichtig ist.

Eigene Untersuchung

Methodik

Stichprobe

Alle Patienten, die in der Psychiatrischen Universitätsklinik Mainz in einem bestimmten Zeitraum zur Aufnahme kamen, wurden mit dem Present-State-Examination-Interview (PSE) (Wing et al. 1974) exploriert, soweit sie nicht an einer organischen Erkrankung litten, eine Anfallsanamnese aufwiesen, einen Alkohol-, Medikamenten- oder Drogenabusus betrieben, jünger als 20 oder älter als 60 Jahre waren. Zudem wurden alle Patienten nach Diagnosekriterien

Tabelle 1. Charakterisierung der Stichprobe

Anzahl der Patienten:		n = 173
Alter:	(Durchschnittsalter) 38,8 Jahre	
	(20–60 Jahre)	
Geschlecht:	♂ : n = 48	
	♀ : n = 125	
ICD:	295.x: n = 40	
	296.x: n = 73	
	300.x: n = 34	
	309.x: n = 26	
RDC:	Major Depressive Disorder (sicher)	n = 112
	Major Depressive Disorder (wahrscheinlich)	n = 11
	Minor Depressive Disorder	n = 30
	Intermittent Depressive Disorder	n = 1
	Schizoaffective Disorder (depressed type)	n = 19

der RDC beurteilt; erfüllte ein Patient die Kriterien Major oder Minor Depressive Disorder, Intermittent Depression oder Schizoaffective Disorder (depressed type) nach der RDC (Spitzer et al. 1978), so wurde er in die Population der depressiven Patienten aufgenommen, die dieser Untersuchung zugrunde liegt. Diese Gruppe umfaßte 173 Patienten, davon zeigten nach der ICD 40 eine schizophrene Erkrankung, 73 eine endogen depressive Erkrankung, 34 eine depressive Neurose und 26 eine depressive Reaktion (Tabelle 1).

Untersuchungsmethoden

Alle Patienten mit depressiven Syndromen wurden nach dem PSE – Interview durch den Interviewer mit Fremdbeurteilungsskalen beurteilt (Tabelle 2); soweit die notwendige Information im PSE-Interview nicht erhoben wurde, erfolgte vor dem Rating eine weitere freie Exploration. Die Patienten füllten anschließend Selbstbeurteilungsskalen aus (s. Tabelle 2).

Bei der Selbstbeurteilung wurde die Herz-Angst-Skala (CAS) verwendet. Diese Skala und die zugehörige Validierungsstudie sind noch nicht publiziert. Die bisherigen Validierungen sprechen für eine gute differentielle Validität der

Tabelle 2. Untersuchungsinstrumente

Selbstbeurteilung	Fremdbeurteilung
FBL	PSE
(Freiburger Beschwerdeliste)	(Present State Examination)
DS	BPRS
(Depressivitäts-Skala)	(Brief Psychiatric Rating Scale)
STAI X 1	HAMD
(State Trait Anxiety Inventory)	(Hamilton-Depressions-Skala)
CAS	HAMA
(Cardiac Anxiety Scale)	(Hamilton-Angst-Skala)
	GADDS
	(Gurney-Angst-Depression-Diagnose-Skala)

Skala (Patienten mit Herz-Angst-Syndromen im Kontrast zu Patienten mit organischen Herzerkrankungen bzw. depressiven Patienten); die Itemanalysen und Reliabilitätswerte zeigen befriedigende Resultate (Kohnen u. Benkert, in Vorbereitung).

Analysemethoden

Die Angstskala von Hamilton (HAMA) (Hamilton 1960) wird durch 2 Scores ausgewertet, wobei ein Score die psychische Angst, die andere die somatische Angst beurteilt. Die Depressionsskala von Hamilton (HAMD) (Hamilton 1976) wird durch den Globalsummenscore ausgewertet, da eine weitere Zerlegung in Subskalen – jedenfalls mit der deutschsprachigen Fassung – nicht möglich ist (Baumann 1976). Die von Gurney et al. (1972) erarbeitete Skala diskriminiert zwischen Angsterkrankungen und depressiven Erkrankungen (GADDS); sie wird durch eine gewichtete Summenbildung ausgewertet, wobei ein hoher positiver Wert einen hohen Ausprägungsgrad der Depression ohne starke Ausprägung der Angst, ein hoher negativer Wert eine Ausprägung der Angst ohne ein hohes Ausprägungsniveau der Depression bezeichnet; der Wert Null kennzeichnet den Zustand der Gesundheit oder ein gemischtes ängstlich-depressives Syndrom. Die BPRS wird durch die von Overall angegebene Subskalierung ausgewertet (Overall u. Klett 1972). Die Freiburger Beschwerdeliste (FBL-W) wird durch Subscores ausgewertet, die sich an einer Topographie des Körpers orientieren (Fahrenberg 1975). Die Depressivitätsskala von v. Zerssen (v. Zerssen u. Koeller 1976) und die Angstskala von Spielberger (STAI-X 1) (Spielberger et al. 1970) zur Beurteilung der State-Angst wurden durch Globalsummenscores ausgewertet.

Diese Subskalen- bzw. Skalenscores werden durch Faktorenanalysen in ihrer Zusammenhangstruktur untersucht. Die ermittelten Faktoren werden als Syndrome interpretiert. Jeder Patient erhält durch seinen Faktorenwert somit jeweils einen Ausprägungsgrad der isolierten Syndrome zugeordnet.

Bei der Exploration der Faktoren legen wir das Scree-Graph-Kriterium zugrunde (Cattell 1972). Die Rotation erfolgt auf eine schiefwinklige Einfachstruktur (Oblimin nach SPSS (Nie u. Hull 1981)), da hier die am besten interpretierbaren Faktoren resultieren.

Ergebnisse

Bei der faktorenanalytischen Zerlegung ergibt sich bei Zugrundelegen der Globalsummenscores der DS, der STAI-X 1, der CAS und der Subscores der FBL-W eine Zweifaktorenlösung (Tabelle 3). Die rotierten Faktoren zeigen einen Faktor, der auf den Variablen relevante Ladungskoeffizienten trägt, die affektive Symptomatik (DS, STAI-X 1, CAS), allgemeines leibliches Mißempfinden (entsprechend den Subscores in FBL-W) oder Herzangst (CAS) bezeichnen. Der zweite Faktor trägt auf sämtlichen Variablen, die körperliche Symptomatik repräsentieren, relevante Items. Es kann also faktorenanalytisch kein Faktor extrahiert werden, der affektive Verstimmung ohne körperliche Mißempfindungen repräsentieren würde; wohl aber läßt sich ein Faktor extrahieren, der allgemeines körperliches Mißempfinden repräsentiert.

Tabelle 3. Faktorenanalyse der Selbstbeurteilungsskalen (Rotation auf Einfachstruktur)

	Faktor 1 „Affektive Verstimmung mit allgemeinem körperlichem Mißempfinden"	Faktor 2 „Allgemeines und lokalisiertes körperliches Mißempfinden"
STAI (Globalsumme)	0.99	− 0.20
DS (Globalsumme)	0.85	0.11
CAS (Globalsumme)	0.52	0.49
FBL (Allgemeinbefinden)	0.48	0.49
FBL (Herz-Kreislauf)	0.30	0.63
FBL (Magen-Darm)	0.06	0.80
FBL (Anspannung)	0.56	0.41
FBL (Schmerz)	− 0.11	0.88
Anteil der erklärten Varianz	68%	15%
Korrelation zwischen den Faktoren	0.46	

Bei der Faktorenanalyse der Fremdbeurteilungsskalen bezogen wir – um unsere Ausgangshypothese zu prüfen – jene PSE-Kriterien ein, die paroxysmal bzw. situativ auftretende Angst repräsentieren (Tabelle 4). Wir können 2 Faktoren extrahieren, wobei der varianzstärkste Faktor Angstsymptomatik ebenso repräsentiert wie depressive Symptomatik; auf diesem Faktor trägt auch die paroxysmal auftretene Angst eine relevante Ladung. Somit kann dieser Faktor als Generalfaktor interpretiert werden (fast alle Variablen tragen relevante Ladungen); er stellt also einen Index für den Schweregrad der nicht weiter differenzierten affektiven Symptomatik dar. Der zweite Faktor vermag zwischen der gehemmt-depressiven Symptomatik und der situativ ausgelösten bzw. paroxysmal auftretenden Angst durch eine bipolare Faktorenstruktur zu unterscheiden (Tabelle 4).

Nachdem auf der Ebene der Selbstbeurteilung zwischen Angst und Depression nicht unterschieden werden kann, versuchten wir durch eine gemeinsame Analyse von Fremd- und Selbstbeurteilungsskalen eine differenzierte Leistung der Selbstbeurteilungsskalen darzustellen (Tabelle 5). Es resultiert als varianzstärkster Faktor ein Mischfaktor, der mit Ausnahme der somatischen Angst (HAMA-Subskala) auf allen durch Selbstbeurteilung erhobenen Variablen relevante Ladungen trägt; dieser Faktor leistet zur Differenzierung zwischen Depression und Angst keinen Beitrag; er bezeichnet ein ängstlich-depressives Syndrom, in dem Angst vor allem als psychische Angst auftritt. Als zweiter Faktor resultiert ein bipolarer Faktor, der somatische Angst (repräsentiert durch die CAS in der Selbstbeurteilung und durch die HAMA in der Fremdbeurteilung) gegen gehemmt depressive Symptomatik kontrastiert und somit zwischen Angst und Depression differenziert; Variablen, die paroxysmal auftreten und situationsgebundene Angst repräsentieren, wurden in der Analyse nicht verwendet. Als dritter Faktor resultiert schließlich ein Faktor, der ausschließlich auf den Variablen, die durch Selbstbeurteilung erhoben wurden, relevante Ladungen trägt und den wir als „Methodenfaktor" (Pawlik 1972, S. 125) interpretieren (Tabelle 5).

Tabelle 4. Differenzierung von Angst und Depression durch Fremdbeurteilung. Faktorenanalyse (Rotation auf Einfachstruktur)

	Faktor 1 „Angst- depression"	Faktor 2 „Gehemmte Depression versus Angst"
Angst versus Depression (Gurney-Angst-Depression-Diagnose-Skala)	− 0.05	0.80
Depression (Hamilton-Depressions-Skala)	0.82	− 0.45
Psychische Angst (Hamilton-Angst-Skala)	0.83	0.05
Somatische Angst (Hamilton-Angst-Skala)	0.71	0.19
Hemmung (BPRS-Subskala)	0.35	− 0.50
Angstdepression (BPRS-Subskala)	0.78	0.10
Panic Attacks (Häufigkeit, PSE-Item)	0.43	0.76
Situative Angst (PSE-Item)	0.19	0.63
Anteil der erklärten Varianz	34%	29%
Korrelation zwischen den Faktoren		− 0.10

Tabelle 5. Differenzierung von Angst und Depression in Selbst- und Fremdbeurteilung. Faktorenanalyse (Rotation auf Einfachstruktur)

	Faktor 1 „Angst- depression"	Faktor 2 „Hemmung versus Angst"	Faktor 3 „Methoden- faktor"
Angst versus Depression (Gurney-Angst-Depression-Diagnose-Skala)	− 0.85	0.81	− 0.20
Depression (Hamilton-Depressions-Skala)	0.65	− 0.20	0.23
Psychische Angst (Hamilton-Angst-Skala)	0.37	0.35	0.19
Somatische Angst (Hamilton-Angst-Skala)	− 0.05	0.45	0.05
Hemmung (BPRS)	0.65	− 0.54	0.12
Angstdepression (BPRS)	0.59	− 0.23	0.20
Zustandsangst (STAI-X 1, Selbstbeurteilung)	0.17	0.15	0.50
Depression (DS, Selbstbeurteilung)	0.30	0.11	0.60
Herzangst (CAS, Selbstbeurteilung)	− 0.16	0.45	0.42
Anteil der erklärten Varianz	32%	21%	10%

Tabelle 6. Differenzierung von Angst und Depression in Selbstbeurteilung und Fremdbeurteilung. Faktorenanalyse (Rotation auf Einfachstruktur)

	Faktor 1 „Angst-depression"	Faktor 2 „Hemmung versus Angst"	Faktor 3 „Methoden-faktor"
Angst versus Depression (GADDS)	0.75	0.70	0.20
Depression (HAMD)	0.79	0.26	0.14
Psychische Angst (HAMA)	0.61	0.17	0.12
Somatische Angst (HAMA)	0.38	0.45	0.09
Angstdepression (BPRS)	0.71	0.10	0.23
Hemmung (BPRS)	0.60	−0.45	0.17
Panic Attaks (PSE-Hem)	0.04	0.80	0.12
Situative Angst (PSE-Hem)	0.02	0.76	0.21
Zustandsangst (STAI-X 1, Selbstbeurteilung)	0.02	−0.10	0.75
Depression (DS, Selbstbeurteilung)	0.10	0.02	0.81
Herzangst (CAS, Selbstbeurteilung)	0.04	0.31	0.71

Schließlich führten wir eine weitere Analyse durch, in die die Instrumente der Selbstbeurteilung und der Fremdbeurteilung eingingen, in der aber zusätzlich zur letzten Analyse auch die PSE-Items, welche situationsgebundene und paroxysmal auftretende Angst repräsentieren, eingingen. Es resultierte erneut eine Dreifaktorenlösung, die in rotierter Form in Tabelle 6 dargestellt ist. Der varianzstärkste Faktor ist wiederum ein Angst-Depressions-Mischfaktor, der ausschließlich auf Fremdbeurteilungsinstrumenten relevante Ladungen trägt, der aber weder bei paroxysmal auftretender noch bei situationsgebundener Angst relevant lädt. Der drittstärkste Faktor ist wiederum ein „Methodenfaktor", der lediglich auf den Variablen, die Selbstbeurteilungsinstrumente repräsentieren, relevante Ladungen trägt. Der zweite Faktor ist jener, der zwischen Angst und Depression aufgrund der bipolaren Struktur differenzieren kann. Relevante positive Ladungen treten in jenen Variablen auf, die somatische Angst (HAMA, CAS), paroxysmal oder situativ auftretende Angst (PSE-Items) markieren.

Diskussion

Wir können feststellen, daß nicht nur die situationsgebundene Angst oder
Angstattacken ein Syndrom markieren, das vom depressiven Syndrom abgehoben werden kann; die somatische Begleitsymptomatik zur Angst, wie sie in der
Herzangstskala (CAS) oder in der somatisch getönten überdauernden Ängstlichkeit in der HAMA repräsentiert wird, vermag ebenso das Angstsyndrom
vom depressiven Syndrom zu trennen. Das depressive Syndrom ist dabei durch
das zweite Leitsmptom der Hemmung charakterisiert. Dieses Resultat wurde
an einer Gruppe depressiver Patienten gewonnen, bei denen aufgrund der Vorbefunde in der Literatur besonders schwer zwischen einem Angstsyndrom und
einem depressiven Syndrom unterschieden werden kann. Der Verdacht, der
aufgrund der bisherigen Befunde in der Literatur nahe lag, daß die Trennung
zwischen einem depressiven Syndrom und einem Angstsyndrom stark populationsabhängig ist, konnte also nicht bestätigt werden; vielmehr konnten wir die
Vorbefunde in der Literatur, daß situationsgebundene und paroxysmal auftretende Angst ein Angstsyndrom gegenüber einem gehemmt getönten depressiven Syndrom ausgrenzen, an einer Population depressiver Patienten bestätigen.

Diese Differenzierung zwischen depressivem Syndrom und Angstsyndrom
konnte nur unter Zuhilfenahme von Fremdbeurteilungsskalen erreicht werden.
Selbstbeurteilungsskalen alleine können keine Differenzierung im Bereich der
affektiven Verstimmungen darstellen, die der Differenzierung zwischen depressivem Syndrom und Angstsyndrom entsprechen würde. Dieses Resultat entspricht den in der Literatur zu findenden Ergebnissen, soweit sie an einer
Population depressiver Patienten gewonnen wurden. Wir konnten nicht einmal
affektive Verstimmungen und körperliche Mißempfindungen durch Selbstbeurteilungsskalen voneinander abgrenzen. Affektive Verstimmung verschmolz
vielmehr mit allgemeiner körperlicher Mißempfindung und der Herzangst-
symptomatik. Auf diesem Faktor fallen also die in der Fremdbeurteilung als
unterschiedlich erscheinenden Qualitäten des gehemmt – depressiven Syndroms und des Angstsyndroms, das durch somatische Begleitsymptomatik, si-
tuatives oder paroxysmales Auftreten charakterisiert ist, zusammen. Dieser
Symptomen-Komplex ist durch die körperbezogene Angst gekennzeichnet.

In den Faktorenanalysen unter Zuhilfenahme von Fremdbeurteilungsskalen
tritt als stärkster Faktor stets ein Mischfaktor auf, der sowohl Angst- als auch
depressive Symptomatik nicht weiter differenzierbarer Form enthält. Solche
Mischfaktoren sind in allen faktorenanalytischen Untersuchungen von Fremdbeurteilungsskalen gefunden worden. Bemerkenswert an der Gestalt der von
uns isolierten Mischfaktoren ist, daß die somatisch getönte Angst (HAMA-
Subskala) im Gegensatz zur psychischen Angst (HAMA-Subskala) eine relativ
geringe Ausprägung auf diesem Faktor aufweist. Dies ist als Indiz dafür zu
werten, daß somatisch getönte Angst besser als psychische Angst aus dem
ängstlich depressiven Syndrom ausgegrenzt werden kann. Überdauernde, psychisch getönte Angst bzw. Ängstlichkeit ist dagegen faktorenanalytisch nicht
von der depressiven Symptomatik zu trennen. Sie ist als begleitende Empfindung zu affektiven Verstimmungen universell und stellt einen relativ (d. h. in
Relation zum somatischen Anteil der Angst) unspezifischen Anteil der Angst

dar. Fraglich bleibt, ob somatisch getönte Angst und psychische Angst zwei verschiedene Qualitäten darstellen, wobei letztere mit der emotionalen Qualität „Depression" verschmilzt. Unsere Befunde weisen durchaus in diese Richtung, sie sind jedoch nicht an einem repräsentiven Kollektiv, sondern an einer Population depressiver Patienten erhoben worden. Es muß daher weiter geprüft werden, ob ein solches zweidimensionales Konzept die klinisch relevante Angst präziser erfaßt, als die eindimensionalen Konzepte, die somatische Angst und psychische Angst als die beiden Extreme eines Kontinuums ansehen (Lader 1980).

Die hier vorgelegte Differenzierung zwischen Angstsyndrom und depressivem Syndrom kann in der Evaluation antidepressiver bzw. anxiolytischer Therapiemaßnahmen nutzbringend verwendet werden. Dies soll an 2 Beispielen demonstriert werden:

1. MAO-Hemmer werden zwar von einigen Autoren als unwirksame Antidepressiva angesehen (z. B. Robinson et al. 1973); neuerdings häufen sich jedoch die Befunde, die demonstrieren, daß MAO-Hemmer bei einer Unterform der depressiven Erkrankungen einen besseren Therapieeffekt erzielen als trizyklische Antidepressiva (z. B. Quitkin et al. 1980). Diese Untergruppe wird häufig als „atypische Depression bezeichnet (Paykel et al. 1983), und ist durch das gleichzeitige Auftreten eines Angstsyndroms und eines depressiven Syndroms charakterisiert. Die relativ bessere Wirksamkeit von MAO-Hemmern in dieser Gruppe beruht vermutlich auf deren besserer anxiolytischer Wirksamkeit. Methodisch befriedigende Evaluationsstudien fehlen jedoch, da die „atypische Depression" nur schwer definiert und eine antidepressive Wirksamkeit von einer anxiolytischen Wirksamkeit nur schwer unterschieden werden kann; denn es gelang bisher nicht, ein reines Angstsyndrom von einem reinen depressiven Syndrom zu trennen (s. o.). Die hier vorgelegte Differenzierung zwischen den beiden emotionalen Qualitäten kann dazu dienen, über bessere Mittel zur Differenzierung zwischen depressiven Syndromen und Angstsyndromen bei solchen Evaluationsstudien zu verfügen.

2. Es ist ungeklärt, ob die Antidepressivabehandlung von depressiven Syndromen bei zusätzlichem Auftreten eines Angstsyndroms durch die Verordnung von Benzodiazepinen ergänzt werden (z. B. Feighner et al. 1979, Schatzberg u. Cole 1978) oder ob eine solche Zusatzmedikation unterbleiben sollte (Prusoff u. Weissman 1981). Evaluationsstudien, die dieser Frage gewidmet sind, müssen sich auf die Bewertung von Symptomen bzw. Items stützen und nicht auf die Beurteilung von validierten Syndromen bzw. Subskalen. Doch die geringere Reliabilität, die einzelnen Items in Zahlen zukommt, lassen solche Evaluationen fragwürdig erscheinen. Dieses methodologische Dilemma ist wohl der Grund für die widersprüchlichen Befunde, die bei den genannten Evaluationsstudien resultierten. Die hier vorgelegten Resultate ermöglichen dagegen eine Bewertung von Angstsymptomatik bzw. von depressiver Symptomatik, die sich auf Skalen bzw. Subskalen stützen kann.

Die Zielsymptomatik der Benzodiazepine – nämlich die überdauernde Angst bzw. Ängstlichkeit mit sowohl psychischen als auch somatischen Anteilen

(Klein u. Davies 1969; Rickels et al. 1978) – kann in dieser Analyse nicht als ein eigener Faktor isoliert werden. Es ist zu klären, welche Teilsymptomatik der Angst durch diese Anxiolytika effizient beeinflußt wird und welche nicht. Erneute Evaluationsstudien für Benzodiazepine sind daher nötig; diese Notwendigkeit wird auch durch die Klassifikation der Angstsymptomatik nahegelegt, die den operationalisierten Diagnoseschemata (DSM III, RDC) zugrundegelegt ist. Dabei wird die klinische Einheit „Angstneurose" (ICD 300.0) in homogenere Teilklassen zerlegt, die neue therapeutische Strategien eröffnet haben. So muß insgesamt der Begriff „anxiolytische Wirksamkeit" problematisiert werden.

Unsere Analyse legt nahe, daß die Herausarbeitung des somatischen Anteils der Angst und die Herausarbeitung des paroxysmalen sowie des situativen Auftretens der Angstsymptomatik zu der für die Therapieevaluationsstudien notwendigen Trennung des Angstsyndroms vom depressiven Syndrom verhelfen kann. Zugleich wird eine Problematisierung des Begriffs „Angstsyndrom" bzw. „anxiolytische Wirksamkeit" nahegelegt; denn die überdauernde psychische Angst ist enger mit dem depressiven Syndrom als mit den somatischen Anteilen der Angst verknüpft.

Zusammenfassung

Die bisherigen Versuche, Angst und Depression voneinander zu unterscheiden, führten zu keinem befriedigenden Resultat. Als einziger reproduzierbarer Befund ergab sich, daß ein gehemmt-depressives Syndrom von situationsgebundener und paroxysmal auftretender Angst emprisch differenziert werden kann. Unklar ist, wie stark dieses Resultat populationsabhängig ist.

Bei der Untersuchung von 173 Patienten mit depressiven Syndromen konnte diese Differenzierung reproduziert werden; das belegt die weitgehende Populationsunabhängigkeit dieser Unterscheidung. Zudem konnte körperbezogene Angst als weitere Variable zur Ausgrenzung des Angstsyndroms ermittelt werden. Dabei sind sowohl Fremdbeurteilungsinstrumente (HAMA) als auch Selbstbeurteilungsinstrumente (CAS) nützlich. Die psychische Angst (HAMA-Subskala) steht mit dem depressiven Syndrom in einem engeren Zusammenhang als mit der somatischen Angst (HAMA-Subskala). Damit werden die klinischen Begriffe „Angstsyndrom" bzw. „anxiolytische Wirksamkeit" problematisch.

Literatur

American Psychiatric Association (1980) Diagnostic and statistical manual (DSM III), 3rd edn.
Baumann U, Angst J (1975) Methodological development of AMP system. In: Boissier JR, Hippius H, Pichot P (eds) Neuropsychopharmacology, Excerpta Medica, Amsterdam, pp 72–78
Baumann U (1976) Methodische Untersuchungen zur Hamilton-Depressions-Skala. Arch Psychiatr Nervenkr 222:359–375
Cattell RB (1972) Personality and mood by questionaire. Jossey-Bass, San Francisco

Carroll BJ, Fielding JM, Blashki TG (1973) Depression rating scales. Arch Gen Psychiatry 28:361–366

Castello CG, Comrey AL (1967) Scales for measuring depression and anxiety. J Psychol 66:303–313

Derogatis LR, Lipman RS, Covi L, Rickels K (1972) Factorial invariance in anxious and depression neurosis, Arch Gen Psychiatry 27:659–666

Derogatis LR, Lipman RS, Covi L (1973) An outpatient psychiatric rating scale, preliminary report. Psychopharmacol Bull 9:13–28

Fahrenberg J (1975) Die Freiburger Beschwerdeliste (FBL). Z Klin Psychol 4:79–100

Feighner JR, Branzer B, Gelenberg AJ, Gomez E, Kiev A, Kurland ML (1979) A placebo controlled multicenter trial of limbotril versus its component in symptomatik treatment of depressive illness. Psychopharmacol 61:217–225

Fleiss JL, Gurland BJ, Cooper JE (1971) Some contributions to the measurement of psychopathology. Br J Psychiatry 119:399–412

Freud S (1895) Über die Berechtigung von der Neurasthenie einen bestimmten Symptomenkomplex als „Angstneurose" abzutrennen. Gesammelte Werke, Bd. 1, Fischer, Frankfurt

Freud S (1916) Trauer und Melancholie. Gesammelte Werke, Bd. 10. Fischer, Frankfurt

Gebhard R, Pietzcker A, Strauss A, Stockell M, Langer C, Freudenthal K (1983) Skalenbildung im AMDP-System. Arch Psychiatr Nervenkr 233:223–245

Gurney C, Roth M, Garside RF, Kerr TA, Schapira H (1972) The assessment and prediction of outcome in affective disorders. Br J Psychiatry 121:162–166

Hamilton M (1960) A rating scale for depression. J Neurol Neurosurg Psychiatry 23:56–62

Hamilton M (1976) Hamilton anciety scale. In: Guy W (ed) ECDEU assessment manual for psychopharmacology. Rev, Rockville, pp 193–198

Holcomb WR, Adams NA, Ponder HM (1983) Factor structure of syndrom check list – 90 with acute psychiatric inpatients J Consult Clin Psychol 51:535–538

Klerman G (1977) Depressive order. In: Burrows G (ed) ASP Biological and Medical Press, Amsterdam (Handbook of affective disorder)

Klein DF, Davis JV (1969) Diagnosis and drug treatment of psychiatric disorders. Williams & Wilkins, Baltimore

Kohnen R, Benkert O (in Vorbereitung) Die Herz-Angst-Skala (CAS).

Lader M (1980) Einige somatische Aspekte der Angst. Nervenarzt 51:1–8

Lewis A (1934) Melancholia: A clinical survey of depressive states. J Med Sci 80:277–378

Lorr M, Klett CJ, McNair DM (1963) Syndroms of psychosis. Pergamon, New York

McNair DM, Fisher S (1978) Separating anxiety from depression. In: Lipton MA, DiMascio A, Killian KF (eds) Psychopharmacology. Raven, New York

Mendels J, Weinstein N, Cochrane C (1972) The relationship between depression and anxiety. Arch Gen Psychiatry 27:649–653

Möller HJ, v Zerssen D (1983) Psychopathometrische Verfahren II. Nervenarzt 54:1–14

Mountjoy CQ, Roth M (1982) Studies in the relationship between depressive disorders and anxiety states. J Affect Dis 4:127–161

Nie H, Hull CH (1981) Statistische Programme für Sozialwissenschaften (SPSS9). Fischer, Stuttgart

Overall JE, Klett CJ (1972) Applied multivariate analysis. McGraw-Hill, New York

Pawlik K (1972) Dimensionen des Verhaltens. Huber, Bern

Paykel ES, Parker RR, Rowan PR, Rao BM, Taylor CN (1983) Nosology of atypical depression. Psychol Med 13:131–139

Prusoff B, Klerman GL (1974) Differentiation of depressed from anxious neurotic outpatients. Arch Gen Psychiatry 30:302–308

Prusoff B, Weissman MM (1981) Pharmacologic treatment of anxiety in depressed outpatients. In: Klein DF, Rabkin JG (eds) Anxiety: New research and changing concepts. Raven, New York

Quitkin FM, Rifkin A, Klein DF (1980) Monoaminoxidase inhibitors: Review of antidepressant effectiveness. Arch Gen Psychiatry 36:749–760

Rickels K, Downings RW, Winokur A (1978) Antianxiety drugs: Clinical use in psychiatry. In: Iversen LL, Iversen SD, Snyder SJ (eds) Plenum, New York (Handbook of psychopharmacology, vol 13, pp 395–430)

Robinson DS, Nies A, Ravaris CL, Lamborn KR (1973) The monoamine oxidase inhibitor, phenelzine, in the treatment of anxiety-depressive states. Arch Gen Psychiatry 29:407–413

Roth M, Gurney C, Garside RF, Kerr TA (1972) Studies in the classification of affective disorders: The relationship between anxiety states and depressive illness I. Br J Psychiatry 121:147–161

Schatzberg A, Cole JO (1978) Benzodiazepine in depressive disorders. Arch Gen Psychiatry 35:1359–1365

Spielberger CD, Gorsuch RL, Lushene RE (1970) STAI, Manual for state-trait-anxicty-inventory. Consult Psychol Press, Paolo Alto

Spitzer RL, Endicott J, Robins E (1978) Research diagnostic criteria: Rational and reliability. Arch Gen Psychiatry 35:773–785

Strian F, Klicpera CV (1983a) Anxiety and depression in affective disorders. Psychiatr Clin 402:219–236

Strian F, Klicpera CV (1983b) Anxiety in schizophrenic processes. Arch Psychiatr Nervenkr 233:347–357

Wing JK, Cooper JE, Sartorius SN (1974) Erfassung und Klassifikation psychiatrischer Syndrome. Beltz, Weinheim

v Zerssen D, Koeller D (1976) Klinische Selbstbeurteilung aus dem Münchener Psychiatrischen Informationssystem. Beltz, Weinheim

Zubin J, Fleiss J (1971) Current psychometric approaches to depression. In: Fieve RR (ed) Depression in the 1970s. International Congress Series 239. Excerpta Medica, Amsterdam, pp 7–19

Zung WWK, Richards CB, Short MJ (1965) Self-rating depression scale in an outpatient clinic. Arch Gen Psychiatry 13:508–515

Psychophysiologische Aspekte der Angst[1]

W. Larbig und N. Birbaumer

Die drei Ebenen der Angst

In der psychophysiologisch orientierten Angstforschung (vgl. zusammenfassende Darstellung von Larbig u. Birbaumer 1980) werden mehrere Betrachtungs- und Wirkebenen unterschieden, die sich gegenseitig beeinflussen und deren Prozesse und Funktionseigenheiten voneinander abhängig sind. Diese unterschiedlichen Organisationsstufen werden mit dem Dreiebenenkonzept des Verhaltens beschrieben, das für eine naturwissenschaftlich fundierte Definition des Angstphänomens von großem Nutzen ist.

Angst ist ein Gefühl, das als unangenehm erlebt wird. Wird Angst lernpsychologisch als Reaktion auf bestimmte externe oder interne Reize aufgefaßt, so kann diese Reaktion mit Hilfe dieses neurophysiologischen Dreiebenenkonzepts beschrieben und gemessen werden (Birbaumer 1977).

Dieses Konzept geht von der Auffassung aus, daß beim Menschen Angst und auch andere Gefühlszustände auf drei beobachtbaren und meßbaren Reaktionsebenen ablaufen kann: der physiologisch-körperlichen Ebene, der Ebene motorischen Verhaltens (quergestreifte Muskulatur) und der subjektiv-sprachlichen Ebene. Auf der verbal-subjektiven Ebene werden beispielsweise psychologische Tests, standardisierte Befragungen oder Inhaltsanalysen verbaler Reaktionen durchgeführt. Auf der motorischen Ebene werden Vermeidungs- oder Fluchtreaktionen oder das Ausdrucksverhalten erfaßt. Auf der physiologischen Ebene werden zentrale (EEG, evozierte Potentiale) und/oder periphere Größen (EKG, Blutdruck, Atemfrequenz, endokrine Parameter) registriert. Zwischen den meßbaren Größen dieser drei Ebenen bestehen häufig keine engen linearen Korrelationen. Auch innerhalb der drei Meßebenen finden sich während emotionaler Reaktionen in den meisten Fällen keine hohen Zusammenhänge (z. B. besteht in den meisten Situationen eine schwache Korrelation zwischen Noradrenalinausscheidung und EEG-Aktivität).

Angst stellt somit ein bestimmtes Reaktionsmuster auf diesen 3 Meßebenen dar und ergibt sich aus der Summe von Veränderungen auf allen 3 Meßebenen in einer umschriebenen Reizsituation (Birbaumer 1977). Da die Reizsituationen sowie die interindividuellen Reaktionen sich nie gleichen, gibt es auch kein einheitliches Angstmuster. Die interindividuellen starken Schwankungen der Angstreaktionen auf den verschiedenen Verhaltensebenen beruhen u. a. auf

---

1 Dieser Artikel ist eine veränderte und erneuerte Fassung von Larbig u. Birbaumer 1980

Leitsymptom Angst
Herausgegeben von P. Götze
© Springer-Verlag Berlin Heidelberg 1984

den sehr differierenden zeitlichen Latenzen der Reaktionsverläufe. Hirn-
elektrische Reaktionen laufen innerhalb weniger Millisekunden ab, biochemische Größen im Minuten-, Stunden- und Tagesbereich. Verhaltensänderungen
benötigen sehr unterschiedliche Zeitintervalle. Feinmotorische Reaktionen erfolgen in Zehntelsekunden, grobmotorische Bewegungen in Minuten (Birbaumer 1977).

Die zeitliche Verschiebung einzelner Angstreaktionen sowie auch die meist
ausschließliche Berücksichtigung einer oder weniger Meßgrößen (z. B. subjek-
tiv-verbale Daten in der Psychoanalyse) sind Ursachen für die mangelhaften
Erfolge in der bisherigen Angstforschung.

Präzise Verlaufsanalysen der Reaktionen und deren wechselseitiger Beein-
flussung können konsistente Verlaufsmuster der Angstreaktionen ergeben. In
der Regel ist die Kovariation zwischen und innerhalb der einzelnen Verhaltensebenen gering, nimmt aber mit zunehmender Reizintensität zu (Rachman
1974). Beispielsweise wird ein Zwangsneurotiker während der Vermeidungsrituale im autonomen Bereich keine auffälligen Veränderungen aufweisen, die
erst auftreten, wenn der Patient daran gehindert wird, die eingeschliffenen
Zwangsrituale durchzuführen. Hypochondrische Reaktionen sind wiederum
durch „Angst" auf der verbalen Ebene, nicht aber auf der physiologischen
Ebene gekennzeichnet. In der experimentellen Lernpsychologie wird Angst als
subjektive, physiologische und motorische Reaktion auf einen bestrafenden
aversiven Reiz definiert (Birbaumer 1977). Derartige unkonditionierte unange-
nehme Reize wie Schmerz, motorische Restriktion, Strafen werden somit vermieden bzw. durch Flucht ausgeschaltet. Somit stehen hinsichtlich der Entstehung ängstlichen Verhaltens Vermeidungs- oder Fluchtlernen im Vordergrund.

Angstreaktionen werden wie jedes andere Verhalten prinzipiell auf 2 Arten
erworben: durch klassisches oder operantes Konditionieren. Beim klassischen
Konditionierungsprozeß ist bereits die einmalige oder wiederholte zeitliche
Paarung eines früher neutralen Reizes (konditionaler Stimulus, CS) mit einem
unangenehmen Reiz (unkonditionaler Stimulus, UCS) ausreichend, eine bedingte Angstreaktion (CR) allein auf den CS hin auszulösen.

In dem berühmten, wenngleich auch ethisch sehr fragwürdigen Experiment
von Watson u. Rayner (1920) wurde bei einem 11 Monate alten Jungen („little
Albert") experimentell mit Hilfe der klassischen Konditionierung eine Ratten-
phobie erzeugt. Albert zeigte im Umgang mit einer weißen Ratte (CS) zunächst
angstfreies Verhalten. Nach Darbietung eines furchterregenden lauten Ge-
räusches (UCS) während des Spielens mit der Ratte, zeigte A. nach 5 Versuchs-
durchgängen starke Erregung (CR) mit Weinen, Schreien und Fluchtversuchen
durch Wegkrabbeln bei Darbietung des CS ohne UCS. Es war also gelungen,
eine Angstreaktion durch Koppelung eines bisher neutralen Stimulus (CS) mit
einem angstauslösenden zu konditionieren (UCS), so daß der CS selbst angst-
auslösend wirksam wurde.

Hier bestehen enge Parallelen zu neurosenpsychologischen Überlegungen
von Schultz-Hencke (1970), der ebenfalls die Bedeutung bedingter Reflexe und
Angstreflexe bei der Entstehung neurotischer Störungen hervorhob.

Freud (1926) geht ähnlich wie die Lernpsychologie von der Annahme aus,
daß Angst ursprünglich auf ein äußerst aversives Ereignis konditioniert wird

(Traumatheorie). Als den ersten unkonditonalen Stimulus nahm Freud die bei der Geburt entstehende „Urangst" an. In dieser Situation besteht für das Lebewesen keine Möglichkeit der Bewältigung. Es tritt Hilflosigkeit auf. Alle späteren Angstreaktionen werden als Modell dieser primären Situation gesehen. Freud hat sich allerdings später wieder von dieser Theorie distanziert.

Beim operanten Lernen bestimmen unmittelbar auf ein Verhalten folgende Konsequenzen den Lerneffekt: Wird Angst in einer bestimmten Situation belohnt, in einer anderen nicht, so wird diese Reaktion bevorzugt in der belohnten Situation auftreten. Im Sinne einer Generalisation werden im Laufe der Zeit andere Reize in der belohnenden Situation Stimuluskontrolle über die Reaktion erhalten, d.h. in Gegenwart dieser ehemals neutralen Reize wird es ebenfalls zur Angstreaktion kommen.

Der klassifikatorischen Abgrenzung der Angstreaktionen von anderen emotionalen Reaktionen wurde im Rahmen der differentiellen Emotionsforschung (Izard 1977) viel Aufmerksamkeit gewidmet. Dabei wird Angst bei den meisten Autoren von der „Primäremotion" Furcht abgegrenzt: Angst wird als eine Mischung mehrerer Primäremotionen angesehen und soll eher einen überdauernden Zustand des Organismus darstellen als Furcht. Angst unterscheidet sich von Furcht darin, daß sie dann besteht, wenn keine Möglichkeit des Einsatzes einer spezifischen Bewältigungsstrategie besteht. Furcht tritt dann auf, wenn Flucht oder Verteidigung den aversiven Reiz beenden können. An Zustandekommen von Angst sind die Primäremotionen Furcht, Kummer (distress), Wut, Scham und Interesse beteiligt, während Furcht eine angeborene über alle menschlichen Kulturen hinweg konstante phasische Reaktion darstellt. Ekman u. Friesen (1975) konnten in einer Reihe von Studien bei verschiedenen Bevölkerungsgruppen dieser Erde (sowohl „zivilisierten" wie „unzivilisierten" Personengruppen) nachweisen, daß der mimische Ausdruck von Furcht auf Fotografien und Filmen von allen untersuchten Personen klar erkannt und von anderen Emotionen abgegrenzt wurde. Mehr als autonome und biochemische Variablen trägt daher der Gesichtsausdruck zur Abgrenzung des Gefühls Furcht von anderen Primäremotionen (Interesse, Freude, Kummer, Wut, Scham und Schuld) bei. Da sowohl die Ausdrucksmerkmale von Furcht als auch die autonomen Begleiterscheinungen den wesentlichen Varianzanteil von Angstreaktionen abdecken, wird Furcht und Angst von vielen Autoren synonym gebraucht.

Die Untersuchungen von Ekman u. Friesen (1975) und die vergleichende Verhaltensforschung (im Tierreich) von Eibl-Eibesfeldt (1972), zeigen deutlich, daß wesentliche Elemente von Angst und Furcht auf angeborene und/oder sehr früh erworbene Reaktionsmuster zurückgehen.

Beim Kleinkind konnten bestimmte Entwicklungsphasen („Prägungszeiten") ermittelt werden, in denen das Kind besonders sensibel auf Verlassenwerden und auf fremde Personen reagiert (zusammenfassende Darstellung bei Lewis u. Rosenblum 1974). „Natürliche" Furchtreize lösen in bestimmten Entwicklungsphasen, aber auch beim Erwachsenen eher autonome Furchtreaktionen aus als andere. Dies gilt nicht nur für Trennung und Annäherung von bedrohlichen Fremden, sondern auch für bestimmte Tierarten wie etwa Schlangen und Spinnen, deren Anblick sehr viel schneller zu autonomen Reaktionen führt, und die eine erheblich größere Löschungsresistenz aufweisen als etwa objektiv gefährliche Stimuli wie z. B. Waffen.

Diese „Hypersensibilität" gegenüber Angstreizen, die in der Entwicklungsgeschichte des Menschen für dessen Umweltbewältigung von biologischer Bedeutung waren, werden in den letzten Jahren unter den Begriffen „preparedness" und „belongingness" (Rachman 1978) z. B. von Seligman u. Hager (1972) untersucht. Die „Preparedness"-Theorie versucht zu erklären, warum Phobien und Zwangsverhalten nur auf eine eng begrenzte Anzahl von Umweltreizen konditioniert werden. Trotz der objektiv gegebenen Gefährlichkeit gibt es relativ wenig phobische Ängste vor Steckdosen und anderen elektrischen Geräten, es gibt wenig Tierphobien, die auf Schafe und Kühe, aber viele die auf Spinnen und Schlangen auftreten.

Anatomie der Angst

Auch bei der Beschreibung der anatomischen Grundlagen von Angst muß zwischen Furcht als spezifischer Emotion und Aversion als Summe aller aversiven Emotionen unterschieden werden. Wie für jedes spezifische Verhaltensmuster besteht auch bei Furcht kein Zweifel an der Tatsache, daß dieses Verhalten eine umschriebene neuroanatomische, neurophysiologische und neurochemische Grundlage hat, die sich von anderen Emotionen prinzipiell unterscheidet. Die Komplexität und Flexibilität emotionaler Reaktionen, besonders von Angst, verweisen die Hoffnung, spezifische neuronale Grundlagen zu finden, z. Z. in das Reich der Utopie. Wir können aber einige anatomische Systeme identifizieren, die am Zustandekommen von Angst beteiligt sind (zusammenfassende Darstellung bei Gray 1971). Dabei ist festzustellen, daß verschiedene mögliche Komponenten einer Angstreaktion (z. B. Flucht vs Angstlähmung) auf die Aktivität verschiedener Hirnsysteme zurückzuführen sind.

Vertes u. Miller (1976, zit. n. Miller 1976) fanden in der Formatio reticularis der Ratte (und reticularis pontis caudalis) Zellen, die nur auf die Darbietung eines CS für nachfolgenden Schock feuerten. Aktivierende Bedingungen anderer Art änderten das Entladungsmuster dieser Zellen nicht. Diese und andere Arbeiten weisen auf die zentrale Rolle des auf- und absteigenden retikulären Aktivierungssystems (ARAS) für unspezifische Aktivierung, Aufmerksamkeit und auch Aversion hin. Die Arbeit von Vertes u. Miller ist eine der wenigen Arbeiten, die auch eine gewisse Spezifität der Formatio reticularis (FR) für Furcht nahelegt. Routtenberg (1968) stellte die bis heute unwidersprochene Hypothese auf, daß ab einer bestimmten Erregungsschwelle der FR die von Olds (zusammengefaßt 1977) entdeckten „Aversionszentren" und Faserzüge des periventrikulären Systems (stets bei der Ratte) erregt werden, diese wiederum die Aktivität limbischer positiver Verstärkerstrukturen (Septum, Hippocampus Theta-Wellen) hemmt, deren Hemmung ihrerseits wieder zu einer Aufhebung der Hemmung der FR durch diese limbische Regionen führt. Strukturen des Hypothalamus können dabei entsprechend dem tonischen Aktivitätszustand homöostatischer Triebzentren modulierend in diesen Prozeß eingreifen (s. dazu Birbaumer 1975). Eine detaillierte Übersicht über die neuroanatomischen und neurochemischen Prozesse bei Bestrafung und frustrierendem

Nichtbelohntwerden gibt Gray (1971). Grays Analyse zeigt auch, daß neuroanatomische Lokalisationsversuche zunehmend von neurochemischer Lokali-
sation (d. h. Aufsuchen von Neuronenverbänden mit spezifischen Transmitter-
und Rezeptoreigenheiten) ergänzt werden. Bezogen auf Aversion gilt die mehrmals belegte Tatsache, daß sich Aversionsstrukturen und positive Verstärkerstrukturen reziprok auf fast allen Ebenen des ZNS hemmen (Stein et al. 1977).
Diese beiden zentralen Strukturen steuern die Stabilität und Zielgerichtetheit
von Verhalten, nicht nur von Angst, über Belohnung und Bestrafung (Gallistel
1973).

Beim Menschen kann Angst durch elektrische Hirnstimulation während
Hirnoperationen in vielen Hirnregionen (kortikal, limbisch und subkortikal)
ausgelöst werden (Penfield u. Jasper 1954). Reizung in positiven Verstärker-
strukturen (z. B. basaler Frontalkortex, N. caudatus, Septum, Hypothalamus,
Thalamus) führt beim Menschen zu schlagartiger Beendigung von Angst- und
Aversionsgefühlen (Delgado 1971).

Die zentralnervösen Mechanismen bei Furcht und Angst wirken über das autonome Nervensystem (ANS) und den Hormonkreislauf auf Muskulatur, Ge-
fäßsystem und innere Organe. Die Änderungen aus der Körperperipherie und
den Organsystemen werden unterschiedlich schnell über afferente Nerven-
fasern und den Blutstrom dem Gehirn rückgemeldet und modifizieren damit
die Tätigkeit des ZNS. Angst und Furcht gehen nicht nur mit Erregung des
sympathischen NS einher, wenngleich der Sympathikus meist überwiegt, sondern kann auch parasympathische Aktivierung einzelner Organsysteme je nach
vorliegender Bewältigungsstrategie mit einschließen (s. dazu Gellhorn 1967).
Nach Ausschaltung des peripheren ANS kommt es zwar zu keinem Erliegen
emotionaler Reaktionen (z. B. bei hohen Querschnittslähmungen) aber zu erheblichen Modifikationen von Intensität und Qualität von Angstgefühlen
(„kalte Angst", s. Hohmann 1966). Dies belegt, daß die „viszerale" Rückmeldung ins ZNS auch für die Steuerung von Furcht- und Angstverhalten von großer Bedeutung ist und Emotionen keineswegs ausschließlich Funktion des
ZNS sind.

Psychophysiologische Korrelate der Angst

Angst und Furcht gehen sowohl tonisch als auch phasisch mit erhöhter physiologischer Erregung (gegenüber Kontrollgruppen oder Ruhebedingungen) einher. Als gut diskriminierend zwischen tonischen Angstzuständen wird die
Spontanfluktuation des Hautwiderstandes gesehen (Lader 1975; Birbaumer
1977). Spontanfluktuationshäufigkeit korreliert hoch mit der Habituationsrate
auf Töne: hohe Fluktuation bedingt langsame Habituation. Die Änderung des
Hautwiderstandes geht mehr mit der „kognitiven" und emotionalen Bewer-
tungsintensität eines ankommenden Reizes oder vor einem erwarteten Reiz einher. Im Gegensatz dazu ist die Herzrate (HR) weniger ein Korrelat sensori-
scher Prozesse der Informationsbearbeitung als der motorischen oder prämoto-
rischen Erregungsintensität (Larbig und Birbaumer 1980). Die HR eignet sich
weniger zur Differenzierung tonischer Ängstlichkeit, wenngleich sie mit dem
EMG bei erhöhter Muskelanspannung korreliert. Erhöhte Angst muß aber keineswegs mit erhöhter Muskelverspannung einhergehen, obwohl dies häufig der
Fall ist. Charakteristisch für Klienten mit hohen Angstniveaus ist häufig weni-

ger ein erhöhtes tonisches Aktivierungsniveau in bestimmten Maßen, sondern eine verlangsamte Rückkehr der autonomen und muskulären Erregung auf das Ruheniveau (Lader 1975). Birbaumer u. Tunner (1971) fanden, daß bei Klienten mit sozialen Ängsten die Contingente Negative Variation (CNV) des zentralen Kortex vor den Angstreizen bei Wiederholung verlangsamt absinkt und nur nach Behandlung mit systematischer Desensibilisierung eine Reduktion (im Vergleich zu einer unbehandelten Kontrollgruppe) aufweist. Die CNV bildet sich als negative kortikale Gleichspannungsverschiebung vor intensiv erwarteten Situationen, Vorstellungen, Reaktionen aus. Ihre Höhe wird als Maß kortikaler Aktivierung vor dem Reiz oder vor der Reaktion angesehen (Rockstroh et al. 1979). Das Spontan-EEG eignet sich weniger als Angstmaß; die Alphablockade geht vor allem mit der Steuerung der visuellen Aufmerksamkeit einher (Mulholland 1973). Da Angsterregungen häufig auch mit intensivierter aversiver Vorstellungstätigkeit einhergeht, wird die Reduktion der Alphaaktivität bei solchen Personengruppen ein gutes Maß auch für Angsterregung darstellen (siehe dazu Birbaumer 1977). Angesichts der mehrmals betonten Mangelkorrelation gibt es für verschiedene Ängste auch verschiedene psychophysiologische Maße, wobei subjektive Ängste nicht mit autonomer Erregung einhergehen müssen. Angstzustände, die sich in muskulärer Spannung manifestieren, werden eher mit EMG, Ängste mit deutlich autonomem Schwerpunkt eher im Hautwiderstand, kognitiv manifeste Ängste mit EEG-Maßen (CNV, evozierte Potentiale, Hirndurchblutung, Spontan-EEG) kovariieren.

Vorhersagbarkeit und Kontrollierbarkeit

„Die Angst ist also einerseits Erwartung des Traumas, andererseits eine gemilderte Wiederholung desselben" (Freud 1926). „Wir mußten sagen, die Angst werde zur Reaktion auf die Gefahr des Objektverlustes. Nun kennen wir bereits eine solche Reaktion auf den Objektverlust, es ist die Trauer. Also wann kommt es zur einen, wann zur anderen?" ... (6 Zeilen weiter) „Sagen wir es gleich, es ist keine Aussicht vorhanden, Antworten auf diese Fragen zu geben". Seit Freud diese Zeilen verfaßte (erstmals 1926 veröffentlicht unter dem Titel „Hemmung, Symptom und Angst"), hat sich die „Aussicht" zwar gebessert, aber noch keine Antwort ergeben.

Angst kann als Furcht vor einer realen Gefahr oder als Angst z. B. vor zukünftiger Hilflosigkeit auftreten (Freud 1926). Nichts macht uns hilfloser als der Tod einer geliebten Person, kein Angstgefühl mischt sich in die völlige Hoffnungslosigkeit (vgl. etwa die „Muselmänner" in den Nazi-Konzentrationslagern, wie sie von Bettelheim (1960) drastisch beschrieben wurden oder die gegenwärtige Situation von „Andersdenkenden" in vielen Ländern dieser Welt, unabhängig von deren geographischer Position und der Windrichtung). Hilflosigkeit als Ursache von Depression, von Verhaltensstörungen in vielen Bereichen menschlicher und tierischer Funktionen und von körperlichen Erkrankungen („psychosomatischen Erkrankungen") ist keine Entdeckung der Psychoanalyse oder der modernen Lernpsychologie, sondern Teil der „naiven" Alltagspsychologie und ist in vielen Schriften im Laufe der Menschheitsgeschichte dargestellt worden.

Die experimentelle Psychologie hat Freuds Überlegungen aufgegriffen und im Laufe der letzten 15 Jahre viele empirische und theoretische Untersuchungen zum Problem der Hilflosigkeit vorgelegt. Besonders die Arbeiten Seligmans gaben Anstoß zu einer intensiven Beschäftigung mit diesem Problem (Seligman 1975). Seligman definiert Hilflosigkeit als Unkontrollierbarkeit im Kontext instrumentellen Lernens und Angst als Unvorhersagbarkeit aversiver US im Kontext klassischen Konditionierens. Wenn die Konsequenzen (positive oder negative Vestärker) unabhängig von der Reaktion des Individuums sind, liegt Unkontrollierbarkeit vor. Unvorhersagbarkeit liegt vor, wenn die Wahrscheinlichkeit dafür, daß auf den CS ein US folgt, gleich ist mit der Wahrscheinlichkeit, daß ein US ohne CS auftritt. Furcht dagegen tritt vor nicht habituierten US auf, die reliabel von einem CS angekündigt werden.

Furcht und Angst sind dabei nicht als zwei Alternativen, sondern als kontinuierlich ineinander übergehend zu deuten (je nach der subjektiven „Sicherheit", mit der ein US antizipiert wird). Seligman hat betont, daß nicht nur die objektiv gegebene Kontingenzlosigkeit, sondern die subjektive Bewertung der Kontingenzen, das Ausmaß erlebter Hilflosigkeit und Angst und deren Konsequenzen auf Motivation, kognitive Leistung, Selbstwert und Stimmung bestimmen. Die Bedingungen und Einflußfaktoren subjektiver Art hat Seligman vorerst nicht präzisiert und damit heftige Kritik an seinem allzu flexiblen Konzept, v. a. an der generalisierten Interpretation seiner Tierexperimente geerntet (Weiss et al. 1976).

Neben zahlreichen Tierexperimenten wurden systematische Beobachtungen beim Menschen v. a. von Spitz (1946), Engel u. Schmale (1972), Bowlby (1973) durchgeführt. Trennung von der Mutter, Trennung von Gleichaltrigen, Trennung vom Partner, Isolation und Bewegungsrestriktion sind die intensivsten psychologischen Reize für Hilflosigkeit und führen häufig (aber nicht immer!) zu „anaklitischer", tiefer Depression, nachdem eine unterschiedlich lange Phase von Bewältigungsversuchen vorausgegangen ist.

In einem Experiment in unserem Labor[1] wurde erstmals ein möglicherweise spezifisches elektrokortikales Korrelat von Unkontrollierbarkeit in der Übergangsphase zwischen Bewältigung und Unbewältigbarkeit (Unkontrollierbarkeit) gefunden (Rockstroh et al. 1979); das Experiment illustriert gleichzeitig einige Unterschiede zwischen Angst (Antizipation aversiver Reize und Konsequenzen) und Hilflosigkeit.

Zwei Gruppen von je 10 Versuchspersonen (Vpn) erhielten in unregelmäßigem Abstand zufällig variierend 2 Töne (WS). Ton 1 kündigte nach 6 s Dauer einen 6 s anhaltenden sehr unangenehmen Lärm (IS) an, Ton 2 ein 5 s dauerndes neutrales Geräusch (IS). Beide Gruppen erhielten die Instruktion, so schnell wie möglich nach Beginn des IS (imperativen Reizes) einen Mikroschalter zu drücken, Gruppe 1 (EG) konnte damit den IS abstellen, Gruppe 2 (KG) hatte keine Kontrolle über den IS, sondern war zur EG „yoked", d. h. jede Person der KG erhielt exakt dieselbe Tonfolge wie eine „Zwillingsperson" der EG. Nach 40 Wiederholungen dieser Art blieb plötzlich für die nächsten 40 Durchgänge der IS (unangenehmes und neutrales Geräusch) für 5 s bestehen,

1 Mit Unterstützung der Deutschen Forschungsgemeinschaft AZ. Bi 195

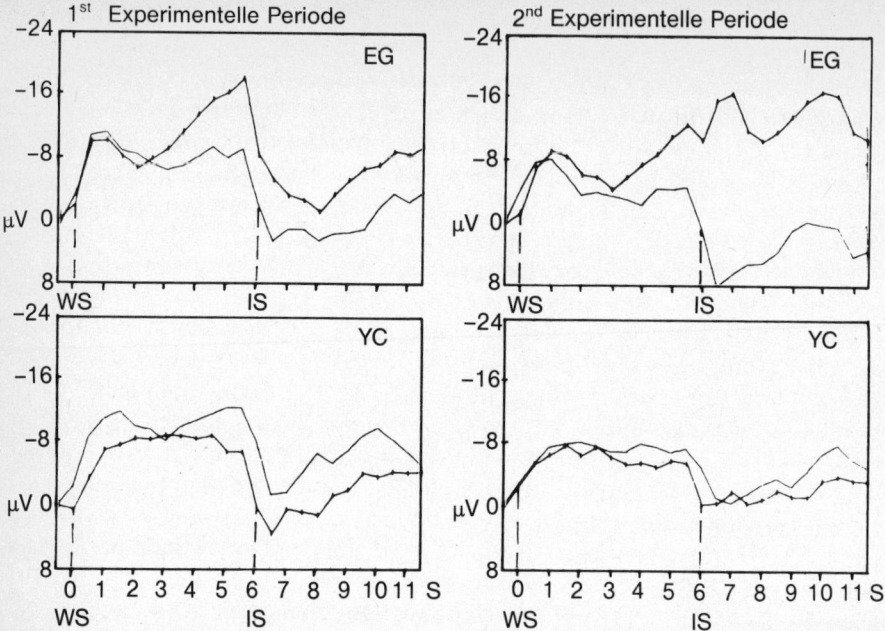

Abb. 1. Langsame kortikale Potentiale (SCP, LKP) in μV (Negativität nach oben) der Experimentalgruppe *(EG, oben)* und der Yoked-Kontrollgruppe *(YC, unten)* während eines Warnreizes (CS) *(WS)*, der 6 s dauerte und einem imperativen Stimulus (IS), der 5 s dauerte, in Beziehung zum neutralen *WS/IS*(+—+—+) und zum aversiven *WS/IS* (———); die erste experimentelle Phase (Sequenz) mit 40 Durchgängen ist auf der linken Seite, die zweite experimentelle Phase mit wiederum 40 Durchgängen auf der rechten Seite abgebildet. Die Einheiten auf der Abszisse sind in Sekunden, die auf der Ordinate sind die SCP-Amplituden in μV eingetragen (Genauer Ablauf s. Text) (aus Larbig u. Birbaumer 1980)

unabhängig von der Reaktion der Vpn. Die Abb. 1 zeigt die langsamen kortikalen Gleichspannungsverschiebungen (LKP) des zentralen Kortex für die EG (oben) und die KG (unten), den aversiven WS und IS (ausgezogene Linie) und den neutralen WS und IS (Linie mit Kreuzchen) summiert über die ersten 40 Durchgänge (links) und die zweiten 40 unkontrollierbaren Durchgänge (rechts) in μV. Augenbewegungen und Hautwiderstand haben keinen artifiziellen Einfluß auf diese Daten. Die Verläufe zeigen eine ausgeprägte postimperative Negativierung (PINV) während der zweiten 40 Durchgänge (bei Darbietung des aversiven IS) *nur* für die EG. Die KG erhielt exakt dieselben Reize, hatte aber keine Kontrolle. Die Differenzen sind hochsignifikant. Eine statistische Analyse jeder einzelnen Vp ergab, daß die Höhe der PINV in den zweiten 40 Durchgängen eine Funktion der Höhe der Negativierung *vor* Darbietung des aversiven IS in den ersten 40 Durchgängen ist. 3 Vpn der EG, die von Anfang an nicht an ihre eigene Kontrolle glaubten, entwickelten keine PINV, 2 Vpn der KG, die glaubten, Kontrolle über den aversiven IS zu haben, wiesen eine PINV auf. Periphere Maße, wie HR, SCR, EMG und Augenbewegungen folgten den kortikalen Änderungen nicht, es handelt sich also um ein spezifisches kortikales Korrelat, das exakt der *subjektiven Attribution von Kontrollierbarkeit* folgte und nicht den objektiven Verhältnissen. Hilflosigkeit wird intensiver je globaler, je stabiler und je interner Hilflosigkeit attribuiert wird. Dazu hängt das Ausmaß an erlebter Hilflosigkeit und seiner physiologischen Begleitreaktionen natürlich von der subjektiven und objektiven Bedeutung des aversiven Reizes und den Erfahrungen ab, die eine Person bereits mit Unkontrollierbarkeit gemacht hat.

Phänomenologische und kognitive Aspekte der Angst

Extreme Furcht kann sich paradoxerweise in 2 gegensätzlichen Verhaltensweisen äußern: einer Starrheit und Lähmung einerseits oder in panischer Flucht, Schreien, u. ä.

Sartory u. Eysenck (1976) nehmen an, daß mit zunehmender Nähe zur Bedrohung, der Intensität der Bedrohung und einer entsprechenden Lerngeschichte (negative oder positive Verstärkung in ähnlichen Situationen) die Tendenz zur Schrecklähmung (freezing) steigt: Irritabilität, eine starke Fluchttendenz und der Versuch, sich zu verstecken, weinen, Gefühle sich aufzulösen, oder bleierne Schwere, Schwächegefühl in den Gliedern, Verlust der willentlichen Kontrolle der Ausscheidung, Zittern und Beben der Extremitäten, bei Anhalten der Furcht, Übergang in tiefe Depression. Die peripher physiologischen Änderungen sind sowohl sympathischer als auch parasympathischer Natur: Schwitzen, Aufstellen der Körperbehaarung, Pupillenerweiterung, HR- und Atmungsbeschleunigung, Blutdruckanstieg, Noradrenalin- und Adrenalinvermehrung, usw.

Angst ist keineswegs immer aversiv: Bücher, Filme, Sportereignisse usw. sind voll extremer Angstszenen und finden Millionen von Zuschauern, Konsumenten und „mutige" Akteure. „Mittelstarke" Angst erweist sich in den Anfängen gefährlicher Sport- und Berufssituationen wie Fallschirmspringen (Epstein 1967) oder bei Kampffliegern (Grinker u. Spiegel 1945) als notwendiger Bestandteil späterer Bewältigung. Prüfungs- und Leistungsängste „mittlerer" Intensität fördern bei guter Vorbereitung und ausreichenden „skills" die Leistung (Sarason 1972). Furcht und Angst sind als Gefahrensignale, die Beseitigung von Furcht und Angst als Sicherheitssignale von fundamentaler Bedeutung für das Überleben.

Die Entwicklung von Ängsten vor bestimmten Objekten (Dunkelheit, Fremde, Tiere) gehört in das normale Repertoire der Humanentwicklung (Gray 1971).

Starke, unangepaßte Ängste (Phobien), die nach dem 20. Lebensjahr weiter bestehen, weisen aber unbehandelt keine spontane Remission mehr auf – im Gegensatz zu den „normalen" Kinderängsten (Agras et al. 1972). Andererseits werden auch im Erwachsenenalter anfänglich starke Ängste (z. B. die vor dem Fallschirmspringen von Epstein 1967 untersuchten) nach vielen Durchgängen erfolgreicher Konfrontation bewältigt. Während des Bewältigungsprozesses verschiebt sich in der Antizipationsphase der Angsthöhepunkt zeitlich zunehmend vom eigentlichen aversiven Ereignis weg, sofern es sich um bewältigbare und vorhersagbare Ereignisse handelt (s. Epstein 1967).

Ob Angst durch Erfahrung bewältigt wird, hängt entscheidend von der „kognitiven" antizipatorischen Bearbeitung (kognitive Desensibilisierung) der Angstcues ab (Lazarus u. Averill 1972). Leugnen der Gefahr kann z. B. bei unbewältigbaren Situationen (z. B. Leukämieerkrankung des eigenen Kindes, s. Friedman et al. 1963) Angst reduzieren. Nach Bewältigung oder nach Eintreten der gefürchteten Situation kann es aber häufig zu extremen „Nacherregungen" (z. B. bei „leugnenden" Fallschirmspringern Epsteins, oder bei der gefangenen Besatzung der „Pueblo" durch Nordkorea, s. Ford 1975) und/oder langanhaltenden psychopathologischen Veränderungen kommen. Über das Ausmaß solcher Nacherregungen entscheidet neben der subjektiven Intensität des Ereignisses auch die „Neutralisierung" dieser Gefahr durch kognitive oder aktuelle zeitliche Paarung von antizipatorischen Hinweisreizen mit angstinkompatiblen Reizen (z. B. Humor, Entspannung, soziale Hilfestellung, Selbstbehauptung, u. a.).

Als zentraler kognitiver Prozeß bei Angstbewältigung wird von Lazarus u. Averill (1972) die Modifikation der *Bewertung* (appraisal) der Bedrohung und der Bewältigungsmöglichkeiten angesehen. Der Ausgang der Bewältigung führt zu einer Neubewertung der Situation und der Bewältigungsmöglichkeiten. Die Bewältigung (coping) verläuft über direkte motorische Aktionen (Vermeidung, Vernichtung) und/oder intrapsychische Prozesse (Ablenkung, Neubewertung, Wunschphantasien, u. a.).

Bei prinzipiell bewältigbaren Situationen ist die Voraussetzung der Angstreduktion die *wiederholte Konfrontation* (s. dazu Marks 1977; Birbaumer 1977). Es ist unklar, warum bei manchen Personen (Phobiker, Zwänge) und manchen Situationen folgenlose Konfrontation nicht zu Angstreduktion führt, sondern häufig sogar zu *Angstinkubation*. Eine zentrale Bedeutung für Angstinkubation dürfte die Wahrnehmung, Bewertung (Attribution) und Bewältigung („Selbstkontrolle") körperinterner physiologischer Änderungen vor, während und nach der Konfrontation haben (*„viszerale Wahrnehmung und viszerale Kontrolle";* Birbaumer 1977). Vor allem im Rahmen der Biofeedbackforschung werden z. Z. die Wirkung viszeraler Selbstwahrnehmung und -kontrolle auf Angst studiert, es existieren aber keine Entscheidungskriterien für die differentielle Wirkung bei verschiedenen Individuen, Situationen und körperlichen Variablen (Birbaumer u. Kimmel 1978). Viszerale Wahrnehmung kann sowohl zu einem Circulus vitiosus aus der Erregung und ihrer Wahrnehmung als auch zur Kontrolle und Reduktion der Erregung führen. Wird die Wahrnehmung als bestrafender Reiz erlebt, ist „vitious circle"-Verhalten wahrscheinlich.

Angst als Prozeß: Lernen von tonischer Angst und phasischer Furcht[1]

Es gehört zu den besonderen Episoden der Verhaltenswissenschaften, daß die sich angeblich als völlig gegensätzlich bekämpfenden Disziplinen des experi-

---

1 Die berichteten Experimente aus dem Laboratorium wurden mit Unterstützung der Stiftung Volkswagenwerk und der Deutschen Forschungsgemeinschaft durchgeführt. Die hier verwendete Kapitelüberschrift stützt sich teilweise auf eine Arbeit von H. D. Kimmel und R. A. Burns: The difference between conditioned tonic anxiety and conditioned phasic fear. 1977

mentellen Behaviorismus und die Freud-Psychoanalyse in der Frage der Angstentstehung weitgehend derselben Auffassung waren. Dies wurde auch in den grundlegenden Arbeiten zur Lernpsychologie des Angsterwerbs von Mowrer (1939) und Miller (z. B. in Dollard u. Miller 1950) stets betont.

Freud vertrat in seiner Schrift „Hemmung, Symptom und Angst" (1926) eine assoziationistische Auffassung, die bereits vor ihm Pawlow und die russische Reflexlehre – die Freud in dieser Arbeit nicht zitiert, er zitiert vor allem eigene Arbeiten – entwickelten: „Die Angst entstand als Reaktion auf einen Zustand der *Gefahr,* sie wird nun regelmäßig reproduziert, wenn sich ein solcher Zustand wieder einstellt." Mowrer (1939, S. 554–555) schreibt: *„Kurz, Angst (Furcht) ist die konditionierte Form der Schmerzreaktion,* welche die höchst nützliche Funktion hat, jenes Verhalten zu motivieren und zu verstärken, das das Wiederauftreten des schmerzerzeugenden (unkonditionierten) Reizes vermeidet oder verhindert."

Mowrers bedeutsame Neuerung gegenüber Pawlow und Freud bestand in der Verklammerung klassischen Konditionierens und instrumentellen Lernens bei der Furchtentstehung und ihrer „Konservierung" in seiner Zweiprozeßtheorie der Vermeidung (1939). Angst/Furcht (CER) motiviert eine motorische Reaktion. Jede Reaktion, die den CS beendet oder dem CS entflieht und die CER reduziert, wird durch die Angstreduktion negativ verstärkt.

Das Vermeidungsverhalten wird bei Mowrer nicht durch die Antizipation der Beseitigung des aversiven US, sondern durch die Beseitigung der konditionierten Warnreize, an die eine CER oder Teile davon gebunden sind, und die damit verbunden Angstreduktion aufrecht erhalten.

Eine der interessantesten Phänomene bei den verschiedenen Angststörungen ist die Stabilität von neurotischen Verhaltensweisen (z. B. motorischer Vermeidung oder autonomen Reaktionen) trotz fehlender aversiver Umweltbedingungen. Beispielsweise sind Zwangsgedanken bei Depressionen oder starke tonische Erregungen einzelner oder mehrerer physiologischer Systeme bei psychosomatischen Störungen trotz fehlender traumatischer Streßreizung sehr resistent. Für die Persistenz dieses „neurotischen Paradoxons" sind vermutlich Erwartungen des aversiven Reizes verantwortlich. Je häufiger die Erwartungen bestätigt, d.h. die Wahrscheinlichkeit über das Auftreten des US von der tatsächlichen Auftretenshäufigkeit bestätigt wird, um so stabiler wird die Vermeidungsreaktion durch bestärkte Erwartungen etabliert.

Dieser Prozeß wird aufgrund von Untersuchungen in unserem Labor (Rockstroh et al. 1979) durch elektrokortikale Maße (kortikale Gleichspannungsverschiebungen) repräsentiert, die in einer bestimmten Sequenz angeordnet sind (kortikale Positivierung nach und kortikale Negativierung vor Durchführung des Vermeidungsverhaltens). Nach dieser Hypothese kann Angst nur dann verlernt werden, wenn der konditionale Reiz mehrmals so dargeboten wird, daß die Erwartung durch das Ausbleiben des unkonditionalen Reizes widerlegt wird. Das heißt: erst nach Löschung der Erwartung eines möglichen aversiven Ereignisses kann auch die motorische Angstreaktion, das Vermeidungsverhalten, gelöscht werden. Die Geschwindigkeit der Löschung ist von vielen Faktoren abhängig (der Intensität des unkonditionalen Reizes, der Schwierigkeit der Vermeidungsreaktion, dem Aufwand der Vermeidungsreaktion, der ökologischen Signifikanz des aversiven Reizes, dem allgemeinen Aktivierungsniveau, der Anzahl der Lerndurchgänge und vielen subjektiv-kognitiven Faktoren). Alle genannten Prozesse können ohne Mitwirkung des Bewußtseins ablaufen und sind daher psychologischen Maßen oft schwer zugänglich. Es muß weiter betont werden, daß die konditionalen Reize und unkonditionalen Reize keineswegs in jedem Fall bestimmte extern lokalisierte Stimuli sein müssen, sondern daß es sich auch um interne, meist sprachlich repräsentierte Reize (Gedanken, Vorstellungen, usw.) handeln kann. Auch vegetativ physiologische Reize (z. B. Herzklopfen) können als konditionaler Stimulus fungieren. Vermeidungsverhalten („Angst") kann auch über Modellernen, d. h. durch Beobachtung geeigneter Modellpersonen ohne Durchführung „eigener" Reaktionen gelernt werden.

Angst, Verhaltensstörungen und organische Erkrankung

Trotz der Schwierigkeiten bei der Definition des Angstphänomens und den oft extrem divergierenden Theorien der Angstentstehung und -bewältigung besteht allgemeine Übereinstimmung darin, daß ein Großteil der heute bekannten Verhaltensstörungen und psychosomatischen Erkrankungen auf dieses Phänomen zurückzuführen sind. Angst steht am Beginn sog. neurotischer Störungen (Phobien, soziale Ängste, Zwangsreaktionen, Tics, Sprachstörungen, hysterische Reaktionen u. a.), und die Reduktion der Angst durch Vermeiden hält diese Störungen aufrecht. Dasselbe gilt für psychosomatische Störungen, deren gemeinsame Ursache wahrscheinlich lang anhaltende erhöhte Aktivierung durch unvorhersagbare oder unkontrollierbare Lebensbedingungen darstellt. Auch am Beginn vieler Abhängigkeiten, besonders des Alkoholismus, dürfte die angstreduzierende Funktion der jeweiligen Substanz oder Droge stehen.

Ein Mangel an Angst bzw. emotionaler Reaktivität dürfte der sog. Soziopathie zugrundeliegen. Ein großer Prozentsatz wiederholt rückfälliger Gesetzesbrecher,aber auch eine wahrscheinlich extrem große, statistisch nicht erfaßbare Zahl sog. Normalbürger dürfte dieses Phänomen aufweisen. Sogenannte Soziopathen zeichnen sich dadurch aus, daß sie bei einem chronisch erniedrigten Aktivierungsniveau keine konditionierten emotionalen Reaktionen auf aversive Reize ausbilden können. Die Konsequenz ist mangelnde Furcht vor Bestrafung auf der einen Seite und Suche nach aktiver Stimulation zur Erhöhung des Aktivierungsniveaus auf der anderen Seite (s. Hare 1975).

Das z. Z. wohl größte gesundheitspolitische Problem stellt die Häufigkeit sog. psychosomatischer, besser psychophysiologischer Erkrankungen dar. Durch häufiges Auslösen der Kampf-/Fluchtreaktion und des allgemeinen Adaptationssyndroms ohne die Möglichkeit der motorischen Kontrolle der auslösenden Situation bleibt ein ständig erhöhtes Aktivierungsniveau bestehen. Da die aversiven Situationen häufig in unserer zivilisierten Umgebung nicht mehr bewältigt werden können, sinkt die Erregung nach Beseitigung der Situation nicht ab, sondern bleibt weiter sowohl hormonell als auch neurophysiologisch bestehen. Wenn ein Individuum bereits eine konstitutionell verankerte oder erworbene Reaktionsstereotypie aufweist, wird das jeweilige Organsystem durch das Weiterbestehen der erhöhten Erregung und „Überlastung" geschädigt. Unter Reaktionsstereotypie verstehen wir die Tatsache, daß innerhalb eines Individuums gleichartige stereotype physiologische Reaktionsmuster auftreten, unabhängig von der Art der auslösenden Situation (zur Theorie und Behandlung psychosomatischer Störungen s. Larbig 1982).

Psychologische Therapie (Bewältigung der Angst)

Im Rahmen der Verhaltensmodifikation wurden eine Vielzahl von Behandlungsverfahren zur Reduktion verschiedener Aspekte der Angst entwickelt. Man ging dabei von dem oben beschriebenen Konzept der Angst als Reaktion auf psychologischer, physiologischer und Verhaltensebene aus.

Zentrales Anliegen jeder Angstbehandlung ist die Erniedrigung des erhöhten zentralnervösen und/oder peripher-vegetativen Erregungsniveaus. Entweder handelt es sich dabei um Verfahren zur Erniedrigung eines tonischen, also länger bestehenden überhöhten Aktivierungsniveaus oder zur Senkung kurzzeitiger extremer phasischer Erregungsanstiege (z. B. bei Tier- und Objektphobien). Am besten untersucht sind Entspannungsverfahren (Jakobson, Training und Autogenes Training) und die systematische Desensibilisierung (vgl. Birbaumer 1977; Larbig 1982).

Literatur

Agras WS, Chapin HN, Oliveau DC (1972) The natural history of phobias: Course and prognosis. Arch Gen Psychiatry 26:315–317

Bettelheim B (1960) The informed heart. Free Press, New York

Birbaumer N (1975) Physiologische Psychologie. Springer, Berlin Heidelberg New York

Birbaumer N (1977) Psychophysiologie der Angst. Urban & Schwarzenberg, München

Birbaumer N, Kimmel HD (eds) (1978) Biofeedback and self-regulation. Erlbaum, Hillsdale

Birbaumer N, Tunner W (1971) EEG, evozierte Potentiale und Desensibilisierung. Arch Psychol 123:225–234

Bowlby J (1973) Attachment and loss, vol II. Separation, anxiety anger. Basic, New York

Delgado JM (1971) Gehirnschrittmacher. Ullstein, Frankfurt

Dollard J, Miller NE (1950) Personality and psychotherapy. McGraw-Hill, New York

Eibl-Eibesfeldt I (1972) Grundriß der vergleichenden Verhaltensforschung. Piper, München

Ekman P, Friesen W (1975) Unmasking the face. Prentice Hall, Englewood-Cliffs

Engel GL, Schmale AH (1972) Conservation-withdrawal: A primary regulatory process for organismic homeostasis. In: Ciba Foundation Symposium 8 Physiology, emotion and psychosomatic illness. Elsevier, Amsterdam pp 57–75

Epstein S (1967) Versuch einer Theorie der Angst. In : Birbaumer N (Hrsg) Psychophysiologie der Angst. Urban & Schwarzenberg, München, S 208–266

Ford CV (1975) The Pueblo incident: Psychophysiological response to severe stress. In: Sarason IG, Spielberger CD (eds) Stress and anxiety, vol 2. Wiley, New York

Freud S (1926) Hemmung, Symptom und Angst. Gesammelte Werke, Bd XIV. Fischer, Frankfurt

Friedman DB, Chodoff P, Mason JW, Hamburg DA (1963) Behavioral observations on parents anticipating the death of a child. Pediatrics 32:610–625

Gallistel CR (1973) Self-stimulation: The neurophysiology of reward and motivation. In: Deutsch JA (ed) The physiological basis of memory. Academic Press, New York, pp 176–267

Gellhorn E (1967) Principles of autonomic-somatic integrations. University of Minnesota Press, Minneapolis

Gray JA (1971) Angst und Stress. Kindler, München

Grinker RR, Spiegel JP (1945) Men under stress. McGraw-Hill, New York
Hare RD (1975) Psychopathy. In: Venables P, Christie M (eds) Research in psychophysiology. Wiley, New York, pp 325–348
Hohmann GW (1966) Some effects of spinal cord lesions on experienced emotional feelings. Psychophysiology 3:143–156
Izard C (1977) Human emotions. Plenum, New York
Lader MH (1975) The psychophysiology of mental illness. Routledge & Kegan, London
Larbig W (1982) Schmerz. Grundlagen – Forschung – Therapie. Kohlhammer, Stuttgart
Larbig W, Birbaumer N (1980) Angst. In: Wittling W (Hrsg) Hoffmann & Campe, Hamburg (Handbuch der Klinischen Psychologie, Bd 4 Ätiologie gestörten Verhaltens, S 182–243
Lazarus RS, Averill JR (1972) Emotion and cognitions: With special reference to anxiety. In: Spielberger CD (ed) Anxiety. Current trends in theory and research, vol 2. Academic Press, New York London, pp 242–284
Lewis M, Rosenblum LA (1974) The origins of fear. Wiley, New York
Marks I (1977) Clinical phenomenon in search for laboratory models. In: Maser SD, Seligman MEP (eds) Psychopathology. Freeman, San Francisco, pp 174–213
Miller NE (1976) Learning, stress and psychosomatic symptoms. Acta Neurobiol Exp 36:141–156
Mowrer OH (1939) A stimulus-response analysis of anxiety and its role as a reinforcing agent. Psychol Rev 46:553–565
Mulholland T (1973) Objective EEG methods for studying covertshifts of visual attention. In: Mc Guigan FS, Schoonover RA (eds) The psychophysiology of thinking. Academic Press, New York, pp 109–145
Olds J (1977) Drives and reinforcements. Raven, New York
Penfield W, Jasper H (1954) Epilepsy and the functional anatomy of the human brain. Little Brown, Boston
Rachman S (1974) Biologically significant fears. Comment to A Öhman, M Fredricson, K Hughdahl. Behav Anal Modif 2:234–239
Rockstroh B, Elbert T, Lutzenberger W, Birbaumer N (1979) Slow cortical potentials under conditions of uncontrollability. Psychophysiology 6:374–380
Routtenberg A (1968) The two-arousal hypothesis. Reticular formation and limbic system. Psychol Rev 75:51–80
Sarason IG (1972) Experimental approaches to test anxiety: Attention and the uses of information. In: Spielberger C (ed) Anxiety. Current trends in theory and research, vol 2. Academic Press, New York, pp 383–405
Sartory G, Eysenck HJ (1976) Strain differentials in acquisition and extinction of fear reponses in rats. Psychol Rep 38:163–187
Schultz-Hencke H (1970) Lehrbuch der analytischen Psychotherapie. Thieme, Stuttgart
Seligman MEP (1975) Helplessness. Freeman, San Francisco
Seligman MEP, Hager EE (eds) (1972) Biological bounderies of learning. Appleton, New York
Spitz RA (1946) Anaclitic depression. The psychoanalytic study of the child. 2:313–347
Stein L, Wise DC, Belluzzi JD (1977) Neuropharmacology of reward and punishment. In: Iverson LL, Iverson SD, Snyder SH (eds) Handbook of psychopharmacology, vol 8. Drugs, Neurotransmitters and Behavior. Plenum, New York, pp 25–54
Watson JB, Rayner R (1920) Conditiones emotional reactions. J Exp Psychol 3:1–14
Weiss JM, Glazer HI, Pokorecky LA (1976) Coping behavior and neurochemical changes. In: Serban G, Kling A (eds) Animal models in psychobiology, Plenum, New York, pp 141–173

Angsttheorien in Verhaltenstherapie und erfahrensorientierten Therapieformen

W. Butollo

Zu Beginn dieser Abhandlung sollen zwei wesentliche Befunde aus der vergleichenden Therapieforschung erwähnt werden. Es gibt eine Reihe von empirischen Hinweisen dafür, daß am wichtigsten aber die Überzeugung des Therapeuten in seine Technik zu sein scheint (Fietkau 1977). Wenn der Therapeut an seiner Arbeitsmethode zweifelt und dies in seine Arbeit eingeht, so wird das Ergebnis im Endeffekt schlechter ausfallen als wenn er von seinem Handeln – fast egal, was es technisch sein mag – wirklich überzeugt ist. Zumindest betrifft das kurzfristige Verbesserungen im Befinden des Klienten. Ein kurzer Rundblick in der „Therapieszene" läßt diese Befunde ohne weiteres plausibel erscheinen. Für die Therapieforschung steckt hierin die Warnung, keine kurzfristigen Erfolgskriterien als Gradmesser für die Effektivität einer Intervention allein gelten zu lassen.

Der zweite zu erwähnende Befund aus der vergleichenden Therapieforschung besagt, daß junge, unerfahrene Therapeuten sich eher an die Therapietechniken halten und das dann so auch meist gut machen. Erfahrene Therapeuten arbeiten eher flexibel und glauben auch weniger an die Magie der Technik. Ihre Arbeitsweise ist somit flexibler und in dieser Weise gut. Ein und dieselbe Therapie erhält so verschiedene Formen mit jeweils ihren positiven Folgen.

Im Hinblick auf die Entwicklung der Verhaltenstherapie in Deutschland kann man nun eine ähnliche Differenzierung beobachten. In den Anfängen vor nun gut 15 Jahren seit Einführung der Verhaltenstherapie in Deutschland (Butollo 1980) war die Technikgläubigkeit sehr groß. Empirische Untersuchungen drehten sich demnach auch meist darum, welche Variante einer Technik wohl optimal ist. Heute haben sich die Schwerpunkte etwas verschoben. Die Kompetenz des Therapeuten und die darauf basierende Flexibilität seiner Arbeit stehen wieder im Vordergrund und weniger die spezifischen Techniken. Ein forschungsstrategischer Nachteil dieser Entwicklung ist aber, daß sich das komplexe Therapeutenverhalten nicht so gut erforschen läßt, wie die als „Programme" festgeschriebenen klar umrissenen Techniken. Am Beispiel der Theorie und der Therapie chronischer Angst soll nun diese Entwicklung demonstriert werden.

Leitsymptom Angst
Herausgegeben von P. Götze
© Springer-Verlag Berlin Heidelberg 1984

Lerntheorien der Angst

Angst als konditionierte Schmerzreaktion

Die klassische Theorie der Verhaltenstherapie zum Phänomen Angst basiert auf der Annahme, daß Angst immer eine *konditionierte Schmerzreaktion* ist, die den Regeln der Konditionierung von Pawlow folgt: Eine traumatische Erfahrung, in einer bestimmten Situation wahrgenommen, führt dazu, daß in Zukunft diese Situation oder einzelne Aspekte daraus ansatzweise wieder ähnliche traumatische Reaktionen auslösen.

Offen bleibt, inwieweit die im Tierversuch gut abgesicherten Befunde zur Konditionierbarkeit der Angst auch für den Menschen Gültigkeit haben.

Verschiedene Aspekte, wie die des phobischen Angstgeschehens, sprechen für die Konditionierungstheorie: Etwa, daß Angst durch das Bewußtsein nicht steuerbar zu sein scheint. Oder, daß die Einsicht in die Sinnlosigkeit bestimmter Angstinhalte den Ablauf kaum beeinflußt und die Angstreaktion einfach ihren Ablaufgesetzmäßigkeiten folgt.

Es gibt auch am Menschen eine Reihe von empirischen Untersuchungen über die klassischen Formen der Angstkonditionierung. Die Ergebnisse stellen jedoch dieses allereinfachste Erklärungsmodell vor Probleme. So gibt es z.B. intensive Ängste, die ohne erkennbares Trauma entstehen können. Das bedeutet, daß die Traumatheorie in vielen klinischen Beispielen als Erklärung nicht haltbar ist: Es muß auch andere Formen des allmählichen Entstehens und Anwachsens von Angst geben, als die der direkten Konditionierung schmerzhafter Erfahrungen.

Ein anderes Problem liegt in der Erscheinungsform der Angstreaktion: Physiologisch, im Verhalten und im Erleben, ist sie sehr verschieden von der *Schmerzreaktion;* es ist demnach schwierig, Angst als konditionierte Schmerzreaktion zu betrachten. Eysenck (1968) hat diesem Umstand Rechnung getragen, indem er von *Angst-Schmerz-Reaktion* spricht. Damit wird ein Reaktionskomplex bezeichnet, in dem in jeder Schmerzerfahrung immer auch schon eine Angsterfahrung automatisch enthalten ist, die aber völlig andere Verlaufscharakteristika hat. Konditioniert wird dann nur dieser Angstanteil und nicht der Schmerz.

Auch eine so modifizierte Konditionierungstheorie läßt sich aber im Humanversuch sehr schwer kritisch testen. Durch die *Einsicht* des Menschen in die Zusammenhänge von Signal und traumatischer Erfahrung wird das ganze Geschehen der Konditionierung kognitiv „*überlagert*". Das Wissen um die Zusammenhänge von CS und UCS verändert den Koditionierungsvorgang. Auf die recht umfangreiche Literatur über die Bedeutung des Bewußtseins (Awareness) für die Konditionierung am Menschen kann hier nur verwiesen werden (Butollo 1979; Grings 1973). An einem Beispiel soll jedoch die Bedeutung bewußter Vorgänge bei der Konditionierung demonstriert werden (Abb. 1):

Durch sehr laute Töne provozierte galvanische Hautreaktionen geben ein Bild der *induzierten Erregung*. Wiederholt man diese lauten Töne in unregelmäßiger Zeitabfolge, so beginnt sich das Ausmaß dieser Reaktion sehr bald zu reduzieren: Sie habituiert (Kurve „ohne Urteil"). Wird aber bei jedem Ton eine kognitive Entscheidung gefordert, in diesem Versuch das Urteil, ob die Ton-

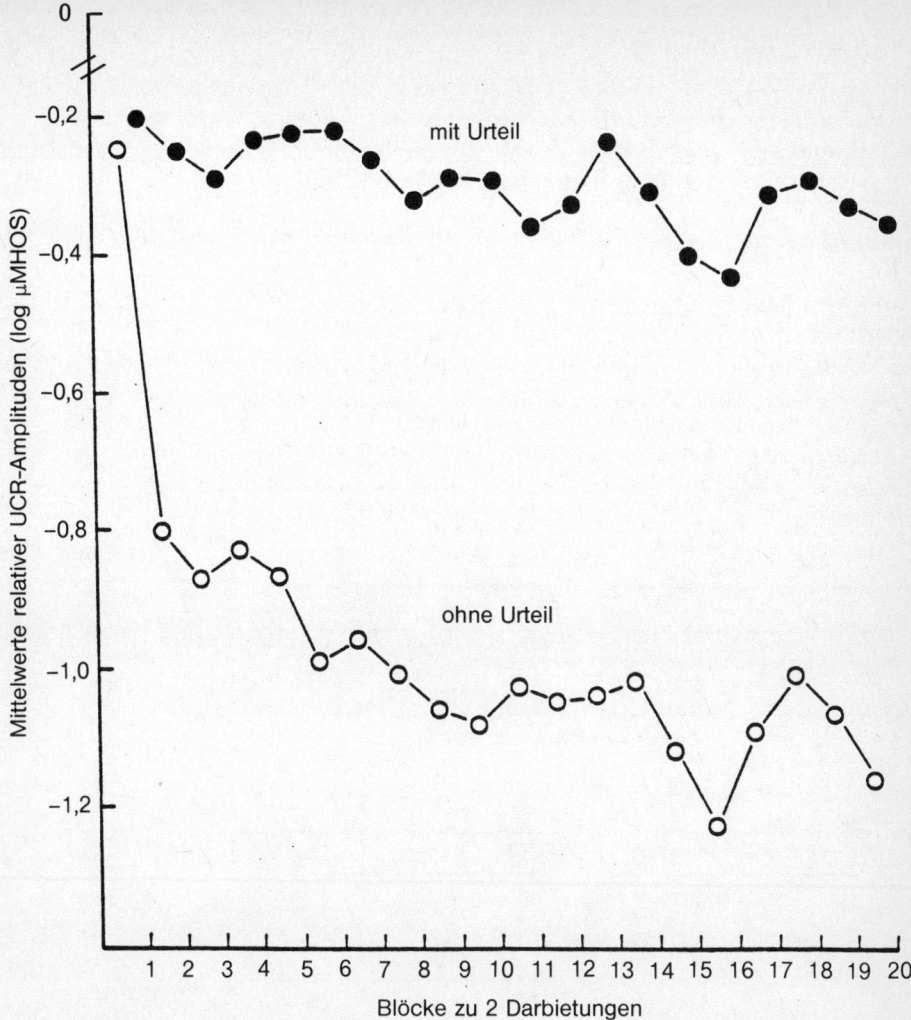

Abb. 1. Mittlere Amplituden unkonditionierter GHRs auf Töne (1000 Hz, 90 db), zu denen in der einen Bedingung ein bewertendes Urteil abzugeben war

höhe variiert, dann wird dadurch die Habituation der induzierten Erregung gebremst (Kurve „mit Urteil"). So wie diese Urteile beeinflussen auch andere Arten von kognitiven Prozessen das Erregungsgeschehen und seine Konditionierung: Bewertungen, Vergleiche, Erwartungen.

In der Geschichte der Verhaltenstherapie gibt es allerdings mehrere Beispiele dafür, daß einfache Theorien therapeutische Maßnahmen anregten, die sich als nützlich erwiesen. Später dann wurden die Theorien durch experimentelle Forschung teilweise oder gänzlich widerlegt – s. systematische Desensibilisierung – und dennoch behielt die durch sie angeregte Interventionsstrategie ihre praktische Bedeutung. Die systematische Desensibilisierung, z. B. „Kind" der Konditionierungstheorie der Angst, wird nach wie vor mit gutem Erfolg bei ganz bestimmten Angstproblemen eingesetzt.

Bei multiplen Ängsten mit stark generalisierten Angstinhalten, etwa Agoraphobie, ist jedoch die systematische Desensibilisierung gewiß nicht die' Methode der Wahl. Im Gegenteil, sie kann in gewissen Fällen sogar zu nachhaltiger Angststeigerung führen. Auch im Experiment können solche Steigerungen konditionierter Angst beobachtet werden, etwa wenn nur der CS geboten wird und eigentlich „Löschung" zu erwarten wäre (Napalkow-Effekt).

Instrumentelle Angstkonditionierung

Eine mögliche Lösung der Mängel der Konditionierungstheorie wurde im Rahmen der sog. Zweifaktorentheorie gesucht (Abb. 2).
    Die klassische Konditionierung bildet demnach die ersten beiden Schritte des Angsterwerbs. Dann aber ist das *Vermeidungslernen* nach dem Prinzip der

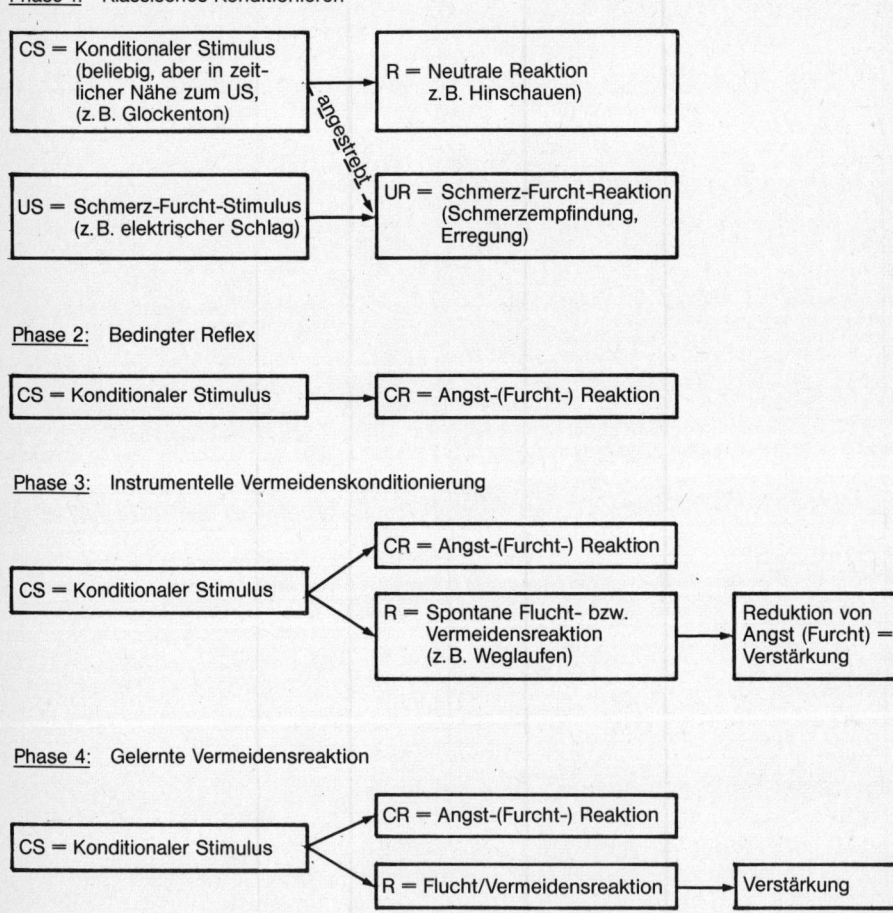

Abb. 2. Klassisches und instrumentelles Konditionieren der Angst- und Vermeidungsreaktion. (Aus Krohne 1976, S. 33)

negativen Verstärkung für Aufrechterhaltung und Ausdehnung eines Angst-komplexes verantwortlich: Zuerst wird auf dem Wege der klassischen Kondi-tionierung auf einen ursprünglich neutralen Reiz durch die konditionierte Schmerz-Furcht-Reaktion eine konditionierte Reaktion entstehen (Phase 1 und Phase 2). Der ursprünglich neutrale Reiz CS hat durch diesen Lernvorgang die Fähigkeit erreicht, Angst-Furcht-Reaktionen auszulösen. Sie haben „sekundär motivationalen" Charakter, d.h. sie bewirken eine Veränderung des Verhal-tens: Aufmerksamkeitsprozesse; Vermeidungs-, Flucht- oder Angriffsverhal-ten. Erfolgreiche Vermeidung oder Flucht führt zu Angstreduktion und damit zu *negativer Verstärkung* des ihm vorausgehenden Verhaltens durch Beendi-gung eines aversiven Gefühls. Vermeidungsverhalten wird so „belohnt", um ursprünglich klassisch konditionierte Angst durch gelerntes Vermeidungsver-halten aufrechtzuerhalten (Abb. 3).

Dieses Modell kann die Eigenarten mancher Formen von Angststörungen recht anschaulich darstellen: multiple Phobien mit Zwangscharakter und ex-

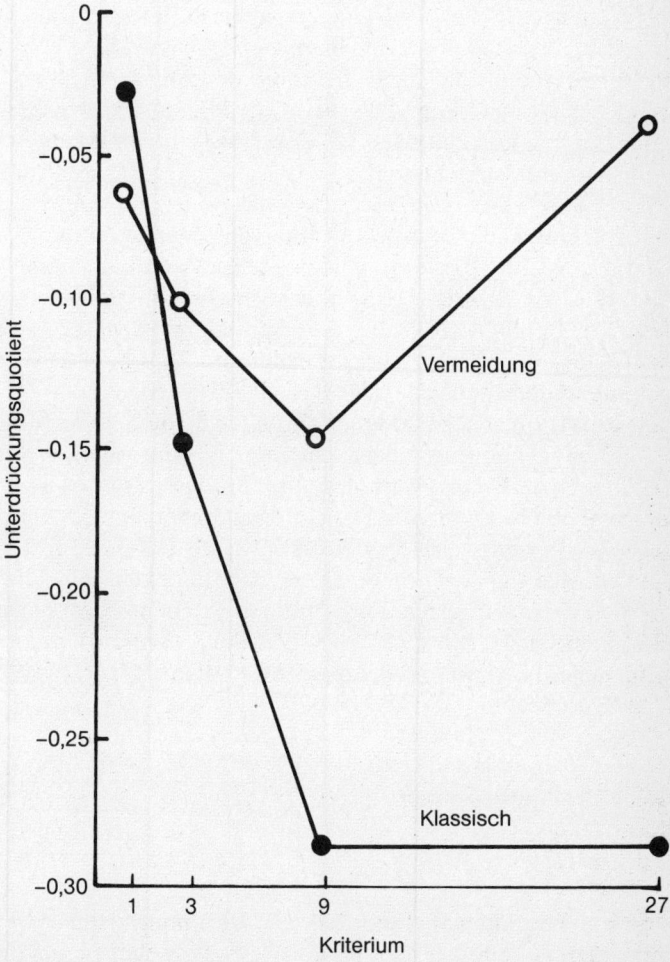

Abb. 3. Verhaltensunterdrückung durch klassisch und instrumentell konditionierte Angst

zessivem Vermeidungsverhalten, das zu einer wesentlichen Einengung des Lebensraums des Betroffenen führen kann. Die Zweifaktorentheorie der Angstvermeidung setzt 2 Arten von Lernvorgängen in sukzessiver Anordnung voraus, die klassische Konditionierung der Angst (Angsterwerbsphase) und die instrumentelle Konditionierung des Vermeidens (Lernen am Erfolg durch Nachlassen der negativen Erfahrung) in der Phase der Angstaufrechterhaltung.

Auch diese Theorie hat bei allem Appeal auch einige Mängel. Es ist z.B. häufig eine hohe Persistenz von Vermeidungsverhalten da, ohne daß Angst überhaupt noch subjektiv oder objektiv registrierbar wäre. Man denke an verschiedene Formen der Zwangsstörung, bei denen exzessive Vermeidungsverhalten zu beobachten ist und dennoch keine Angst auftritt, solange diese Rituale ausgeführt werden können.

Vermeidungsblockierung

Ob dieses Verhalten doch noch „angstvermittelt" ist, kann man sehr leicht testen, indem man eine sog. *Vermeidungsblockierung* einführt. Sie führt in der Regel zu einem sehr starken Anstieg der Angst, oft allein durch die *Ankündigung* der Blockierung. Das beweist, daß dieses zwanghafte Verhalten doch noch durch Angst motiviert ist, wenn diese auch bei ungestörtem Verhaltensablauf kaum registrierbar ist.

Die Zweifaktorentheorie des Vermeidungslernens hat im therapeutischen Bereich eine neue Gruppe von Interventionen stimuliert, die eher auf die Konfrontation, auf „Flooding", abzielendes Verfahren. Dabei wird der Klient ermutigt, beim Auftreten von intensiven Angstreaktionen nicht wie sonst seine üblichen Flucht- und Vermeidungsrituale einzusetzen, sondern dies zu unterlassen und stattdessen sich der Angstsituation bewußt auszusetzen. Er erlernt so eine andere Art von Angstdesensibilisierung – das Ertragen der intensiven Angstreaktion. So kann er erfahren, daß diese intensive Angstreaktion zwar recht unangenehm ist, aber nicht zu mehr oder weniger vage phantasierten Katastrophe führt. Das Angstgefühl bleibt dann zwar noch eine zeitlang spürbar, um schließlich aber allmählich zu verschwinden. Die diese Erfahrung gewährleistende Arbeitsweise des Therapeuten ist technisch mittlerweile gut ausgereift und hinsichtlich der intendierten Angstkontrolle wirklich effektiv. Allerdings werden dabei einige ganz wesentliche Momente des Angstgeschehens, zumindest theoretisch, nicht ausreichend berücksichtigt. Dazu gehören u.a. die verschiedenen kognitiven Prozesse des Klienten vor, während und nach dem Angstgeschehen.

Kognitive Angsttheorien

Lazarus-Theorie

Für die Verhaltenstherapie war ein bestimmter theoretischer Ansatz bedeutsam, der kognitive Prozesse beim Angstgeschehen zu differenzieren und zu ordnen versuchte, die kognitive Angsttheorie von R. S. Lazarus (1966) (Abb. 4).

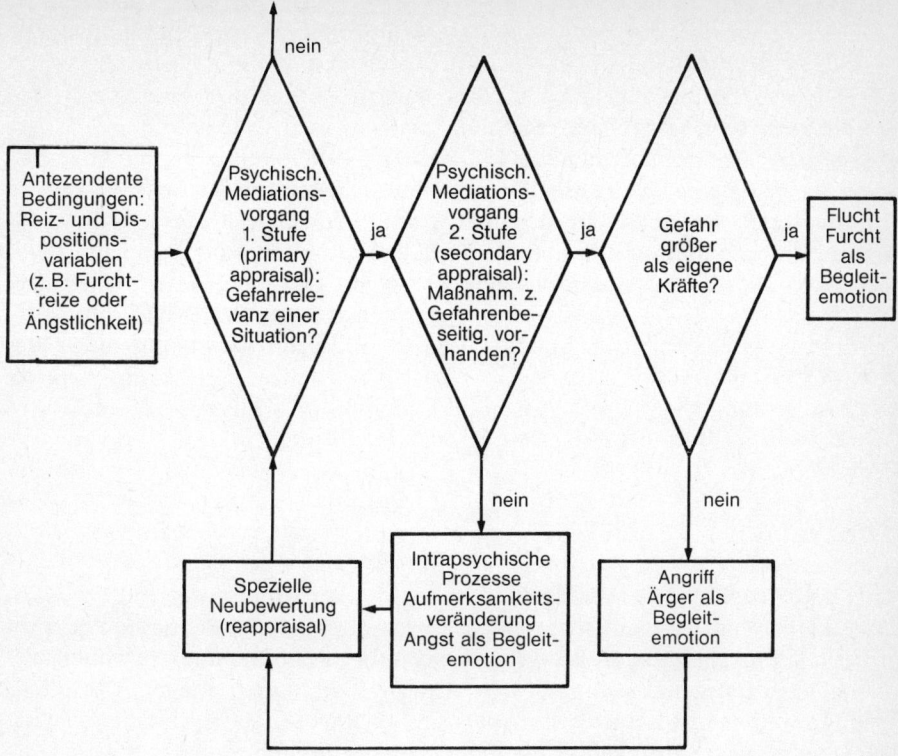

Abb. 4. Schema der Angstauslösung und -verarbeitung nach der Theorie von Lazarus (1966, Übers. v. Krohne 1976)

Der Ausgangspunkt des wie in einem Flußdiagramm dargestellten Angstgeschehens ist eine akute Erregung, sei es aufgrund einer traumatischen Erfahrung, sei es als Folge der Erwartung bedrohlicher Ereignisse, sei es einfach eine konditionierte Reaktion. Die erste kognitive Maßnahme ist eine *Einschätzung der Gefahrenrelevanz der Situation:* Wie real ist die Gefahr? Woher kommt sie? (Stufe 1). Wird die Frage nach der Gefährlichkeit der Situation bestätigt, dann erfolgt als nächster Schritt die *Suche nach geeigneten Maßnahmen,* um der Gefahr zu begegnen: prinzipiell Angriff oder Flucht/Vermeidung (Stufe 2).

Lazarus nimmt an, daß die „Begleitemotionen" von Angriff und Flucht, Ärger bzw. Furcht sind. Angst wäre ein Gemisch von Ärger und Furcht, also eine Erregung ohne Differenzierung. Dazu kommt es, wenn weder die erste noch die zweite Stufe wirklich geklärt sind, es also offen bleiben muß wie gefährlich die Situation wirklich ist und wenn unklar bleibt wie gut die Gegenmaßnahme wirklich sind. Dann sind die Bedingungen noch nicht reif für zielgerichtetes Handeln.

Die Begleitemotion dieser Handlungsblockierung ist *Angst.* Sie motiviert zu allen möglichen *internen Vorgängen,* in erster Linie zu verstärktem Aufmerksamkeitsverhalten, *Suche* nach neuen Lösungen. Allerdings motiviert sie auch zur Entwicklung pathologischer Enstellung der Realität durch Verdrängung der Gefahr, Überschätzung, Unterschätzung der eigenen Bewältigungsmöglichkeiten und zu allen möglichen irrationalen Versuchen, *die Angst direkt zu vermeiden.*

Aufmerksamkeitsperseveration und Angstdifferenzierung (APTAD)

Die Lazarus-Theorie wurde an unserem Institut weiter entwickelt. Dabei lag das Hauptaugenmerk auf den Prozessen der *Aufmerksamkeit* und der *Selbstverstärkung* des Angstgeschehens. Die Aufmerksamkeit ist derjenige kognitive Vorgang, der gleichsam an der Schwelle zum Bewußtsein steht. Erforschung des Aufmerksamkeitsverhaltens ist der Einstieg zur Erforschung des Bewußtseins. An diesem Punkt trifft sich die Verhaltenstherapie mit denjenigen Therapieformen, die primär an den Bewußtseinsvorgängen des Patienten beabsichtigen.

Die Theorie besteht aus 2 großen Teilen, dem Mikromodell und dem Makromodell. Da sie hier nur in den Grundzügen dargestellt werden kann, wird der an der Detailausarbeitung interessierte Leser auf ausführliche Veröffentlichungen verwiesen (Butollo 1979, 1984; Butollo u. Höfling 1984).

Mikromodell

Das *Mikromodell* macht Aussagen über die unmittelbar vor, während und nach dem akuten Angsterleben ablaufenden Prozesse. Es werden kognitive Suchprozesse und Entscheidungsprozesse postuliert, die im Normalfall eine konstruktive und realitätsgemäße Form der Angstbewältigung ermöglichen. Pathologische Formen der Angstbearbeitung werden im Rahmen des Mikromodells primär anhand von Störungen des Aufmerksamkeitsverhaltens erklärt:

- unvollständige, unpräzise oder vorzeitig abgebrochene Suche nach Auslösern der Erregung;
- voreilige, instabile, zuweilen regressive Handlungsentscheidungen;
- unkorrekte, entstellende, einseitig selegierende Rückmeldung des Handlungsergebnisses.

Der Anstoß für die theoretische Gewichtung des Aufmerksamkeitsgeschehens stammt aus klinischen Beobachtungen und empirischen Befunden bei Phobien und chronischen Ängsten. Der Circulus vitiosus der Vermeidung ist nicht nur im großmotorischen Verhalten, sondern ebenso im Aufmerksamkeits-„Verhalten", im Denken und Problemlösen, in der Phantasietätigkeit und in der mangelnden Toleranz für differenzierte Gefühle zu finden. Wird die Technik der Vermeidungsblockierung durch systematische Konfrontation auch auf die „internen" Prozesse angewandt, so ist mit einer viel größeren Reichweite der Therapie zu rechnen als im Falle der „klassischen" Techniken der Modifikation „äußeren" Angstverhaltens. Über den Weg einer so ermöglichten Differenzierung des Gefühlslebens werden neue Bereiche reiferer Formen der Angstbewältigung erschlossen.

Zwei Arten von Verständigung

Die zweite wesentliche Aussage der APTAD (Aufmerksamkeits-Perseverations-Theorie der Angstdifferenzierung) betrifft die *Annahme zweier Arten von Verständigung*. Der allgemein bekannten Verstärkung durch Angstreduktion (negative Verstärkung) wird eine Verstärkung durch *Gefühlsdifferenzierung* entgegengestellt. Angst ist ein undifferenziertes Gemisch von Emotionen, das emotionalen Druck durch seine Intensität und seine Unklarheit, Ungerichtetheit erzeugt. Sowohl Maßnahmen, die eine *Reduktion der Intensität* bewirken, wie auch Maßnahmen, die *Angst in nachgelagerte, blockierte Handlungen, Einsichten und Gefühle* differenzieren läßt, werden lernpsychologisch fixiert, d. h. verstärkt.

Im Normalfall wiederum wird eine *Balance* dieser beiden Verstärkungsarten angenommen, in pathologischen Fällen der Angstverarbeitung ist jedoch eine Verschiebung zugunsten einer Dominanz der ersten Verstärkerart, der *Reduktion der Angstintensität* postuliert.

Tatsächlich ist an Patienten mit ausgeprägten Phobien zu beobachten, daß ihr gesamtes Streben mehr auf die *unmittelbare Angstreduktion* ausgerichtet ist, egal zu welchem Preis. Die zur Angstdifferenzierung erforderliche Persistenz im Angstgefühl wird, so paradox es bei jemanden mit chronischen Ängsten auch klingen mag, nicht aufgebracht (Abb. 5). Je mehr jemand unter Ängsten leidet, um so weniger ist er im allgemeinen bereit, sich ihnen wirklich auszusetzen, sie zu erleben, ja sich dem Angstgefühl mit dem Ziel seiner Differenzierung zu nähern. Er muß Angst *haben,* weil er nicht Angst *fühlen* will.

Therapie der Phobie auf dieser Stufe bedeutet, den Patienten in seiner Gefühlswahrnehmung zu unterstützen, ihn an die Wahrnehmung „dessen was ist" heranzuführen, um dann die Angstdifferenzierung zu ermöglichen. Angstkonfrontation durch „Reizüberflutung" reicht nicht aus, wenn der Klient in dieser

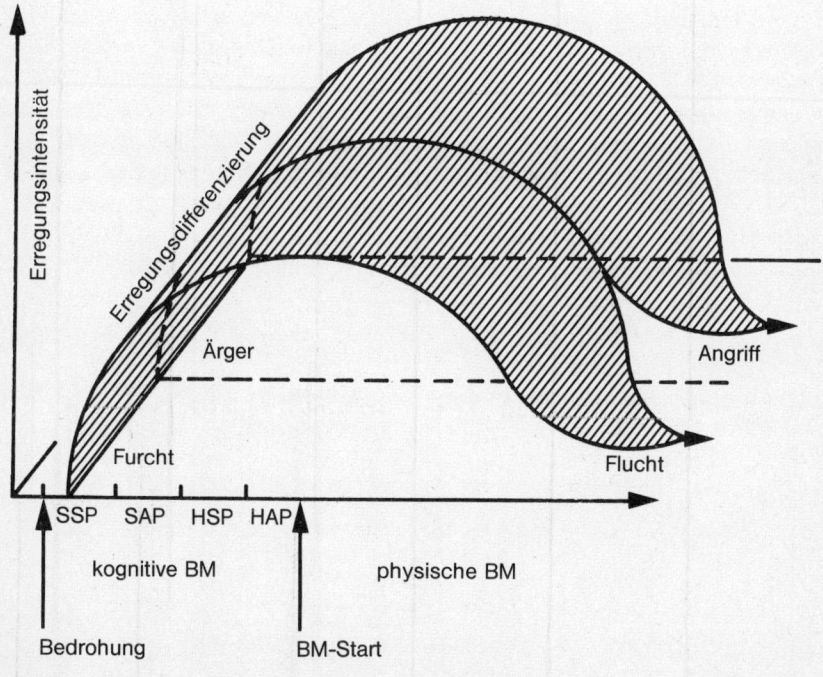

Abb. 5. Flächendiagramm der Angstdifferenzierung

„Flut" sämtliche seiner sonst verwendeten Angstabwehren wieder einsetzt, sie bedarf der bewußten Öffnung gegenüber der Angstwahrnehmung.

Diese Weiterführung der Theorie hat dazu geführt, daß wir über die bisherigen verhaltenstherapeutischen Arbeitsweisen sowohl theoretisch wie technisch hinausgehen mußten.

Erfahrensorientierte Ansätze

Das Ergebnis ist ein Therapieansatz, in dem erfahrensorientierte Aspekte zunehmendes Gewicht erhalten, vorwiegend aus den gestalttherapeutischen und körperpsychotherapeutischen Schulen. Die Arbeit an Polaritäten im Sinne von Perls (1974), die Verwendung des Kontaktes zwischen Klient und Therapeut als wesentliches Arbeitsinstrument, die Förderung des Gespürs für Aktualität, für Gegenwart u. ä. beginnt die ursprünglich dominierenden Verhaltensübungen zu ersetzen bzw. einzurahmen. Die Selbstverantwortung des Klienten, ein besonders für Phobiker bedeutendes Thema, wird zentrales Moment der Therapie.

Der Klient lernt vor allem, daß er nicht „von außen" kuriert werden kann, sondern daß er die Konsequenzen einer eventuellen Veränderung seiner Angstsymptomatik zu tragen hat. Theoretisch wird dieser Teil der Arbeit im *Makromodell* der APTAD berücksichtigt, das u. a. Aussagen über soziale Verstärkung, Krankheitsgewinn, Widerstand gegen Therapie etc., Partnersysteme bei Phobien u. ä. enthält.

Diese Art therapeutisch zu arbeiten, stellt keinen Bruch gegenüber der klassischen Verhaltenstherapie dar, im Gegenteil, sie basiert nach wie vor auf lernpsychologischen Prinzipien. Sie ist aber hinsichtlich der therapeutischen Technik doch viel differenzierter und schwieriger als etwa das Durchführen eines standardisierten Trainingsprogramms zur unmittelbaren Angstreduktion. Diese Arbeitsweise impliziert mehr individuelle Schulung des Therapeuten, vor allem mehr Selbsterfahrung. Sie gibt der symptomorientierten Verhaltenstherapie zudem einen *umfassenderen Rahmen*. Empirische Überprüfungen der Therapieeffizienz werden dadurch natürlich erschwert, sind jedoch nicht grundsätzlich unmöglich und auch in zukünftigen Forschungen zu fordern.

Literatur

Butollo W (1979) Chronische Angst. Urban & Schwarzenberg, München
Butollo W (1980) Behavior therapy in the German-speaking countries. German J Psychol 4:247–262
Butollo W (1984) Die Angst ist eine Kraft. Piper, München
Butollo W, Höfling S (1984) Behandlung chronischer Angst und Phobien. Enke, Stuttgart
Eysenck HJ (1968) A theory of the incubation of anxiety/fear responses. Behav Res Ther 6:309–321
Fietkau HJ (1977) Die Einstellung in der Psychotherapie. Müller, Salzburg
Grings WW (1973) Cognitive factors and conditioning: An overview. Psychophysiol 10:119–120
Krohne HW (1976) Theorien zur Angst. 2. Aufl. Kohlhammer, Stuttgart Berlin Köln Mainz
Lazarus RS (1966) Psychological stress and the coping processes. Mc Graw-Hill, New York
Perls F (1974) Gestalt therapy. Bantom, New York

Verhaltenstherapie *und* Psychopharmaka bei Phobien? Welche Konsequenzen hat die „Entdeckung" der Panic-Disorder wirklich für die verhaltenstherapeutische Praxis und Forschung?

I. Hand

Einleitung

Die Phobien stellen seit mindestens 2 Jahrzehnten einen der „klassischen" Indikationsbereiche für Verhaltenstherapie dar. Die mittlerweile kaum noch überschaubare Literatur dazu spiegelt sowohl die glänzenden wie auch die peinlicheren Entwicklungsabschnitte dieser nicht mehr neuen und doch noch so oft mißverstandenen Therapierichtung wider.

Obwohl für die Mehrzahl der Patienten mit Phobien längst empirisch und experimentell gut abgesicherte, fast exzessiv publizierte Kurzzeitverhaltenstherapie zur Verfügung steht, obwohl die entsprechenden Vorgehensweisen zum Basisversorgungsangebot praktisch jeder klinischen Verhaltenstherapiearbeitsgruppe in zahlreichen Ländern gehören – und weil dennoch in der Alltagsversorgung der entsprechenden Patienten in der Bundesrepublik diese Therapiemöglichkeit immer noch eher selten zur Verfügung steht: deshalb vor allem dieser Beitrag.

Die bei uns überraschenderweise eher in der Fach- als in der Laienpresse persistierenden Mißverständnisse über Verhaltenstherapie beruhen auf unterschiedlichen Grundlagen: zwischenzeitlichen Fehlentwicklungen, die die Verhaltenstherapie zweifellos durchlaufen hat und wie jede experimentelle Therapierichtung – auf der Suche nach immer besser fundierten und effizienteren Verfahren – auch weiter durchlaufen wird; inadäquater Selbstdarstellung der Verhaltenstherapie; mangelnder aktueller Literaturkenntnis der Kritiker; schließlich auch ideologischer Abgrenzung und oft zusätzlich berufspolitisch bedingter Vermeidung einer wirklichen Beschäftigung mit diesem Bereich.

Übersehen wird v. a. die längst eingetretene Umorientierung von einer vermeintlich durch Lerntheorien verknüpften Sammlung diagnosespezifischer Therapietechniken zu einem Modell der Verhaltenstherapie als einer therapeutischen Strategie, innerhalb derer erst Indikation und Anwendungsmodalität der Techniken abgeleitet werden. Strategieabgeleitete Kurztherapie ist heute häufiges Ergebnis einer komplexen Motivations-, Bedingungs- und Verhaltensanalyse i. S. einer qualitativ „neuen Einfachheit" der Verhaltenstherapie – im Gegensatz zur früher üblichen Indikationsstellung für die Kurzzeitanwendung symptomspezifischer Techniken aus klinischen Diagnosen. Der Therapeut muß heute viel wissen, um das entscheidende Wenige zu tun – und bei dessen Scheitern ein Erklärungsmodell und hypothesengeleitete therapeutische Alternativen zur Verfügung zu haben. Dieses Vorgehen soll in folgendem noch einmal kurz dargestellt werden.

Leitsymptom Angst
Herausgegeben von P. Götze
© Springer-Verlag Berlin Heidelberg 1984

Der Schwerpunkt dieses Beitrages soll dann aber in der Gegenüberstellung der seit Jahren international am meisten eingesetzten verhaltenstherapeutischen Interventionstechnik bei Phobien, Exposition-in-vivo mit der in den letzten beiden Jahren v. a. in der amerikanischen Psychiatrie aufgekommenen Diskussion um Panic-Attacks bzw. Panic-Disorder und deren Bedeutung für die Entstehung und Behandlung (insbesondere durch Verhaltenstherapie) von Phobien liegen. Hier scheint durch eine überzogene Renaissance der biologischen Psychiatrie in den USA – vermutlich als Reaktion auf die vorher bestehende überzogene Psychologisierung – die wünschenswerte Ausgewogenheit einer psychosomatischen oder somato-psychischen Arbeitsweise erneut in Gefahr. Dabei werden auch seit über einem Jahrzehnt bewährte, v. a. aus der englischen Verhaltenstherapie kommende Therapietechniken und Forschungsstrategien bei Phobien unnötig und ungerechtfertigt in Frage gestellt.

Der folgende Beitrag soll, eingebettet in die Bewertungskriterien des Autors, die relevante Literatur der Verhaltenstherapie einerseits und der amerikanischen Psychiatrie der letzten Jahren andererseits, vergleichend für die auch bei uns zu erwartende Diskussion darstellen.

Vorweg noch einige Bemerkungen zum Stellenwert der Phobiediskussion nicht nur in der Fach- sondern auch in der Laienpresse der USA. Dieses mag das Verständnis für die nachfolgende Darstellung und voraussehbare zukünftige Entwicklungen bei uns erleichtern.

In den USA sind in den letzten Jahren in großer Zahl spezialisierte Phobie-Therapiezentren entstanden, es wurde eine „Phobia Society of America" gegründet und verhaltenstherapeutische wie psychiatrische Publikationen haben sich – mit fast einem Jahrzehnt Zeitverzögerung im Vergleich zur englischen Verhaltenstherapie und Psychiatrie – auffallend stärker als früher mit Phobien befaßt. Für den englischen Verhaltenstherapeuten Rachmann (1984) stellt dieses Phänomen eher ein „revival of interest in (Agora-)Phobia" dar. Die Entwicklung in der amerikanischen Fachliteratur gibt eine gerade erschienene Übersichtsarbeit von Garfield (1984) gut wieder. Jetzt wurde diese Entwicklung auch in einem die fachlichen Veränderungen und Kontroversen hervorragend beschreibenden Artikel in der Newsweek (Adler et al. 1984) dargestellt. Darin werden Phobien als „Erkrankung dieses Jahrzehnts" beschrieben: „what schizophrenia was to the 1960s, what depression and burnout were to the 1970s, phobias are to the 1980s". Nach einer in Kürze erscheinenden Studie des National Institut of Mental health sollen in den USA 5% der Bevölkerung an der „most serious variety of phobia, agoraphobia" und etwa 11% an einer der unterschiedlichen Phobien leiden. Phobien seien damit in den USA heute nach der Alkoholabhängigkeit das zweithäufigste Mental-health Problem – wobei viele Alkoholiker eigentlich primäre Phobiker seien. So ist von einer halben Million völlig an ihre Wohnung gebundenen Agoraphobikern die Rede.

Der Psychoanalyse wird keine Bedeutung mehr für die Bewältigung eines Gesundheitsproblems dieser Größenordnung beigemessen, als effiziente Kurzzeittherapien werden Verhaltenstherapie bzw. aus dieser abgeleitete „supportive therapy" und, unter Hinweis auf das Konzept der Panic-Disorder, Antidepressiva herausgestellt. Ein verhaltenstherapeutisch orientiertes Programm „Terrap" soll in 100 über die USA, verteilten Zentren allein 10000 Agoraphobiker pro Jahr (deutlich niedrigere Zahl bei Garfield, 1984) mit einer Erfolgsquote von 85% behandeln. Dem gegenüber nimmt sich die Zahl von 250 Agoraphobikern, die in unserer Ambulanz über einen Zeitraum von 8 Jahren behandelt wurden, bescheiden aus – wenngleich nicht abzuschätzen ist, um wieviel höher die Zahl gewesen wäre, wenn die vorhandene Nachfrage nach Therapie auch nur annähernd hätte befriedigt werden können.

Adler et al. (1984) stellen völlig zu Recht fest, daß in der Psychotherapie die Häufigkeit bestimmter Diagnosen durch die Verfügbarkeit störungsspezifischer Therapieverfahren und die jeweils vorherrschende psychotherapeutische Ideologie mitbestimmt werden. Sie fragen, wieviele (Agora-)Phobiker in der Vergangenheit etwa die Diagnosen Depression, Angstneurose oder Hysterie erhielten.

Die Verhaltenstherapietechnik der Exposition-in-vivo

Die Strategie der klinischen Verhaltenstherapie

Die klinische Verhaltenstherapie hat sich zu einem Psychotherapieverfahren mit breiter Indikation in der Psychiatrie, Psychosomatik und Medizin entwickelt. Aus einer anfänglichen – vermeintlich über Lerntheorien verbundenen – Sammlung von Interventionstechniken für spezifische Krankheitssymptome und Verhaltensauffälligkeiten ist eine empirisch-experimentell gewachsene, therapeutische Handlungsstrategie entstanden (Hand 1984). Diese basiert auf einer komplexen Motivations-, Bedingungs- und Verhaltensanalyse (MBVA) mit gleichwertiger Berücksichtigung individualpsychologischer wie systemischer Bedingungen von Störungen (Hand 1981b). Aus deren Ergebnis wird erst die Indikation für und der Stellenwert von spezifischen Techniken innerhalb der Gesamtstrategie abgeleitet. Deren Effekte in den einzelnen Therapiephasen werden vorausgesagt – und an ihrem Eintreten wird einerseits die Hypothesenbildung, andererseits die Angemessenheit der Therapiedurchführung überprüft.

Jeglicher Intervention geht auch in der laufenden Therapie immer wieder eine eingehende Klärung der Motivation beim Patienten, ggf. auch bei seinen wesentlichen Bezugspersonen voraus. Maßnahmen zur Motivationsveränderung stellen nicht selten das Grundgerüst der Therapie dar, auf das im Therapieprozeß in der Sequenz der Veränderungsschritte immer wieder zurückgegriffen wird.

Von der komplexen Motivations-, Bedingungs- und Verhaltensanalyse (MBVA) zur „einfachen" Symptomintervention

Die beschriebene MBVA kann bei veränderungsambivalenten und/oder „schwergestörten" Patienten trotz gleicher klinischer Diagnose, etwa Zwangsneurose, sehr unterschiedliche individuelle Interventionen und Interventionsabfolgen ergeben (Hand 1982). Sie kann andererseits zu den gleichen therapeutischen Konsequenzen führen, wie die früher verbreitete Indikationsstellung für die Anwendung von Verhaltenstherapietechniken aud klinischen Diagnosen. So erhalten in unserer Ambulanz mehr als 80% der Patienten mit subjek-

tiv, vom Leidensdruck her im Vordergrund stehenden Phobien auch dann –
und in der Regel auf ihren eigenen Wunsch hin – als „Einstieg" in den therapeutischen Prozeß eine gezielte Symptomtherapie, wenn andere, schwerwie-
gende Problembereiche, wie Ehe- oder Familienprobleme, vorliegen. Die Entscheidung erfolgt jedoch erst nachdem:

1. In ausführlichen, auch biographisch und soziodynamisch orientierten Vorgesprächen eine tragfähige, vertrauensvolle persönliche Beziehung gewachsen ist.
2. Der Patient und der Therapeut in den Vorgesprächen ihre jeweiligen „Problemhierarchien" erarbeitet haben. Diese müssen am Ende der MBVA keineswegs übereinstimmen. So kann der phobische Patient etwa die Problemhierarchie Phobie > Depression > Arbeitsplatzprobleme > Eheschwierig-
   keiten erarbeiten und dem Therapeuten gegenüber nachhaltig vertreten. Der
   Therapeut kann demgegenüber die folgende Bedingungskette erstellt haben:
   Ehekonflikt > Depression > Phobie > Schwierigkeiten am Arbeitsplatz.
3. Die Analyse der intrapsychischen und interaktionellen Funktionalität der
   für den Patienten subjektiv im Vordergrund stehenden Symptombildung
   keine Kontraindikation gegen den Versuch einer raschen Symptombeseitigung ergeben hat. Eine solche Kontraindikation wäre z. B. gegeben, wenn
   etwa bei einem sozial weitgehend isolierten Menschen ohne verfügbare
   Möglichkeiten zu einem „gesunden" Alternativverhalten der Tagesablauf
   durch Zwangsverhaltensweisen „gefüllt" ist und dieser Patient vorerst ausschließlich symptomreduzierende Übungstherapie machen möchte. Hier
   wäre bei einem Nachgeben des Therapeuten das Risiko einer Induktion
   bzw. Bewußtmachung einer Depression, die für den Betroffenen durch intensive Beschäftigung mit Zwangsritualen einerseits überspielt und andererseits „erklärt" (als Ursache der Depression) werden kann, sehr hoch –
   ebenso das Risiko einer rasch zunehmenden Suizidgefährdung (Hand
   1981b).

Phobische Patienten – auch die innerhalb der Phobiker nach allgemeiner
Übereinstimmung am schwersten gestörte Gruppe, die Agoraphobiker – zeigen
jedoch sowohl nach klinischer Erfahrung wie auch testpsychologisch (Hand u.
Zaworka 1982), bezogen auf die Gesamtgruppe, eine deutlich geringere „Gestörtheit" als etwa Zwangskranke oder neurotische Depressive. Während die
MBVA bei schwerer Gestörten eher zu individuelleren Therapieplänen führt,
hat sie bei „leichteren" Störungen oft die Indikationsstellung für ein störungs-
spezifisches Standardvorgehen zur Folge, das dann „nach Bedarf" durch weitere Interventionen ergänzt werden kann.

Gerade zur rechtzeitigen Erkennung dieses „Bedarfes" bzw. derjenigen Untergruppe – bei Phobikern, je nach Publikation, 20–40% – für die symptomspe-
zifische Standardverfahren nicht den generell zu erwartenden Effekt bringen,
sollte auch bei diesen Patienten die vollständige MBVA durchgeführt werden.
Ist dies geschehen und hat sich keine direkte Kontraindikation für einen
raschen Symptomabbau ergeben, so wird bei den beschriebenen unterschiedlichen Problemhierarchien (d. h. auch: Funktionalitätsmodellen) von Patient
und Therapeut der Therapeut in der Regel mit der Symptomtherapie über Exposition beginnen. Bei unterschiedlicher Problemhierarchie von Patient und
Therapeut hat diese Symptomtherapie jedoch weitergehende Funktionen als

die einer primären Symptomreduktion, Der Therapeut hat – im Gegensatz zur Übungsdurchführung auf der Basis der klinischen Diagnose – im Falle eines Scheiterns der primär eingesetzten Symptomtherapie bereits ein MBVA-abgeleitetes „Störungsmodell" zur Erklärung dieses Scheiterns zur Verfügung und kann dem Patienten unmittelbar helfen, nunmehr die Arbeit in anderen Problemebenen aufzunehmen. In der klinischen Praxis ist es jedoch immer wieder überraschend, wie das vom Patienten gewünschte symptomgerichtete Vorgehen trotz aller (inneren) Bedenken des Therapeuten am Ende der MBVA, in kürzester Zeit nicht nur zum Symptomabbau, sondern auch zu nachhaltigen Veränderungen in der Lebensführung führt oder auch zu einer Stabilisierung von Kompromissen in der Lebensführung, die dem Therapeuten nach seinem Normensystem zwar „schlecht" erscheinen, vom Patienten und seiner Umwelt aber nunmehr ohne weiteres „Krankheitsverhalten" (d. h. auch ohne „Symptomverschiebung") gelebt werden.

Stellenwert und Zielsetzung mit der Exposition-in-vivo bei der Verhaltenstherapie von Phobien

Die nach wie vor wohl bekannteste Therapietechnik bei Phobien, die bereits in den Entstehungsjahren der Verhaltenstherapie und seinerzeit v. a. in der Arbeitsgruppe um Wolpe in Philadelphia entwickelt wurde, ist die systematische Desensibilisierung, SD (Wolpe 1958).

Die Verhaltenstherapietechnik „der Wahl" bei schweren Phobien ist jedoch seit längerem – zumindest in den meisten klinischen verhaltenstherapeutischen Arbeitsgruppen in der Bundesrepublik, Holland, England und den USA – die Exposition-in-vivo, die Ende der 60er, Anfang der 70er Jahre v. a. am Maudsley Hospital in London in der Arbeitsgruppe um Marks, Rachman und Gelder in systematischer Forschung hinsichtlich ihrer präzisen Anwendungsmodalitäten erarbeitet wurde (Überblick in Marks 1981).

Indikation, Kontraindikation und klinische Anwendungsmodalitäten sind in einem Überblick dargestellt von Hand (1981 b), ausführlichere deutschsprachige Darstellungen der Vorgehensweise und der internationalen Literatur finden sich bei Bartling et al. (1981) und Butollo (1979). Eine ausgezeichnete Übersichtsarbeit über die historischen Vorläufer dieses Verfahrens – von der Traumarbeit der Senoi in Indonesien über Katharsistherapien der 20er Jahre bis hin zu Frankls paradoxer Intention – sowie der klinischen Anwendung erschien 1975 von Marks. Zudem ist eine außerordentlich umfangreiche Literatur zu diesem Verfahren in neueren Monographien zur Agoraphobie – die in erster Linie über eine Exposition-in-vivo zu beeinflussen gilt – zusammengetragen (Matthews et al 1981; Chambless u. Goldstein 1982; Thorpe u. Burns 1983). Sowohl in diesen Monographien wie in den meisten der dort zitierten Publikationen wird eine „Erfolgsquote" von 60–80% mit Exposition-in-vivo bei Agoraphobie angegeben – d. h., dieser Anteil der jeweils behandelten Gesamtgruppen hatte nach Therapie keine wesentlichen Behinderungen in der Lebensführung mehr durch die Phobie (s. a. Wilson 1982). Dem entsprechen auch die Erfahrungen der holländischen Arbeitsgruppe um Emmelkamp (1982), sowie unserer eigenen an etwa 250 agoraphobischen Patienten, die in unserer Ambulanz im Verlaufe der letzten 8 Jahre behandelt wurden und von denen etwa die Hälfte gegenwärtig katamnestisch untersucht werden. Katamnesestudien über 4 (z. B. Emmelkamp u. Kuipers 1979) bis zu 9 Jahren nach Therapieende zeigen eine hohe Stabilität der Besserungsquote bei Therapieende zum 6 Monate Follow-up – nach diesem scheint es nur noch relativ selten zu Verschlechterungen zu kommen (Überblick in Thorpe u. Burns 1983).

Die hohe und stabile Erfolgsquote mit diesem Verfahren ist dadurch besonders überzeugend, daß gerade die Agoraphobie – im Gegensatz zu der von Eysenck (1966) postulierten hohen Spontanremission neurotischer Störungen – zu chronischem Verlauf neigt (Errera u. Coleman 1963; Agras et al. 1972).

Die Expositionstherapie wurde ursprünglich als Einzeltherapie entwickelt. Die einzelnen Therapiesitzungen sollten mindestens 2, bei Bedarf bis zu 4 h andauern. Selbst bei tiefkonditionierten psycho-physiologischen Phobiereaktionen, wie über 20 S anhaltende Asystolie bei der Blut-Spritzen-Katastrophen (BVK)-Phobie, kann in einer einzigen Sitzung dieser vorher in den entsprechenden Blutentnahmesituationen regelhaft auftretende Reflex vom Patienten – durch gleichzeitige Arbeit an den kognitiv-emotionalen und motorischen Komponenten dieser Reaktion (dazu bedurfte es nicht der eher eine Modeerscheinung darstellenden „kognitiven Wende" in der Verhaltenstherapie) – beherrscht werden (Beispiel in Hand u. Schröder 1980).

Neben der raschen Symptomreduktion kann die einzelne Expositionssitzung jedoch auch der Stabilisierung der Vertrauensbeziehung zum Therapeuten und der Erweiterung der Selbstexploration unter erhöhtem emotionalen arousal (gelegentlich geradezu mit kathartischen Erlebnissen) dienen. Zur ersten genannten Funktion, der Symptomreduktion, soll es nach Marks (1981) gleichgültig sein, ob bzw. welches Ausmaß an Angst während der Exposition auftritt; insgesamt werden dazu sehr unterschiedliche Meinungen vertreten (s. in den o. a. Monographien).

Wir selbst haben klinisch wie in einer entsprechenden Datenanalyse für unsere Art der Durchführung der Exposition das abrupte Auftreten von „Panikanfällen" (nach Angaben der Patienten: das extremste Maß an Angst, das sie sich vorstellen konnten oder je vorher erlebt hatten) während der ersten 3 Expositionssitzungen als eine entscheidende prognostische Variable für einen positiven Therapieeffekt identifizieren können. Dies erscheint auch klinisch plausibel: Der Patient erlebt dabei das bis dahin für unmöglich Gehaltene – er kann durch einen neuen Umgang mit sich selbst während des Panikanfalles diesen beherrschen lernen (s. a. Telch et al. 1983). Nach dem ersten Erfolgserlebnis dieser Art ist der weitere Therapieverlauf fast problemlos. Zugleich ist das Rückfallrisiko minimiert, da der Patient weiß, daß er im Bedarfsfall sich selbst helfen kann (Hand u. Priebe: Group exposure in-vivo: the relative impact of panic-attacks and group cohesion during treatment upon treatment outcome. Eingereicht z. Publ. bei Arch. Gen. Psychiatry). Es ist bisher ungeklärt, wieweit diese Panikanfälle jener „neuen" Panic Disorder der amerikanischen psychiatrischen Psychopathologie entsprechen, die in der im folgenden referierten Literatur als Begründung für den Einsatz von Psychopharmaka zusätzlich zur Verhaltenstherapie dieser Störungen herangezogen werden. Zitrin et al. (1983) meinen nach ihrem Konzept der Expositionsbehandlung, daß die Panic Attacks medikamentös „unterdrückt" werden müßten, damit Exposition-in-vivo zu einem Erfolgserlebnis werden könne. Wir ziehen dagegen aufgrund unserer sehr umfangreichen Erfahrungen mit dieser Methode vor, daß der Patient nicht primär die situative Reizbedingung angstfrei erleben sollte, sondern die durch die phobische Situation möglichst in der stärksten Form auftretende Angst aktiv zu bewältigen erlernt (d. h. eigentlich weniger „Reizüberflutung", sondern „Reaktionsüberflutung" als inhaltliche Übersetzung des englischen Begriffes „flooding" für die Methode), weil gerade das so gewonnene Vertrauen in die eigene Person Rückfallbewältigung zu ermöglichen scheint.

Gerade bei Agoraphobikern wird die Exposition seit Erscheinen der entsprechenden Pilotstudie von Hand et al. (1974; zum zugrundeliegenden Gruppenmodell: Hand 1975) jedoch bevorzugt als Gruppenverfahren eingesetzt. Bei Einbeziehung des Partners kann das Einzelvorgehen auch als „indirekte" Paartherapie wirken, indem die „im Umgang mit dem Symptom" induzierte positive Interaktionsveränderung in der Paarbeziehung in andere Lebens- und Problemsituationen des Paares generalisiert (Beispiel in Hand et al. 1977).

Nach neueren Untersuchungen kann durch Expositionsinstruktionen allein und durch einfache Selbsthilfemanuale, die dieses Konzept beschreiben, mit minimaler zusätzlicher Therapeutenberatung, ebenfalls ein deutlicher Therapieerfolg erreicht werden (Marks 1977; Marks et al. 1983; McDonald et al. 1979; Greist et al. 1980). Ähnlich gute Erfolgsquoten wie für therapeutenbegleitete Exposition-in-vivo wurden bei der Anwendung sehr detaillierter Manuale für den Patienten, den Partner als Kotherapeuten und den Therapeuten (der bei diesem Vorgehen nur eine kurze In-vivo-Begleitung macht) beschrieben (Mathews et al. 1977; Jannoun et al. 1980). Wir haben in einem kontrollierten Vergleich beider Verfahren zu unserer eigenen Überraschung deren weitgehende Gleichwertigkeit belegen können (Hand I., Zaworka E., Wilke C.: Group exposure-in-vivo versus home-based-treatment for agoraphobia: a controlled comparison. Zur Publ. eingereicht bei Beh. Res. Therapy).

Wir sind mit Marks der Ansicht, daß die hohe Wirksamkeit der Expositionstherapie bei Phobien unabhängig von deren – vermutlich sehr unterschiedlichen – „Ursachen" auf Veränderungen der aktuellen intraindividuellen Funktionalität des Symptomablaufes beruht. Wieweit eine zusätzliche Therapie interaktioneller Funktionalität (z. B. Paartherapie) nötig ist, ist umstritten (s. insbesondere die Arbeiten von Hafner; Überblick über den Stand der Diskussion in Thorpe u. Burns 1983). Die eigenen Erfahrungen in früheren Untersuchungen (Hand et al. 1974) haben eine Reihe sehr unterschiedlicher Partnerschaftsreaktionen nach raschem Symptomabbau erkennen lassen, sowie ein häufiges Vorliegen von Beziehungsproblemen, die von den Patienten selbst sowohl vor wie nach der Expositionstherapie angegeben wurden. Überraschend und sehr auffallend war, daß die betroffenen Paare nur extrem selten eine sofort verfügbare Paartherapie in Anspruch nahmen (Hand u. Lamontagne 1976), ein Ergebnis, das wir auch heute in unserer Ambulanz immer wieder bestätigt sehen. Diese Verläufe scheinen jedoch die Stabilität der Symptomreduktion bei den meisten Patienten nicht zu beeinflussen.

Wie bereits angedeutet, sind nun v. a. in den vergangenen 2 – 4 Jahren zunehmend Publikationen erschienen, die aus Familien- und genetischen Untersuchungen wie auch den Effekten von Psychopharmakatherapien bei Panic Disorder – bei der Ausgangsannahme, daß diese entweder die übergeordnete Krankheitskategorie oder eine charakteristische Begleitstörung von sowohl

Agoraphobien wie einem Großteil der übrigen Phobien darstellt – für eine erhebliche Modifikation des bisher in der Verhaltenstherapie üblichen Vorgehens zu sprechen scheinen, insbesondere für die regelhafte begleitende Anwendung von Antidepressivamedikation. Diese Studien haben entsprechende Medikation z. T. auch direkt mit verhaltenstherapeutischen Interventionen verglichen, wobei die entsprechenden Arbeitsgruppen in der Regel keine besondere verhaltenstherapeutische Tradition hatten. Im folgenden soll daher zu klären versucht werden, ob diese Studien wirklich die postulierte Allgemeingültigkeit besitzen, oder eine Bedeutung für die Aufklärung der Ursachen für Therapiemißerfolge bei den genannten 20 – 40% der Therapieteilnehmer haben.

Panic Disorder und Phobien

Die „neue" Krankheit Panic Disorder (die vorerst, bis zur Klärung ihrer wirklichen Existenz, unübersetzt bleiben soll) wird in den letzten Jahren in der amerikanischen Literatur vielfach diskutiert. Diese Diskussion hat auch jüngste amerikanische Studien zur Verhaltenstherapie der Phobien erheblich beeinflußt – insbesondere im Hinblick auf die mögliche Bedeutung einer zusätzlichen Psychopharmakabehandlung. Im folgenden wird zuerst die neueste Literatur zur Frage der Zusammenhänge zwischen Panic Disorder, Generalized Anxiety Disorder (GAD), Phobien und Depression diskutiert. Im nachfolgenden Kapitel werden die auf diese Konzepte zurückgreifenden bzw. die deren Entwicklung stimulierenden Psychopharmakastudien bei multisymptomatischer neurotischer Problematik kritisch referiert.

Probleme bei der Operationalisierung der Panic Disorder

Unter Panic Disorder werden nach dem DSM-III (American Psychiatric Association 1980) Panic Attacks ab einer definierten Frequenz pro Zeiteinheit als eigenständiges Krankheitsbild zusammengefaßt.

Die Panic Attacks müssen dabei überraschend und ursprünglich ohne erkennbaren Stimulus aufgetreten sein, können allerdings im weiteren Zeitverlauf für das betreffende Individuum zusätzlich an bestimmte Situationen gebunden erscheinen (Zitrin et al. 1983). Diese historisch unterschiedlichen Auftretensweisen im Individuum zu klären, sowie die Gefühlsqualität der Panic Attacks gegenüber anderen Angst-/Depressionsempfindungen abzugrenzen, hat sich aber sowohl für Patienten wie auch für Therapeuten als schwierig erwiesen (Snaith 1983). Klein et al. (1983b) trainieren ihre Patienten mit hohem Zeitaufwand, zwischen Panic Attacks und Anticipatory Anxiety zu differenzieren. Für Marks (1983a) ist die Operationalisierung von Spontaneous Panic, Phobic Panic, Dysphoria und anderen angstbezogenen Diagnosen im DSM-III noch völlig unzureichend. Die Probleme hinsichtlich der klinischen Relevanz sowohl in der europäischen wie in der amerikanischen Klassifikation von Angstsyndromen werden ausführlich von Tyrer (1984) diskutiert.

Zitrin et al. (1983) bzw. Klein et al. (1983b) halten nur „einfache Phobien" (Simple Phobias) für „erlernt"; sie verstehen darunter ausschließlich auf spezifische Auslösesituationen bezogene Phobien ohne situationsunabhängige Panic

Attacks. Kommen bei solchen umschriebenen Phobien zusätzlich Panic Attacks hinzu, so sprechen sie von „gemischten Phobien" (Mixed Phobias). Als dritte große Gruppe definieren sie das agoraphobische Syndrom, das praktisch immer mit Panic Attacks einhergehe.

Wäre in so einem Konzept Panic Disorder die entscheidende Variable, dann wären Mixed Phobias und Agoraphobie deren Unterformen, wobei die spezifischen Zusatzbedingungen für deren Ausbildung noch zu klären wären.

Die beschriebene, therapeutisch für hochrelevant gehaltene Klassifizierung basiert auf einem primär biologisch verstandenem Modell der Panic Attacks, die z. B. von Sheehan et al. (1980) einer „endogenen Angst" zugerechnet werden. Nach diesem Modell werden die endogenen Panic Attacks als „primäre" Auslöser der Mixed Phobias und der Agoraphobie angesehen; antizipatorische Angst und Meidungsverhalten gelten demgegenüber als „Sekundärmerkmale" dieser Phobien (s. a. Goldstein u. Chambless 1978; Hallam 1978; Klein 1981; Klein 1983a; Chambless u. Goldstein 1982). Dieses Diagnostikschema steht in direktem Gegensatz zur Klassifizierung, die von Marks (1969, 1970) vorgeschlagen wurde und in die DSM III eingegangen ist.

Für Klein et al. (1983a) ist diese Unterteilung von Phobien unter Berücksichtigung der Panic Attacks auch klinisch sinnvoll: sowohl vor wie nach Therapie waren über eine Reihe von Gestörtheitsparametern die agoraphobischen Patienten die am stärksten und die einfachen Phobiker die am wenigsten Gestörten, während die gemischten Phobiker dazwischen lagen (alternativer Ansatz zur Hierarchiebildung von multisymptomatischen, neurotischen Störungen s. in Hand und Zaworka 1982).

Aus diesem Modell wird nun abgeleitet, daß nur einfache Phobien ausschließlich mit Verhaltenstherapie erfolgreich behandelt werden können. Demgegenüber bedürfen gemischte Phobien und Agoraphobien der psychopharmakologischen Zusatzbehandlung – v. a. mit Antidepressiva, und unter diesen am häufigsten angeführt das Imipramin – sowohl zur Verbesserung der unmittelbaren Effekte wie insbesondere zur Verringerung des Rückfallrisikos durch später wiederauftretende Panic Attacks (Grunhaus et al. 1981).

Die Antidepressiva sollen dabei häufig noch Monate über die Beendigung der Verhaltenstherapie hinaus nötig sein. Den Antidepressiva wird also die kurative Funktion bei der „Primärstörung" Panic Attacks, der Verhaltenstherapie die bei den „Sekundärmerkmalen" Erwartungsangst und Meidungsverhalten zugeschrieben. Beide Interventionen werden bei der Mehrzahl der Patienten für unerläßlich und die jeweils spezifischen Effekte der alternativen Maßnahmen stabilisierend gehalten. Betrachten wir also die bisher vorgelegten Fakten aus den diagnostischen und psychopharmakologischen Studien.

Familien- und genetische Studien zu Panic Disorder,
Generalized Anxiety Disorder (GAD), Phobien und Depression

Die Angstneurose soll, wie die endogene Depression, ein erhöhtes familiäres Krankheitsrisiko zeigen (Crowe et al. 1980). Untersuchungen zur Häufung depressiver Erkrankungen unter Verwandten 1. Grades von Patienten mit Panic Disorder haben widersprüchliche Ergebnisse ergeben (Crowe et al. 1980; Munjak u. Moss 1981). Panic Attacks scheinen häufiger bei Frauen als bei Männern vorzukommen, und weibliche Angehörige von Personen mit Panic Attacks haben wiederum häufiger als männliche eine Panic Disorder, während die männlichen Angehörigen häufiger Alkoholabhängigkeit entwickeln (Cadoret 1978; Crowe et al. 1980). Dies soll ähnlich bei Angehörigen von Patienten mit unipolarer (M)DE sein (Cadoret 1978). Zu diesen Fragen sind 1983 größer angelegte Studien publiziert worden:

Crowe et al. (1983) untersuchten 278 Angehörige 1. Grades von 41 Patienten mit Panic Disorder im Vergleich zu 262 Angehörigen von 41 Kontrollprobanden. Während etwa 20% der Angehörigen der ersten Gruppe ebenfalls Panic Disorder hatten, galt dies nur für etwa 2% der 2. Gruppe. Von den 44 Angehörigen mit Panic Disorder gaben 11 auch Symptome einer Agoraphobie an. Panic Disorder fand sich (auch unter den Angehörigen!) doppelt so häufig bei Frauen wie bei Männern. Andere psychiatrische Erkrankungen fanden die Autoren – im Gegensatz zu den Ergebnissen anderer Studien (s. u.) – unter den Angehörigen der Panic Disorder Patienten jedoch nicht in erhöhtem Maße. Unerwartet war GAD, wie bei Raskin et al. (1982), gleich häufig unter beiden Angehörigengruppen zu finden. Panic Disorder wird als familiäre Erkrankung mit einem Life time morbidity risk von ca. 25% für Angehörige 1. Grades betrachtet (22% bei Noyes et al. 1978).

Torgensen (1983) bestätigte die Trennung von Panic Disorder und GAD in seiner Untersuchung an 32 monozygotischen und 53 dizygotischen erwachsenen Zwillingen gleichen Geschlechtes: Panic Disorder und Agoraphobie mit Panic Disorder traten unter den monozygotischen Zwillingen 5mal häufiger als unter den dizygotischen auf, während GAD in beiden Gruppen gleich häufig festgestellt wurde. Auf dem Hintergrund einer ausführlichen Literaturdiskussion wird aus den eigenen Daten eine ähnlich hohe Vererbbarkeit von Panic Disorder – aber nicht von GAD! – wie bei Schizophrenie und MDE gefolgert. Dies entspricht letztlich Sheehans Konzept der „endogenen Angst".

Im Gegensatz zu anderen Studien (z. B. Crowe et al. 1983) fanden Leckman et al. (1983a, b) in eigenen Untersuchungen eine unerwartet hohe Quote von Depression, Anxiety Disorders und Alkoholabhängigkeit bei Angehörigen 1. Grades sowohl von Patienten mit Major Depression wie bei solchen mit Panic Disorder. Angehörige von depressiven Patienten mit einer der zusätzlichen „Angstkrankheiten" hatten aber ein mehr als doppelt so hohes Risiko einer eigenen Erkrankung an Major Depression, Anxiety Disorders und/oder Alkoholabhängigkeit wie Angehörige von Patienten mit Major Depression allein. Das besonders hohe Erkrankungsrisiko der erstgenannten Gruppe erwies sich als unabhängig davon, ob Anxiety Disorders der Patienten während oder außerhalb der depressiven Episoden auftraten, wenngleich sie bei 2/3 der Patienten an die depressive Episode gebunden waren (Leckman et al. 1983b). Die Autoren begründen u. a. mit diesem Ergebnis ihre Ablehnung der (amerikanischen) klinischen Praxis und der DSM-III Anweisung, Anxiety Disorders bei Vorliegen von Major Depression als Begleitsymptomatik derselben und nicht als eigenständige Erkrankung zu betrachten. Nach diesen Diagnostikkriterien könnten Forschungsstudien über Depression und Panic Disorder zu irreführenden Ergebnissen geführt haben, da die Möglichkeit einer „Co-Morbidity" von Anxiety Disorders und Major Depression aufgrund der diagnostischen Anweisungen gar nicht untersucht werden konnte (Leckman et al. 1983b). Dadurch würden mögliche relevante „Beziehungen zwischen Diagnosen" verschleiert (Leckman et al. 1983a; Hand u. Zaworka 1983).

Die Untersuchungen dieser Arbeitsgruppe zu spezifischen Unterformen – Agoraphobie, Panic Disorder, GAD – der Multisymptomatik der depressiven Patienten selbst und der davon möglicherweise abhängigen spezifischen Krankheitsrisiken der Angehörigen ergaben (Leckman et al. 1983a): 77 (58%) von 133 Patienten mit Major Depression zeigten auch Angstsymptomatik, die nach DSM-III Kriterien Agoraphobie, Panic Disorder oder GAD entsprachen. Unter diesen zeigten 43 nur eine Zusatzstörung – bei 40 Patienten war dies GAD, bei 1 Panic Disorder und bei 2 Agoraphobie. Unter den insgesamt 10 Patienten, die auch eine Agoraphobie hatten, lag bei 6 zusätzlich Panic Disorder, bei 4 GAD und bei 1 Alkoholabusus vor. Bei den Angehörigen erwies sich das Krankheitsrisiko als deutlich abhängig von den spezifischen Symptomkombinationen beim Patienten.

Das höchste Risiko einer Erkrankung an Depression und einer der Angstsymptomatiken zeigten die 133 Angehörigen der 22 Patienten mit Depression und Panic Disorder; daraus wird auf die Möglichkeit einer „common underlying diathesis" für Major Depression und Panic Disorder geschlossen. Die 243 Angehörigen der 45 Patienten mit Depression und GAD zeigten zwar auch ein erhöhtes Risiko für Depression und GAD (im Vergleich zu Angehörigen von Normalpersonen und von Patienten mit Depression ohne Anxiety Disorders) – aber nicht für Panic Disorder; daraus wird auf das Fehlen einer direkten Beziehung zwischen GAD und Panic Disorder geschlossen. Die 96 Angehörigen der 10 Patienten mit Depression und Agoraphobie zeigten gegenüber Angehörigen von Normalpersonen lediglich ein erhöhtes Depressionsrisiko, das allerdings nicht höher war als jenes der Angehörigen von Patienten mit Depression ohne Anxiety Disorders. Ihr Risiko, an einer Phobie zu erkranken, war überraschenderweise nicht höher als bei Angehörigen von Normalpersonen; hinsichtlich einer Phobiesymptomatik waren die Angehörigen von Patienten mit Depression und Panic Disorder am stärksten gefährdet.

Biologische Untersuchungen zu Panic Disorder und Phobien

Zur Klärung der kontrovers diskutierten Frage nach dem Zusammenhang zwischen Panic Disorder und Major Depression, und im Zusammenhang damit zur Klärung der Frage, ob Antidepressiva über die Reduktion von – möglicherweise auch „maskierter" – Depression Angst und Panic Attacks reduzieren oder aber eine Panic-spezifische Wirkung haben, sind mehrere Untersuchungen mit dem Dexametason Suppressionstest DST (Caroll 1982) durchgeführt worden. Curtis et al. (1982) fanden nur in einem geringen Prozentsatz der Patienten mit Panic Attacks einen positiven DST (d.h. keinen Abbau des Plasma-Cortisol-Spiegels nach Dexametasonapplikation unter den definierten Kriteriumswert). Ähnlich fiel eine Untersuchung von Sheehan et al. (1983) aus, in der nur etwa 10% von 51 Patienten mit Agoraphobie und Panic Attacks einen positiven DST hatten. In einer weiteren Studie von Lieberman et al. (1983) zeigte keiner der 10 Patienten mit Panic Disorder einen positiven DST, während er bei 59% der 22 depressiven Patienten der Vergleichsgruppe auftrat.

Alle Autoren vermuten deshalb „unterschiedliche biologische Mechanismen" bei Depression und Panic Attacks.

Am Rande sei noch vermerkt, daß für die Panic Attacks zumindest für einen bestimmten Prozentsatz der entsprechenden Patienten mit Agoraphobie (Kantor et al. 1980) und mit Anxiety Neurosis (Pariser et al. 1978) das Vorliegen eines Mitralklappenprolapses als Trigger für Panikattacken vermutet wird; in beiden Studien war die Häufigkeit dieser Störung unter den genannten Patientengruppen signifikant höher als bei Kontrollgruppen.

Als weiteren möglichen biologischen Trigger identifizierten Jacob et al. (1983) eine sehr gehäufte Otoneurological Dysfunction bei 8 Patienten mit Panic Disorder und bei 13 agoraphobischen Patienten mit Panic Attacks. Sie fanden eine signifikante „vestibular dysfunction" bei 2/3 der Patienten, „abnormal acoustic reflexes" in 44% aller Patienten, und bei 6 der 8 Patienten mit Panic Disorder „abnormale BSEP (brain stem evoked potential)", was als Hinweis auf eine erhebliche Häufung von Retrocochlear Dysfunction bei dieser Patientengruppe interpretiert wird. Die Autoren beschreiben ihre Ergebnisse allerdings als vermutlich nur charakteristisch für definierte Untergruppen dieser Gesamtpopulation, bei denen z. B. Schwindelzustände im Zusammenhang mit Panic Attacks ein charakteristisches klinisches Merkmal sind.

Agoraphobie – Unterform der endogenen Panic Disorder
oder erlernte Reaktion: neue Familien- und Patientenuntersuchungen

Familienuntersuchungen, die direkt von agoraphobischen Patienten ausgingen, zeigen ebenfalls z. T. widersprüchliche Ergebnisse hinsichtlich der Erkrankungsrisiken der Angehörigen: In der Untersuchung von Cloninger et al. (1981) hatten aus der Untergruppe von 12 weiblichen Angehörigen von Agoraphobikern 6 alle Symptome einer Panic Disorder. Munjak u. Moss (1981) fanden bei den Angehörigen von Agoraphobikern eine erhöhte Inzidenz von Affective and Alcohol Disorders, im Vergleich zu Angehörigen von Patienten mit Simple Phobias oder sozialen Ängsten. Harris et al. (1983) konnten dieses Ergebnis hinsichtlich der Affective Disorders nicht, hinsichtlich der Alcohol Disorders voll bestätigen. In dieser Studie wurden die Angehörigen 1. Grades von 20 Agoraphobikern, 20 Patienten mit Panic Disorder und 20 unauffälligen Kontrollpersonen untersucht. 33% aus der ersten, 32% aus der zweiten und nur 15% aus der 3. Gruppe zeigten ein erhöhtes Risiko für Anxiety Disorders im weiteren Sinne, wobei – wie in vorgenannten Studien – bei den Anxiety Disorders weibliche Angehörige dominierten, während männliche Angehörige häufiger einen Alkoholabusus entwickelt hatten (30% in dieser Studie; zudem fand sich in der Hälfte der Agoraphobikerfamilien Alkoholabhängigkeit bei Angehörigen).

Angehörige der Agoraphobiker zeigten allerdings auch in dieser Studie kein spezifisch erhöhtes Risiko für Agoraphobie, sondern nur für das Gesamtspektrum der Anxiety Disorder. Dies stimmt mit Ergebnissen von Öst u. Hugdahl (1983) überein, die nur bei 14% der Agoraphobiker Angehörige mit der gleichen Störung fanden. Demgegenüber war das Risiko der Angehörigen von Patienten mit Panic Disorder wesentlich spezifischer in Richtung Agoraphobie. Daraus leiten die Autoren die Möglichkeit ab, Agoraphobie könne eine Sonderform der eigentlichen vererblichen Störung, Panic Disorder (s. a. Hallam 1978), sein. Die Autoren halten in jedem Falle die Vererblichkeit der Agoraphobie für wahrscheinlich – sei es in eher direkter oder in indirekter Form über die Panic Disorder.

Direkt gegen diese Annahme spricht die Familienuntersuchung von Buglass et al. (1977), die bei den Angehörigen von Agoraphobikerinnen – mit Ausnahme von deren Brüdern – weder für phobische noch für andere psychiatrische Störungen eine erhöhte Inzidenz fanden.

Geradezu als Beweis gegen die Vererblichkeitshypothese der Agoraphobie interpretieren Öst u. Hugdahl (1983) die Ergebnisse ihrer retrospektiven Untersuchung über die Entstehung der Agoraphobie bei 80 Patienten: 81% der Patienten erinnerten Lernerlebnisse (conditioning experiences) für ihre Phobie, nur 10% konnten keinerlei spezifische Auslösebedingungen angeben. Im Vergleich dazu hatten in einer vorangegangenen Studie diese Autoren (1981) 48% der Kleintier-, 58% der sozial- und 68% der klaustrophobischen Patienten Konditionierungserlebnisse ihrer Phobie erinnert.

Etwa die Hälfte der Agoraphobiker beschrieb eine sehr schnelle Entwicklung der „vollen" Phobie, innerhalb von 2 Wochen nach dem ersten Auslöseerlebnis. 88% dieser Patienten erinnerten auch schwierige Lebensumstände – in erster Linie körperliche Erkrankungen und Arbeitsüberlastung, eher selten Ehekonflikte – für die Zeit der Phobieentstehung.

Gerade bei der Agoraphobie ist damit für diese Autoren – im Gegensatz etwa zu Marks (1969) und Matthews et al. (1981) – die Konditionierung der Störung besonders wahrscheinlich.

Die beschriebenen Ergebnisse und Hypothesen über Zusammenhänge zwischen (major) Depression, Panic Attacks, GAD, Agoraphobie und Alkoholabhängigkeit, sowie zur Geschlechtsspezifität derselben, bleiben vorerst widersprüchlich. Die untersuchten zusätzlichen somatischen Auslösebedingungen für Panic Attacks werden von den entsprechenden Autoren selbst jedoch für subgruppenspezifisch und nicht als kennzeichnend für die Gesamtpopulation der Patienten mit Panic Attacks gehalten.

Soweit Autoren von dem Vorhandensein primär biologisch begründeter Panic Attacks überzeugt sind, werden diese gegenüber Depressionen überwiegend als eigenständig, wenngleich möglicherweise auf einem gemeinsamen zugrundeliegenden Mechanismus beruhend, betrachtet. Phobien mit Panic Attacks, insbesondere die Agoraphobie, werden als abhängig von der Störung Panic Attacks, nicht aber GAD, gesehen.

Die aus einem Teil dieser Ergebnisse i. S. einer notwendigen „Kausaltherapie" begründete Indikationsstellung für Antidepressiva erscheint, bei Berücksichtigung der gesamten Literatur, wenig überzeugend – insbesondere auch bei Gegenüberstellung mit dem empirisch erarbeiteten Stand der Verhaltenstherapieliteratur zur Behandlung von Phobien. Große Bedeutung könnte ihr jedoch, wie erwähnt, für die Aufklärung der Mißerfolgsvariablen bei den genannten 20 – 40% „Therapieversagern" zukommen.

Im folgenden sei nun untersucht, ob die bisherigen Verhaltenstherapie-Psychopharmakastudien die Indikation der Antidepressiva als Standardtherapie bei schweren Phobien überzeugender untermauern.

Psychopharmaka und Verhaltenstherapie bei Phobien

Auf dem Hintergrund der beschriebenen Diskussion um die Panic Disorder ist in den letzten Jahren eine massive Kontroverse hinsichtlich der relativen Bedeutung von Psychopharmaka – Antidepressiva und, z. T., Tranquilizer (nicht Neuroleptika), sowie gelegentlich von β-Blockern – unter englischen und amerikanischen Autoren entstanden.

Effekte und Antidepressiva bei Panic Disorder, Generalized Anxiety State, Dysthymia und Phobien

Die Ära der Antidepressivabehandlung von Phobien begann in den USA 1962 (Klein u. Fink), als in einer Studie mit hospitalisierten Agoraphobikern, die zuvor vergeblich mit Psycho-(nicht Verhaltens-), Soziotherapie und Phenothiazin behandelt worden waren, die Kombination von Imipramin und „stützender Psychotherapie" als erfolgreich beschrieben wurde. Dieser folgten 2 weitere Studien von Klein 1962 u. 1964, die ebenfalls Imipramin-Effekte bei Panic Attacks zeigten (Zitrin et al. 1983). Heute ist in den USA die Imipramin-Behandlung bei Agoraphobie „the typical clinical practice" (Mavissakalian et al. 1983), was auch in persönlichen Kontakten mit amerikanischen Psychiatern bestätigt wurde. Unter amerikanischen Verhaltenstherapeuten gibt es inzwischen jedoch sehr kritische Stellungnahmen zu diesem Vorgehen und den entsprechenden Therapiestudien (Telch et al. 1983).

Klein (1983b) führt hinsichtlich der Langzeiteffekte von Verhaltenstherapie bei Phobien Rückfälle im Meidungsverhalten von Phobikern, im Widerspruch zu Marks, auf persistierende, phobieunabhängige Panic Attacks auch bei sonst erfolgreicher Expositionstherapie zurück. Nur Antidepressivamedikation, wie Imipramin, könne diese Panic Attacks erwiesenermaßen „regelmäßig und vollständig beheben" und würde zudem die Durchführung der Verhaltenstherapie erleichtern. Die therapeutische Strategie der Marks-Gruppe beruhe demgegenüber auf seinem *Glauben,* daß Medikamente keinen Einfluß auf Spontaneous Panic Attacks hätten. Klein (s. o.) ist auch durch das von Marks unter Hinweis auf 4–9 Jahre Katamnesestudien in verschiedenen Ländern beschriebene Ergebnis, daß „Rückfälle nach Expositionstherapien (e. A.: ohne Antidepressiva) kein größeres Problem" dargestellt hätten (Marks 1983b) nicht überzeugt. Für Marks sind dagegen die auch von ihm beobachteten, gelegentlich verbleibenden Panic Attacks nach erfolgreichem Abbau von Meidungsverhalten und Erwartungsangst bei Phobien ein vergleichsweise kleines Übel, das im Gegensatz zum früher chronischen Meidungsverhalten die Lebensführung der Patienten nur wenig beeinträchtige und keine besondere Rückfallgefährdung darstelle.

Neben Klein plädiert auch die Arbeitsgruppe um Mavissakalian wiederholt (Überblick in Mavissakalian et al. 1983) für den Einsatz entweder von MAO-Hemmern oder von trizyklischen Antidepressiva bei Phobien, insbesondere der Agoraphobie, und bei Panic Attacks, da die Wirksamkeit dieser Medikation eindeutig auch durch eigene Studien (Mavissakalian 1982) und die von Sheehan et al. (1980) belegt sei. Er schreibt Imipramin einen „globalen patholytischen Effekt" über alle Stimmungsdimensionen einschließlich „Depression, Panik und Angst" zu (Mavissakalian et al. 1983).

Demgegenüber sehen McNair und Kahn (1981) Zusammenhänge zwischen dem „antiphobischen", aber nicht dem antipanischen, Imipramin-Effekt und dessen antidepressiver Wirksamkeit. Im Gegensatz zu diesen vermuten Appleby et al. (1981) und Liebowitz u. Klein (1982) für Imipramin und Kelly et al. (1971) für Phenelzine eine spezifische panikblockierende Wirkung, die sie aus der panikspezifischen Wirkung dieser Medikamente auf durch Laktatinfusion induzierte Panikzustände folgern.

Im Gegensatz zu den genannten Studien fanden Marks et al. (1983) für Imipramin und Solymon et al. (1981) für Phenelzine keine spezifischen Effekte auf Angst oder Panikattacken bei Agoraphobikern. Hier wurden Verbesserungen ausschließlich mit Expositionstherapie beschrieben.

Die einzelnen Publikationen beinhalten oft Vorwürfe gegen die Qualität der jeweils anderen; die ungelösten terminologischen Probleme beeinträchtigen ebenso wie die oft sehr unterschiedlichen Designs und Meßinstrumente der verschiedenen Studien die Vergleichs- und Beurteilungsmöglichkeiten. Das Plädoyer von Marks (1983a u. b) für eine einheitlich geplante Multicenterstudie zu diesen Fragestellungen wird von Klein (1983b) aufgrund der aus seiner Sicht längst bewiesenen Effizienz von Antidepressiva bei Panic Attacks für „überflüssig" gehalten.

Marks hat einen Überblick über 19 bisher publizierte kontrollierte doubleblind Studien über die Effekte von Antidepressiva bei Phobien (n = 15) und Zwängen (n = 4) zusammengestellt (1983c). Seine Schlußfolgerungen für die überwiegend an Agora- und Sozial-Phobikern mit Panic Attacks durchgeführten Studien: Antidepressiva haben keine überzeugenden Positivwirkungen bei Phobikern, sofern diese nicht das Zusatzsymptom „Dysphoria (Anxiety-Depression)" haben. Insbesondere zeigen die Studien nach seiner Meinung keine überzeugenden Effekte bei Panic Attacks (Telch et al. 1983). Tiefer depressive Patienten seien aus den meisten dieser Studien ausgeschlossen worden. Phobiker mit „Dysphoria" zeigten unter laufender antidepressiver Behandlung einen „Breitspektrumeffekt" auf eine Multisymptomatik von Phobien, Zwängen, Dysphoria, Panikgefühlen und Aggressivität – wobei Marks allerdings einschränkend betont, daß nur wenige der aufgelisteten Studien jeweils mehrere dieser Variablen gleichzeitig gemessen hätten. Nur wenige Studien hätten Follow-up-Untersuchungen nach Absetzen der Medikation durchgeführt (Telch et al. 1983).

Ausnahmen von dem beschriebenen Globaleffekt bei Dysphoria erwähnen lediglich die Studien von Zitrin et al. (1980), die nur bei der phobischen, nicht jedoch der depressiven Symptomatik Besserungen unter Imipramin feststellten, während McNair und Kahn (1981) und Telch et al. (1983) entgegengesetzte Untersuchungsergebnisse berichteten. Über alle Studien zusammen ergab sich eine Drop-out-Quote um 30%, in der Regel bereits bald nach Beginn der Medikationsphase. Dieser stellt Marks eine durchschnittliche Drop-out-Quote aus verhaltenstherapeutischer Behandlung in der eigenen Arbeitsgruppe von 16% gegenüber (Telch et al. 1983). Den generalisierten Positiveffekt der Antidepressiva bei Vorliegen von Dysphoria „erklärt" Marks damit, daß dieses bei Phobien und Zwängen häufige Zusatzsymptom als Ausdruck von Resignation („demoralisation") und „psychic distress" zu verstehen sei und nicht zu vergleichen sei mit dem GAD, Dysthymia oder Depressive Illness. Marks scheint bei Vorliegen dieser Störung an eine multisymptomatische, auch – wenngleich nicht sehr tief – depressiv gefärbte Irritation zu denken, die er anders bewertet, als eigenständige, stabilere Symptombildungen aus dem Gesamtmuster.

Im folgenden sei nun auf einige umfangreiche, erst jüngst publizierte amerikanische Studien zu differentiellen Effekten von Antidepressiva und Verhaltenstherapien bei Phobien ausführlicher eingegangen.

Mehrere Studien aus der Arbeitsgruppe um Mavissakalian (Übersicht in Mavissakalian et al. 1983) haben folgende Interventionen verglichen:
1. Ausschließlich Instruktionen für Exposition-in-vivo;
2. therapeutenbegleitete Exposition-in-vivo;
3. Ausschließlich Imipramin;
4. Imipramin und therapeutenbegleitete Exposition-in-vivo.

Ergebnis der Studien aus der Arbeitsgruppe um Mavissakalian

Imipramin reduzierte *während* der laufenden Therapie zwar signifikant stärker als die Expositiondepression, Panic Attacks und Angst; *nach* der Therapie war jedoch kein zusätzlicher Imipramin-Effekt mehr nachweisbar. Die Patienten, die laut Design ausschließlich mit Imipramin behandelt worden waren (Interventionsform 3), erhielten schließlich jedoch zusätzliche Exposition-in-vivo Instruktionen – der alleinige Imipramineffekt war offenbar nicht zufriedenstellend. Instruktionen zur Exposition als ausschließliche Therapie (Intervention 1) erbrachten zwar die im Vergleich schlechtesten Ergebnisse, führten aber noch bei 33% der überwiegend schwergestörten Agoraphobiker zu deutlicher Besserung.

Mit diesen Ergebnissen scheint – im Gegensatz zu den im Summary herausgestellten Haupteffekten – eher eine primäre Bedeutung der Exposition-in-vivo als der Imipraminbehandlung bei der Agoraphobietherapie ableitbar.

Mavissakalian et al. (1983) haben dann in einer weiteren Studie die Effekte von Imipramin ohne versus Imipramin mit gezielten Instruktionen für Exposition-in-vivo verglichen, wobei die Dauer der Therapie jeweils 12 Wochen betrug. Eine erneute „Exposure-in-vivo only" Bedingung (Intervention 2 in der vorangegangenen Studie) war nicht mehr enthalten, da zusätzliche Effekte von Imipramin als bereits bewiesen angenommen wurden. Die kombinierte Behandlung ergab eine signifikant überlegene Reduktion der Phobievariablen gegenüber der ausschließlichen Imipramintherapie! Auch Panic Attacks wurden mit der kombinierten Behandlung deutlicher, wenngleich statistisch weniger signifikant, reduziert. Das Gleiche galt selbst noch für die Depressionsratings! Von den Autoren wird letzterer Effekt damit erklärt, daß die Phobiereduktion durch Exposition die phobiebedingte „dysphoria" (cave: nicht im Sinne von Marks) vermindere. Es erscheint klinisch zwar plausibel, bei Agoraphobie eine „primäre" und eine „sekundäre" Depression zu trennen – schwierig erweist sich jedoch offenbar deren klare Identifizierung vor Therapieplanung. Nach der bisher vorliegenden Literatur erscheint es am sinnvollsten, bei depressiven Agoraphobikern in der Regel die Depression als Folge oder Begleitstörung, nicht jedoch als Ursache der Agoraphobie zu betrachten.

Insgesamt belegen die Ergebnisse dieser Arbeitsgruppe zwar, daß bei Imipramintherapie der Agoraphobie zusätzliche Exposition-in-vivo erforderlich ist; sie belegen aber nicht, daß bei Exposition-in-vivo auch eine zusätzliche Imipraminmedikation erfolgen sollte.

Zu diesem Schluß kommen die Autoren, versteckt im Text, auch selbst: Bei primärer Imipraminbehandlung sei zusätzlich in der Regel Exposition-in-vivo erforderlich. Sie postulieren dann zwar eine „mutual potentiation" von Imipramin und Exposition, verweisen jedoch zugleich auf die „Tatsache, daß 60 – 70% der Agoraphobiker mit Exposition allein erfolgreich behandelt werden", was sowohl ihre eigenen Ergebnisse wie auch die von Jansson u. Ost (1982) belegt hätten; „bei der Mehrzahl der Patienten" bedürfe es keiner medikamentösen Unterdrückung von Panic Attacks. Die Hypothese von einer „primären" Bedeutung der Panic Attacks und einer „sekundären" der Vermeidung sei damit in Frage gestellt. Die Autoren sind also – wie Noyes et al. (1984) in ihrer Diazepamstudie – im Text wesentlich kritischer hinsichtlich der Aussagekraft der eigenen Ergebnisse als in dem vorangestellten Summary.

Die einzige, aus den vorgelegten Ergebnissen hypothetisch ableitbare Ausnahme für eine Antidepressivamedikation wäre möglicherweise gegeben, wenn als Therapieverfahren ausschließlich verbale Instruktion für Exposition-in-vivo zur Verfügung steht und beim Patienten bei Therapiebeginn eine deutliche Depression vorliegt; die Antidepressiva ermöglichen dann u. U. die Herstellung der erforderlichen Handlungsinitiative für die eigenständige Durchführung der Exposition (statt primär Panic Attacks zu reduzieren) (Telch et al 1983). Vor der Entscheidung für ein solches Vorgehen sollte aber bedacht werden, daß Instruktionen für Exposition-in-vivo über hochstrukturierte Manuale für Patienten und Angehörige auch ohne zusätzliche Antidepressivamedikation bei etwa ⅔ der Patienten zu einem hinreichenden Therapieerfolg zu führen scheinen – die ständige schriftliche Verfügbarkeit explizierter Instruktionen scheint also wesentlich effektiver, ohne daß damit ein erheblich höherer Zeitaufwand für den Therapeuten verbunden wäre.

Die von der Arbeitsgruppe geforderte „large-scale"-Vergleichsstudie über Psychopharmakaeffekte versus Expositionseffekte (Marks 1983b) kann nur eingeschränkt unterstützt werden: Wenn bei 60–70% der Agoraphobiker mit Multisymptomatik Exposition alleine nach kurzer Zeit effektiv ist, dann ist die Bedeutung zusätzlicher Antidepressivamedikation eher eine Fragestellung für eine umschriebene, spezifische Hypothese zur Therapieresistenz der 20–40% „Therapiemißerfolge" überprüfende Untersuchung. Mit Sicherheit wird ein Teil der Mißerfolge auf „Motivationsprobleme" (Ambivalenz gegenüber Veränderungen problematischer Situationen in der Lebensführung) zurückzuführen sein und nur bei dem verbleibenden Rest werden nicht adäquat bewertete „primäre" Depression oder „primäre" Panic Attacks möglicherweise den Mißerfolg bedingt haben.

Eine gerade publizierte, fast 10jährige Langzeitstudie von Zitrin et al. (1983) und Klein et al. (1983a) untersuchte sowohl Effekte der Antidepressiva wie auch von Verhaltenstherapietechniken und psychodynamisch orientierter, stützender Therapie. 218 phobische Patienten mit einer der Diagnosen 1. Agoraphobie, 2. Mixed Phobia, oder 3. Simple Phobia erhielten eine 26wöchige (!) Behandlung mit entweder a. Verhaltenstherapie (systematische Desensibilisierung, nicht Exposition in-vivo) mit Imipramin, oder b. Verhaltenstherapie mit

Plazebo oder c. Imipramin und stützende, psychodynamisch orientierte Therapie.

Beide Psychotherapieverfahren werden als bei allen Diagnosegruppen gleich effizient beschrieben (Klein et al. 1983a). Imipramin hatte einen signifikanten, positiven Zusatzeffekt bei den ersten beiden Diagnosegruppen, die durch das Vorhandensein von Panic Attacks gekennzeichnet waren (Zitrin et al. 1983). Die Autoren ziehen aus beiden Publikationen den Schluß einer pirmären Wirksamkeit von Imipramin auf Panic Attacks und der Gleichwertigkeit der beiden Psychotherapieverfahren.

Letzterer Schluß ist möglicherweise designbedingt. Die Anwendung der systematischen Desensibilisierung bei schweren Phobien ist erwiesenermaßen wesentlich zeitraubender als Exposition in-vivo und oft sogar wirkungslos; im Design fehlt zudem eine Therapie „stützende Psychotherapie ohne Medikation"; schließlich führen die Autoren in beiden Publikationen dieser Studie an, daß die Patienten nach dem ersten Behandlungsmonat zwar eine Reduktion der spontanen Panic Attacks angaben, aber dennoch ihr phobisches Verhalten – Meidung und Erwartungsangst – praktisch nicht geändert hatten: erst „with therapist's support they began to take additive steps towards approaching phobic situations" (Zitrin et al. 1983), „the specific corrective activity occurs outside the formal (therapy-) session in the form of exposure in-vivo. Supposed differences between therapies may be entirely due to the rapidity with which the investigational function (der Therapie) becomes effective" (Klein et al. 1983a). Mit anderen Worten, erst therapeutengestützte Exposition-in-vivo führte auch bei diesen Phobikern zu konkreten Verhaltensänderungen, die dann in der Zusammenfassung der Studie überraschend eher der Medikation und den beiden anderen Therapieverfahren (systematische Desensibilisierung; stützende Psychotherapie) zugeordnet wurde. Auch bei dieser Studie bleibt die Frage, warum ein derartiger Aufwand betrieben wurde, um die entscheidende Bedeutung einer Antidepressivamedikation herauszuarbeiten, statt dem Patienten die in ihrer Wirksamkeit seit über 10 Jahren außergewöhnlich gut belegte Exposition-in-vivo als erste *Kurzzeit*therapie anzubieten – natürlich nach vorheriger individueller Abklärung der Indikation über die Motivations-, Bedingungs- und Verhaltensanalyse sowie nach vorangegangenem Ausschluß einer primären Depression.

Matutzas und Glass (1983) versuchen, die widersprüchlichen Ergebnisse der New Yorker und der Londoner Arbeitsgruppe um Marks zu erklären. Als mögliche Gründe führen sie an: eine niedrigere Imipramindosierung in der Londoner Studie und unterschiedliche Vorgehensweisen zum Erreichen einer „Wirkdosis"; unterschiedliche Zeitintervalle zwischen „active treatment" und letztem Untersuchungszeitpunkt – nur in der Londoner Studie lag ein 4-Monate-Intervall zwischen Beendigung der aktiven Therapie und dem letzten Meßzeitpunkt, während in der New Yorker Studie auch bei der letzten Messung noch Psychopharmaka verabreicht wurden.

Die Autoren sind der Ansicht, daß die bisher vorliegenden Studien doch in erster Linie den Schluß nahelegen, in der Kombination von Exposition-in-vivo und Antidepressiva für die Mehrzahl der Agoraphobiker die Optimalbehandlung zu sehen. Auch hier überrascht, wie Faktenevidenzen uminterpretiert werden.

Diazepam bei Agoraphobie und Panic Disorder

Die in der jüngsten amerikanischen Literatur erkennbare Faszination am Thema Agoraphobie, Panic Attacks und Psychopharmaka zeigt sich in der bisher unverständlichsten Weise in einer Arbeit zum Thema „Diazepam and Propranolol in Panic Disorder and Agoraphobia" (Noyes et al. 1984). In einem Cross-over-design mit 21 Patienten (15 „Agoraphobia with Panic attacks", 5 „Panic Disorder", 1 „Generalized Anxiety Disorder") wurde das folgende therapeutische Vorgehen gewählt: 1 Woche „wash-out" vorangegangenen Medikation – 1 Woche Diazepam – 1 Woche ohne Medikation – 1 Woche Propranolol (bzw. umgekehrte Reihenfolge der beiden experimentellen Medikamente). Die durchschnittliche Diazepam-Tagesdosis lag bei 30 mg, die von Propranololhydrochlorid bei 240 mg pro Tag. Auf allen untersuchten Parametern und unabhängig von der diagnostischen Untergruppe erwies sich Diazepam als weit überlegenes Medikament, selbst bei im Vordergrund stehenden körperlichen Beschwerden wie Tachykardie. 22% aller Patienten brachen die Therapie allerdings wegen unerwünschter Medikamentennebenwirkungen ab.

Während das im Vergleich zu anderen Publikationen (Tyrer u. Lader 1974; Noyes 1982) unerwartet schlechte Abschneiden von Propranolol im Vergleich mit Diazepam noch einen gewissen Informationswert besitzt, bleibt ein Geheimnis, weshalb noch 1984 ausführlich der bekannte angstdämpfende Effekt hochdosierten Diazepams dargestellt wird.

Die Autoren kommen im laufenden Text zwar selbst zu dem Schluß, daß aus ihrer Studie eigentlich keine Schlüsse für die Behandlung der Agoraphobie und der Panic Disorder gezogen werden können. Im krassen Gegensatz dazu wird dann in der Zusammenfassung Diazepam als „effektive Kurzzeittherapie" für diese „neu definierten Krankheiten" bezeichnet. Dabei wird nicht herausgestellt, daß es sich bei dieser „Kurzzeittherapie" nur um eine akute Krisenintervention bei Nichtverfügbarkeit rasch wirkender psychotherapeutischer Intervention handeln kann und daß nach Beendigung dieser „Therapie" in der Regel die Ursprungsproblematik in voller Stärke wieder da sein wird. Die Hinweise auf Studien über die Gefahren der Langzeitbehandlung mit Diazepinen (Laughren et al. 1982; Petursson u. Lader 1981; Tyrer et al. 1981) in der Diskussion der eigenen Ergebnisse finden sich als einschränkende Bemerkung ebenfalls nicht in der Zusammenfassung. Noch unverständlicher: Obwohl nur geringe Propranololeffekte gefunden wurden, wird die Empfehlung anderer Autoren unterstützt, bei Phobien eine kombinierte Diazepam- und Propranololbehandlung einzusetzen.

Fazit aus all diesen Studien: die Ergebnisse sprechen selbst bei den von den Originalautoren für die Psychopharmakaindikation interpretierten Studien ausnahmslos gegen deren generellen Einsatz und für Exposition-in-vivo als Standardtherapie. Erschreckend ist, wie in einigen Studien deren Ergebnisse fast das Gegenteil von dem aussagen, was die Daten selbst ergeben und was z. T. auch datenentsprechend in der Diskussion beschrieben wurde.

Für eine abschließende Bewertung gilt es jedoch noch zu berücksichtigen, daß wir in Kliniken und psychiatrisch-psychotherapeutischen Spezialambulanzen jene Patienten nicht sehen, die vorher beim „Praktiker" ihre Phobie mit intermittierender Psychopharmakabehandlung ertragen konnten und unter derselben schließlich auch „abgebaut" oder „verloren" haben. Verläßliche Zahlen zur Häufigkeit solcher Therapieverläufe sind dem Autor nicht bekannt.

Empfehlungen für die Praxis

Die referierten Publikationen zur „neuen" Krankheit Panic Disorder überzeugen bisher nicht von der Notwendigkeit, diesen Begriff in der Psychiatrie und Psychotherapie als eigenständige Krankheitskategorie zu benutzen. Die in den entsprechenden Publikationen postulierte Relevanz für die Behandlung von Phobien ist – im Gegensatz zu den dort überwiegend aufgestellten Schlußfolgerungen und Forderungen – insbesondere bei zusätzlicher Berücksichtigung des langjährigen Forschungs- und Erfahrungsstandes der Verhaltenstherapie nicht belegt. Bei kritischer Abwägung vorhandener Evidenzen in der kontroversen Literatur ergibt sich für die therapeutische Praxis:

– Steht für phobische Patienten, auch solchen mit Panikanfällen, Verhaltenstherapie zur Verfügung und wird diese vom Patienten akzeptiert, so sollte sie auch weiterhin, v.a. unter Einsatz der Expositionsbehandlung, als Kurzzeittherapie ohne Medikation versucht werden.

– Partner der Patienten und ggf. erweitertes soziales Umfeld sollten bei Vorliegen der entsprechenden Indikationskriterien als Co-Therapeut oder Co-Patient in die Therapie einbezogen werden. Dabei ist jeweils im Einzelfall zu klären, wann der Übergang von einer Symptom- zu einer Paar- oder Familientherapie notwendig wird.

– Auf den Einsatz von Antidepressiva, Tranquilizern und auch die in der Bundesrepublik sehr verbreitete Gabe niedrigdosierter oder niedrigpotenter Neuroleptika sollte bei Beginn der Therapie verzichtet werden. Dies gilt auch bei Vorliegen zusätzlicher Depression, soweit vorweg eine „primäre" Depression ausgeschlossen und die Tiefe einer eindeutig reaktiven Depression noch nicht zu therapiebehindernder Beeinträchtigung der Handlungs- und kognitiv-emotionalen Verarbeitungsfähigkeit geführt hat. Dies vorausgesetzt, reduziert erfolgreiche Symptomintervention auch „neurotische" und funktionell-organische Multisymptomatik, einschließlich Depression.

– Bei Scheitern dieser Vorgehensweise – was bei 20–40 % der ursprünglich dazu bereiten Patienten zu erwarten ist – wird eine Konzeptüberprüfung anhand der zusätzlichen Informationen aus dem Therapieverlauf erforderlich. Dies kann, nach zusätzlicher Motivationsarbeit, zu einer Fortsetzung der Verhaltenstherapie auf anderen Problemebenen führen. Es kann aber auch aus zusätzlich in den emotionsmobilisierenden Expositionsübungen erhaltenen Informationen über frühe, nicht verarbeitete traumatische Beziehungserlebnisse eine analytisch-orientierte Psychotherapie indiziert erscheinen; zu dieser könnte der Patient u.U. erst durch die vorangegangenen Erfahrungen in der Verhaltenstherapie in die Lage versetzt werden – wie auch die umgekehrte Therapiesequenz durchaus vorkommt.

– Bei Scheitern des beschriebenen Standardvorgehens sollten aber auch gleichwertig zu den vorgenannten Überlegungen die Anregungen aus der Literatur über Panic Disorder in die Erarbeitung alternativer therapeutischerKonsequenzen eingehen. Nur durch den zitierten Anspruch auf generelle Gültigkeit für die Gesamtgruppe der Phobiker mit Panikattacken bringen diese Studien Konfusion in den noch längst nicht abgeschlossenen Prozeß fortlaufender Therapieverbesserung.

Zum Schluß eine psychotherapeutische Selbstkritik:

Nach wie vor suchen viele Phobiker und „Angst-Patienten" Somatomediziner bzw. auf psychotherapeutische Zusatzangebote nicht eingerichtete Nervenärzte auf, mit einem massiven Appell an deren Verpflichtung zur Hilfestellung. Diesen zur Versorgung verpflichteten Ärzten steht viel zu selten die Möglichkeit der Weitervermittlung solcher Patienten in psychotherapeutische Kurztherapie zur Verfügung – und wenn, dann meist nur über lange Wartezeiten. Das subjektive Leiden von Patient und Familie, möglicherweise auch beginnende Gefährdung der Arbeitsfähigkeit führen zum Handlungsdruck: Es muß Kriseninterventation über Medikation erfolgen, woraus unter diesen Bedingungen nur allzu leicht eine Dauertherapie entsteht. Die darauf bezogene, verbreitete Schelte der Somatomediziner, gerade auch von seiten der Psychotherapeuten übergeht in vielen Fällen die Not der gezwungenermaßen so Handelnden.

Die mit diesem Versorungsengpaß oft verknüpfte Forderung nach stark vermehrter Ausbildung von Psychotherapeuten wird erst dann wirklich überzeugend, wenn für die vorhandenen und zukünftigen Therapeuten die Weiterbildungsschwerpunkte auf Kurztherapien für häufige, die konkrete Lebensführung der Patienten behindernde und nachweislich behandelbare Störungen verlagert werden und wenn ferner nichtakademische Berufsgruppen – wie in den Kliniken etwa motivierte Mitarbeiter aus dem Krankenpflegepersonal – in eine derartig versorgungsorientierte Psychotherapie durch entsprechende Weiterbildung und Arbeitsmöglichkeiten einbezogen werden.

Literatur

Adler J, Hager M, Zabarsky M, Jackson T, Friendly D, Abramson P (1984) The fight to conquer fear: phobias afflict millions of americans – but new therapies are providing help. Newsweek, 23. 4. 1984

Agras W, Chapin H, Oliveau D (1972) The natural history of phobia. Arch Gen Psychiatry 26:315–317

American Psychiatric Association (1980) Diagnostic and statistical manual of mental disorders, 2. ed. Washington D. C., American Psychiatric Association

Appleby I, Klein D, Sachar E, Levitt M (1981) Biochemical indices of lactate induced panic: a preliminary report. In Klein D, Rabkin J (eds) Anxiety: New research and changing concepts. Raven Press, New York

Bartling G, Fiegenbaum W, Krause R (1980) Reizüberflutung, Theorie und Praxis. Kohlhammer, Stuttgart Berlin Köln Mainz

Buglass D, Clarke J, Henderson A (1977) A study of agoraphobic housewifes. Psychol Med 7:73–86

Butollo W (1979) Chronische Angst, Theorie und Praxis der Konfrontationstherapie. Urban und Schwarzenberg, München Wien Baltimore

Cadoret R (1978) Genetic principles in the taxonomy of affective disorders. In: Akiskal H, Webb W: Psychiatric diagnosis. Spectrum publications, New York

Caroll B (1982) Clinical applications of the dexamethasone suppression test for endogenous depression. Pharmacopsychiatrica 15:19–24

Chambless D, Goldstein A (1982) Agoraphobia. Multiple persectives on theory and treatment. Wiley, New York Chichester

Cloninger L, Martin R, Clayton P (1981) A blind follow-up and family study of anxiety neurosis: preliminary analysis of the St. Louis 500. In: Klein D, Rabkins J (eds) Anxiety: New research and changing concepts. Raven Press, New York

Crowe R, Pauls D, Slymen D (1980) A family study of anxiety neurosis: morbidity risk in families of patients with and without mitral valve prolaps. Arch Gen Psychiatry 37:77–79

Crowe R, Noyes R, Pauls D, Slymen D (1983) A family study of panic disorder. Arch Gen Psychiatry 40:1065–1069

Curtis G, Cameron O, Nesse R (1982) The dexamethasone suppression test in panic disorder and agoraphobia. Am J Psychiatry 139:1043–1046

Emmelkamp P, Kuipers A (1979) Agoraphobia: a follow-up study four years after treatment. Br J Psychiatry 134:352–355

Emmelkamp P (1982) Phobic and obsessive-compulsive disorders. Plenum Press, New York

Errera P, Coleman J (1963) A long-term follow-up study of neurotic phobic patients in a psychiatric clinic. J Nerv Ment Dis 136:267–271

Eysenck H (1966) The effects of psychotherapy. International Science Press, New York

Garfield E (1984) Why is the ancient and prevalent disorder called agoraphobia a neglected research topic? Current Contents 30.4.:3–12

Goldstein A, Chambless D (1978) A reanalysis of agoraphobia. Behav Ther 9:47–59

Gorman J, Levy G, Liebowitz M, McGrath M, Appleby I, Dillon D, Davies S, Klein D (1983) Effect of acute ß-adrenergic blockade on lactate-indured panic. Arch Gen Psychiatry 40:1079–1082

Greist J, Marks I, Berlin F, Gourney K, Noshirvani H (1980) Avoidance versus confrontation of fear. Behav Res Ther 11:1–14

Grunhaus L, Gloger S, Weisstub D (1981) Panic attacks: a review of treatments and pathogenesis. J Nerv Ment Dis 169:608–613

Hallam R (1978) Agoraphobia: a critical review of the concept. Br J Psychatry 133:314–319

Hand I (1975) Symptom-zentrierte Gruppentherapie bei Phobien – die problemorientierte Arbeitsgruppe in der Psychotherapie. Fortschr Neurol Psychiatr 43:285–304

Hand I (1981a) Expositionsbehandlung – Implosion, flooding, exposure, Reizüberflutung. In: Linden M, Hautzinger M (Hrsg) Psychotherapie-Manual. Springer, Berlin Heidelberg New York

Hand I (1981b) Motivationsanalyse und Motivationsmodifikation im Erstkontakt. In: Crombach-Seeger B (Hrsg) Erstkontakt – prägender Beginn einer Entwicklung. Facultas, Wien

Hand I (1982) Multimodale Verhaltenstherapie bei Zwängen. In: Helmchen H, Linden M, Rüger V (Hrsg) Psychotherapie in der Psychiatrie. Springer, Berlin Heidelberg New York

Hand I (1984) Verhaltenstherapie in der Psychiatrie. Therapiewoche 34:259–270

Hand I, Lamontagne Y (1976) The exacerbation of interpersonel problems after rapid phobia removal. Psychother Theory, Research and Practice 13:405–411

Hand I, Schröder G (1980) Die vago-vasale Ohnmacht bei der Blut-Verletzungs-Katastrophen (BVK)-Phobie. Therapiewoche 30:923–932

Hand I, Zaworka W (1982) An operationalized multisymptomatic model of neuroses (OMMON): Towards a reintegration of diagnosis and treatment in behaviour therapy. Arch Psychiatr Nervenkr 232:359–379

Hand I, Lamontagne Y, Marks I (1974) Group exposure (flooding) in vivo for agoraphobics. Br J Psychiatry 124:588–602

Hand I, Spoehring B, Stanik E (1977) Treatment of obsessions, compulsions and phobias as hidden couple counseling. In: Boulougouris J, Rabavilas A (eds): Phobic and obsessive compulsive disorders. Pergamon Press, New York

Harris E, Noyes R, Crowe R, Chaudhry O (1983) Family study of agoraphobia. Arch Gen Psychiatry 40:1061–1064

Jacob R, Moller M, Turner S, Wall C (1983) Otoneurological dysfunction in patients with panic disorder or agoraphobia with panic attacks. Vortrag u. Manuskript zum World Congress on Behavior Therapy, Washington, 8.–11. 12. 1983

Jannoun L, Munby M, Catalan J, Gelder M (1980) A home-based treatment program for agoraphobia: replication and controlled evaluation. Behav Res Ther 11:294–305

Jansson L, Ost C (1982) Behavioral treatment for agoraphobia: an evaluative review. Clin Psychol Rev 2:311–336

Kanfer F, Grimm L (1980) Managing clinical change: a process model of theory. Behav Modification 4:419–444

Kantor J, Zitrin C, Zeldis S (1980) Mitral valve prolapse syndrom in agoraphobic patients. Am J Psychiatry 137:4

Kelly D, Mitchell-Heggs N, Sherman D (1971) Anxiety and the effects of sodium lactate assessed clinically and physiologically. Br J Psychiatry 119:468–470

Klein D (1981) Anxiety reconceptualized. In: Klein D, Rabkin J (eds) Anxiety: New research and changing concepts. Raven Press, New York

Klein D (1983a) Panic and anxiety: in reply. Arch Gen Psychiatry 40:1149

Klein D (1983b) Panic attacks in phobia: treatment studies. In reply. Arch Gen Psychiatry 40:1151

Klein D, Fink M (1962) Psychiatric reaction patterns to imipramine. Am J Psychiatry 119:432–438

Klein D, Ross D, Woerner M, Zitrin C (1983b) Phobia study criteria – in reply. Arch Gen Psychiatry 40:1150

Klein D, Zitrin C, Woerner M, Ross D (1983a) Treatment of phobia II. Behavior therapy and supportive psychotherapy – are there any specific ingredients. Arch Gen Psychiatry 40:139–145

Laughren T, Battey Y, Greenblatt D et al. (1982) A controlled trial of diazepam withdrawal in chronically anxious outpatients. Acta Psychiatr Scand 65:171–179

Leckman J, Weissman M, Merikangas K, Pauls D, Prusoff B (1983a) Panic disorder and major depression. Arch Gen Psychiatry 40:1055–1060

Leckman J, Merikangas K, Pauls D, Prusoff B, Weissman M (1983b) Anxiety disorders and depression: contradictions between family study data and DSM-III conventions. Am J Psychiatry 140:880–882

Lieberman J, Brenner R, Lesser M, Coccaro E, Borenstein M, Kane J (1983) Dexamethasone suppression tests in patients with panic disorder. Am J Psychiatry 140:917–919

Liebowitz M, Klein D (1982) Agoraphobia: clinical features, patho-physiology, and treatment. In Chambless D, Goldstein A (eds) Agoraphobia: multiple perspectives on theory and treatment. Wiley, New York

Marks I (1969) Fears and Phobias. Weidenfeld, London

Marks I (1970) The classification of phobic disorders. Br J Psychiatry 116:337–380

Marks I (1975) Behavioral treatments of phobic and obsessive-compulsive disorders: a critical appraisal. In: Hersen M, Eisler R, Miller P (eds) Progress in behavior modification. Academic Press, New York

Marks I (1977) Bewältigung der Angst. Springer, Berlin Heidelberg New York

Marks I (1981) Cure and care of neuroses. John Wiley & sons, New York

Marks I (1983a) Phobia study criteria. Arch Gen Psychiatry 40:1150

Marks I (1983b) Panic attacks in phobia: treatment studies. Arch Gen Psychiatry 40:1151

Marks I (1983c) Are there anticompulsive or antiphobic drugs? Review of the evidence. Brit J Psychiatry 143:338–347

Marks I, Gray S, Cohen D, Hill R, Mawson D, Ramm E, Stern R (1983) Imipramine and brief therapist-aided exposure in agoraphobics having self-exposure homework. Arch Gen Psychiatry 40:153–162

Mathews A, Gelder M, Johnston D (1981) Agoraphobia. Nature and treatment. Guildford Press, New York

Matuzas W, Glass R (1983) Treatment of agoraphobia and panic attacks. Arch Gen Psychiatry 40:220–222

Mavissakalian M (1982) Pharmacologic treatment of anxiety disorder. J Clin Psychiat 43:487–491

Mavissakalian M, Michelson L, Dealy S (1983) Pharmacological treatment of agoraphobia: Imipramine versus Imipramine with programmed practice. Br J Psychiatry 143:348–355

McDonald R, Sartory G, Grey S, Cobb J, Stern R, Marks I (1979) The effects of self-exposure instructions on agoraphobic outpatients. Behav Res Ther 17:1183–1185

McNair D, Kahn R (1981) Imipramine compared with benzodiazepine for agoraphobia. In: Klein D, Rabkin J (eds) Anxiety: New Research and changing concepts. Raven Press, New York: pp 69–79

Munjak D, Moss H (1981) Affective disorder and alcoholism in families of agoraphobics. Arch Gen Psychiatry 38:869–871

NoyesR, Clancy J, Crowe R (1978) The familial prevalence of anxiety neurosis. Arch Gen Psychiatry 35:1057–1059

Noyes R (1982) Beta-blocking drugs and anxiety. Psychosomatics 23:155–170

Noyes R, Anderson D, Clancy J, Crowe R, Slyman D. Ghoneim M, Hinrichs J (1984) Diazepam and propanolol in panic disorder and agoraphobia. Arch Gen Psychiatry 41:287–292

Öst L, Hugdahl K (1981) Acquisition of phobias and anxiety response patterns in clinical patients. Behav Res Ther 19:439–447

Öst L, Hugdahl K (1983) Acquisition of agroaphobia, mode of onset and anxiety response patterns. Behv Res Ther 21:623–631

Pariser S, Pinta E, Jones B (1978) Mitral valve prolaps syndrome and anxiety neurosis/panic disorder. Am J Psychiatry 134:246–247

Petursson H, Lader M (1981) Withdrawal from long-term benzodiazepine treatment. Br Med J 283:643–645

Rachman S (1984) Agoraphobia – a safety signal perspective. Behav Res Ther 22:59–70

Raskin M, Peeke H, Dickman W et al. (1982) Panic and generalized anxiety disorders: developmental antecedants and precipitants. Arch Gen Psychiatry 39:687–689

Sheehan D, Ballenger J, Jacobsen G (1980) Treatment of endogenous anxiety with phobic hysterical, and hypochondrical symptoms. Arch Gen Psychiatry 37:51–59

Sheehan D, Claycomb J, Surman O, Baer L, Coleman J, Gelles L (1983) Panic attacks and the Dexamethasone suppression test. Am J Psychiatry 140:1063–1064

Snaith R (1983) Phobia study criteria. Arch Gen Psychiatry 40:1149–1150

Solyom C, Solyom L, LaPievre Y, Pecknold J, Morton L (1981) Phenelzine and exposure in the treatment of phobias. Biol Psychiatry 3:239–247

Telch M, Tearnan B, Taylor C (1983) Antidepressant medication in the treatment of agoraphobia. Behav Res Ther 21:505–517

Thorpe G, Burns L (1983) The Agoraphobic Syndrome. Wiley, New York Chichester

Torgersen S (1983) Genetic factors in anxiety disorders. Arch Gen Psychiatry 40:1085–1089

Tyrer P (1984) Classification of anxiety. Br J Psychiatry 144:78–83

Tyrer P, Lader M (1974) Response to propranolol and diazepam in somatic anxiety. Br Med J 2:14–16

Tyrer P, Rutherford D, Huggett T (1981) Benzodiazepine withdrawal symptoms and propranolol. Lacnet 1:520

Wilson G (1982) Fear reduction methods and the treatment of anxiety disorders. In: Franks C, Wilson G, Kendall P, Brownell K: Annual Review of Behavior Therapy. Vol. 8 Guildford Press, New York

Wolpe J (1958) Psychotherapy by reciprocal inhibition. Stanford University Press, Stanford

Zitrin C, Klein D, Woerner M (1980) Treatment of agoraphobia with group exposure in vivo and imipramine. Arch Gen Psychiatry 37:63–72

Zitrin C, Klein D, Woerner M, Ross D (1983) Treatment of phobias: I. comparison of imipramine hydrochloride and placebo. Arch Gen Psychiatry 40:125–138

Kulturelle Elaboration und Abwehr der Angst

M. Erdheim

Jede Kultur muß sich mit dem Phänomen der Angst auseinandersetzen: entweder wird sie es elaborieren, d.h. aufnehmen und in bezug zu ihren religiösen, philosophischen, psychopathologischen, rechtlichen etc. Systemen setzen, oder aber sie wird die Angst abwehren und in die „Exterritorialität des Unbewußten" (Freud) verbannen. Zwischen Elaboration und Abwehr sind die Übergänge fließend. In der Religion z.B. spielt die Angst eine zentrale Rolle, die Erfahrung des Heiligen als eines „Mysterium tremendum" (Otto 1917) findet in jeder Religion ihren Niederschlag und Ausdruck – wie fürchterlich auch manche Göttergestalten sein mögen, offenbar dient die Gestaltung des Fürchterlichen der Angstreduktion, d.h. der Abwehr der Angst: Das Gestaltete bereitet weniger Angst als das Gestaltlose. Hinzu kommt noch, daß das Verhältnis zwischen Angst und Kultur doppelspurig ist: einerseits kann die Kultur die Ängste des Individuums (etwa vor Krankheit und Tod) aufnehmen und mildern, andererseits aber kann sie auch Ängste produzieren, z.B. indem sie unerfüllbare Normen aufstellt, die ein chronisches Schuldbewußtsein, begleitet von Angst vor ewiger Verdammnis, erzeugen.

Die Bedeutung der Angst für die Kultur ergibt sich aus der merkwürdigen Eigenschaft der Angst, verschoben werden zu können. In „Hemmung, Symptom und Angst" (1926) verweist Freud auf diese Eigenschaft: die Angst, die zur Tierphobie des „Kleinen Hans" führte, hatte ihren Ursprung in der realen Angst vor der Kastrationsdrohung. Dadurch, daß es möglich ist, reale in phantasmische Ängste zu verwandeln, wird die Angst zu einem plastischen Material, das in der Kultur vielseitig Verwendung findet, v.a. in der Art und Weise, wie das Verhältnis zwischen Individuum und Gesellschaft strukturiert wird.

Angst in „kalten Kulturen"

Der französische Ethnologe Lévi-Strauss (1962, 1972) schlug vor, idealtypisch zwischen „heißen" und „kalten Kulturen" zu unterscheiden. „Kalte Kulturen" sind solche, die aufgrund komplizierter Sozialmechanismen den Wandel einzufrieren versuchen. Es handelt sich hierbei um Gesellschaften, die mit Hilfe ihrer Ökonomie, Politik und Religion die laufend entstehenden Unterschiede (zwischen Männern und Frauen, Reichen und Armen, Wissenden und Unwissenden, etc.) zu neutralisieren sich bemühen. Im Gegensatz dazu stehen die „heißen Kulturen", die daraufhin tendieren, Unterschiede auf die Spitze zu treiben, um so den Wandel zu beschleunigen. Die „kalten Kulturen" vergleicht Lévi-Strauss mit mechanischen Uhrwerken, während die „heißen Kulturen"

Leitsymptom Angst
Herausgegeben von P. Götze
© Springer-Verlag Berlin Heidelberg 1984

wie Dampfmaschinen funktionieren, in denen das „Energiegefälle" der Klassenunterschiede zum Wandel antreiben. Die kulturelle Elaboration bzw. Abwehr der Angst ist grundsätzlich verschieden, je nachdem, ob die Kultur eine „heiße" oder „kalte" ist. Freud kommt im „Unbehagen in der Kultur" (1930) zum Schluß, daß die 2 Ursprünge des Schuldgefühls einerseits in der Angst vor der Autorität und andererseits in der Angst vor dem Über-Ich zu suchen sind. Autorität und Über-Ich sind aber kulturspezifische Instanzen, die in „heißen" und „kalten" Kulturen verschieden ausgeprägt sind. „Kalte Kulturen" sind „herrschaftslos" in dem Sinne, daß die Autorität über keinen „Zwingstab" (Max Weber) verfügt, um Gehorsam zu erzwingen (Kramer u. Sigrist 1978), und das Verhältnis Individuum – Gesellschaft erfordert dort ein anderes, weniger auf Autonomie ausgerichtetes Über-Ich, als es in den auf Konkurrenzstrukturen aufgebauten „heißen Kulturen" der Fall ist. Damit verändert sich auch die Angst vor der Autorität sowie vor dem Über-Ich und nimmt die Gestalt einer allgemein vertretbaren Angst vor Hexerei, schwarzer Magie und Zauberei an.

In „kalten Kulturen" ist der Glaube weit verbreitet, daß Krankheiten, Tod und Unglück ganz allgemein – kurz alles, wovor man Angst verspürt – die Folge sei von Zauberei, d.h. von der Einwirkung magischer Kräfte, böswilliger Menschen oder von Tabuverletzungen, die man wissentlich oder unwissentlich begangen hat, und welche Rache von Geistern auf das fehlbare Individuum ziehen. Diesen Kräften ist der Mensch aber nicht ganz schutzlos ausgesetzt. Gelingt es ihm, den entsprechenden Gegenzauber zu finden, so vermag er auch das Unheil von sich abzuwenden, und in der Regel wird ihm die Gemeinschaft dabei helfen. Turner (1964) hat eindrücklich die Schritte beschrieben, die das Individuum unternehmen muß, um die bösen Folgen des Zaubers unwirksam zu machen. Zuerst stellt er die Symptome fest, und diese muß er mit Hilfe eines Medizinmannes auch richtig entschlüsseln. Betrachtet man die Symptome mit dem europäischen medizinischen Wissen, so lassen sie sich leicht mit der Symptomatik der Angst in Verbindung bringen: Gereiztheit, Schlaflosigkeit, Alpträume, Phobien, Appetitlosigkeit, Brechreiz, Zittern, niedergeschlagene Stimmung, etc. (Mauss 1926; Field 1960, S. 201 ff.; Kiev 1972, S. 65 ff.). Der Medizinmann versucht nun mit seinem Wissen, die Ursachen des Leidens herauszufinden, und Turner beschreibt in seiner Arbeit, über welch ein gründliches soziologisches und ethnologisches Wissen der Heiler verfügt, um dieser Aufgabe gerecht zu werden. Aufgrund seiner Informanten weiß er genau, innerhalb welcher sozialer Spannungsfelder der Patient lebt und welche Konflikte ihm Schwierigkeiten bereiten. Dieses Wissen gibt dem Medizinmann auch das Ritual an, das aufgeführt werden muß, um die Folgen des Zaubers zu neutralisieren, bzw. die Geister zu versöhnen.

Die Funktion des Rituals besteht darin, den Patienten wieder in die Gemeinschaft zu integrieren (Lévi-Strauss 1949) und ihn so auch von seiner Angst zu befreien. Dabei dient das Ritual auch der Gemeinschaft: indem es aufgeführt wird, vergewissert und bestätigt sich die Gemeinschaft in ihrer Einstellung zu ihren grundlegenden Werten. Das Heilzeremoniell bewältigt also gleichzeitig 2 Aufgaben: die Angst des Patienten zu lösen und in der Gemeinschaft Konsens zu stiften bzw. zu erhalten.

Das Vorgehen des Medizinmannes könnte jeden Psychiater und Psychologen bei uns neidisch machen. Und tatsächlich gibt es auch in unserer Kultur therapeutische Richtungen, die den Versuch unternehmen, mit Hilfe jener „alten" Methoden Heilungen zu erreichen (vgl. Harner 1980). Dabei wird jedoch übersehen, aufgrund welcher kultureller Voraussetzungen der Medizinmann seine Heilerfolge erzielt. Schon die Sozialisation des Patienten und damit sein lebensgeschichtlicher Hintergrund sind in „kalten Kulturen" anders als in „heißen". Einen Unterschied möchte ich besonders hervorheben, da er auch für das Verstehen der Angst von Bedeutung ist: die Initiation, die den Übergang von der Kindheit ins Erwachsenenalter regelt und dem entspricht, was in unseren Kulturen Adoleszenz genannt wird.

Die Art und Vielfalt der Zeremonien wechselt zwar von Kultur zu Kultur und ebenfalls das Ausmaß, in welchem die Frauen mit einbezogen werden, aber wir können sagen: Initiationen gibt es in all jenen Gesellschaften, in welchen sich die Zukunft von der traditionell übermittelten Vergangenheit nicht grundsätzlich abheben soll. Die Zeit wird als Zyklus, der immer neu anhebt, erlebt. Margaret Mead (1970, S. 27) hat diesen Aspekt folgendermaßen beschrieben:

„Die Vergangenheit der Erwachsenen ist die Zukunft einer jeden neuen Generation; ihr Leben bildet den Grundplan. Die Zukunft wird so gestaltet, daß diese nach Abschluß ihrer Kindheit das erleben werden, was die Vorfahren ihrerseits nach Abschluß ihrer Kindheit erlebt haben".

Das Initiationsgeschehen lehnt sich stark an das Drama der Adoleszenz an (Erdheim 1982, S. 284ff.) und steht im Dienste der Neutralisierung des Kulturwandels, gehört also zu den Institutionen, die gleichsam die Kräfte produzieren, mittels derer die Geschichte eingefroren werden kann. Wie schon Reik (1919) zeigte, greift die Initiation die ganze ödipale Situation auf, stellt die inzestuösen Wünsche und die – wohl in der Beschneidung zum Höhepunkt kommenden – Kastrationsängste in den Vordergrund und spielt sie, gestützt von der sadistischen Tendenz der Väter, voll aus. So betrachtet erscheint die Initiation als eine Verwirklichung der angsterregendsten ödipalen Ängste, in ihr vermischen sich Phantasie und Wirklichkeit auf undurchdringliche Art und Weise. Die Initiation schafft eine Situation, in welcher Triebangst und Realangst nicht mehr voneinander unterscheidbar sind. M. Laubscher (1979) schreibt in seinem Aufsatz „Angst und deren Überwindung in Initiationsriten":

„Die Initianden werden sorgfältig inszenierten, Angst erzeugenden Situationen ausgesetzt, ihnen wird durch unterschiedliche Schreckelemente „Schrecken eingejagt", wobei von den Lehr- und Zuchtmeistern die Reaktion der einzelnen Probanden beobachtet, getestet und in bezug zum erstrebten Erziehungsstil genau beurteilt und interpretiert werden. Nicht selten wird bei „nicht richtiger", d.h. hasenfüßiger Reaktion Prügelstrafe angewendet" (Laubscher 1979, S. 88).

Die Angst hat für Laubscher vor allem einen pädagogischen Zweck, „Anerziehung von Eigenschaften wie Tapferkeit, Stärke, Gehorsam, Ehrlichkeit, Ehrerbietung, Treue gegenüber Gesetzen und Bräuchen des Stammes" (Laubscher 1979, S. 89). Wenn sich aber die Angst als ein so nützliches Erziehungsmittel erweist, wäre nicht einzusehen, weshalb im Lauf der Geschichte darauf verzichtet wird und die Initiationsriten zunehmend abgebaut worden sind. Aus ethnopsychoanalytischer Sicht ergibt sich eine andere Erklärung für die Funktion der Angst. Die Angst vor den initiierenden Männern durchwirkt sich mit den Ängsten vor den Phantasmen der Kindheit: der fressenden Mutter, des kastrierenden Vaters, die sich in die Gestalten der Hexe und des Zauberers verwandeln (Roheim 1950, S. 184f.). Die Autorität der alten Männer stützt sich wesentlich auf dieses Gemisch innerer und äußerer Angstquellen, die das Denken mit einer Hemmung belegen und die Realitätskontrolle, insbesondere in bezug auf die Autorität, beeinträchtigen. Die Initiation verankert die Unterordnung vor der Autorität ebenso wie die Einordnung in die Gemeinschaft im Unbewußten. Dem Bewußtsein entzogen und von einem Schein von Natur und Heiligkeit umstrahlt, sind die Normen und der soziale Konsens darüber gegen Verlust und Veränderung besser abgesichert, als wenn sie, über Einsichten vermittelt, nur im System „Bewußt" (Freud) eingeschrieben wären. Diese über die Angst und den dadurch ausgelösten Regressionen ins Unbewußte transportierte Verankerung der grundlegenden Werte ist nur möglich, wenn es gelingt, die Strukturen der frühen Sozialisation in der Familie zu raktivieren und diese Bindungen auszunützen, um die gesellschaftlichen Normen an die frühen Repräsentanzen der ersten Bezugspersonen zu knüpfen. Die Initiation führt nicht zu einer eigentlichen Loslösung des Individuums von seiner Familie, sondern zu einer Verlagerung der Bindung von den Eltern auf die Gruppe. Die Verwandtschaftsgruppe rückt im psychischen System an die Stelle der frühen Mutter. Wie einst die Mutter, hat die Verwandtschaft nun für den Schutz und für die Bedürfnisse des Individuums zu sorgen.

Die Funktion der Angst in der Initiation wäre demnach, den Verlauf der Adoleszenz so zu regulieren, daß die frühen Repräsentanzen der Mutter auf die Verwandtschaftsgruppe übertragen werden. Die dazu entsprechende „materielle" Basis wären die sozialen Gegenseitigkeitsstrukturen, die Rituale und Festlichkeiten, in welchen die Gruppe *real* die Mutterfunktion übernimmt. In dieser gesellschaftlichen Realität kann auch das Ich ein anderes Verhältnis zum Es entwickeln als z. B. in unserer Gesellschaft oder in „heißen Kulturen" überhaupt.

> „Bei den Dogon bleibt das Gefühl des Einsseins mit der Mutter durch ihre lange fortgesetzte und gewährende Zuwendung viel länger erhalten als bei uns. Die kindliche Allmacht wird nie ganz an die Erziehungspersonen abgegeben, sondern mit ihnen geteilt. (...) Das Gefühl geliebt zu werden und mit der Welt fertig zu werden, hängt von der Zugehörigkeit zur Gruppe ab, die sich während der Kindheit und Adoleszenz zu verschiedenen Gruppen ausdifferenziert" (Parin 1963, S. 144).

Abkömmlinge des Unbewußten, wie z. B. die Größen- und Allmachtsphantasien, können vom Ich eher zugelassen werden, das sie das Individuum nicht in einen derartigen Widerspruch zur sozialen Wirklichkeit bringen, wie es bei uns der Fall wäre. Auch Angst auslösende (aggressive oder libidinöse) Es-Impulse können – etwas durch Heilungsrituale – von der Gruppe aufgefangen werden. Das leidende und sich ängstigende Individuum wird tendenziell nicht wie in den „heißen Kulturen" ausgeschlossen, sondern integriert, und entsprechend muß das Unbewußte auch nicht vom Ich so starr abgewehrt werden, wie bei uns.

Die für „kalte Kulturen" spezfische Angst vor schwarzer Magie, Hexerei und Zauberei beruht ebenso wie die dagegen gerichteten Heilungsrituale auf ganz bestimmten kulturellen Voraussetzungen. Wie schon Freud 1913 in „Totem und Tabu" nachwies, ist der Glaube an die Magie ein Abkömmling der narzißtischen Größen- und Allmachtsphantasien, und diese sind in den „kalten Kulturen" sozial akzeptiert. Der Wertkosmos dieser Gesellschaften, der noch nicht von antagonistischen Klasseninteressen gespalten ist, stellt dem Medizinmann, der Gemeinschaft sowie dem Patienten ganz andere Möglichkeiten zur Verfügung, um das an Angst leidende Individuum zu integrieren, als „heiße Kulturen". Allerdings kann sich die Stabilität dieser Kulturen unter dem von außen kommenden Druck des Kulturwandels in eine Sprödigkeit verwandeln, die das Individuum einer geradezu unerträglichen Zerreißprobe aussetzt.

Angst und Kulturwandel

Am Beispiel einer vom brasilianischen Ethnologen Dary Ribeiro (1973) überlieferten Geschichte möchte ich die Problematik der kulturellen Elaboration der Angst während der Phase des Kulturwandels darstellen.

Die Urubú-Indianer, die sich selber Kaapor nennen, leben am Amazonas und gehören zur Sprachgruppe der Tupi. Sie waren sehr kriegerisch, wurden aber 1928 „befriedigt", d.h. man verbot ihnen, sich kriegerisch zu betätigen. Trotzdem blieben sie aber sehr gefürchtet. Zwei Drittel des Stammes starb nach dem „Kulturkontakt" an Epidemien, Grippe und Scharlach. Diese demographische Katastrophe zerrüttete das ganze kulturelle Gefüge, da nicht mehr genügend Individuen übrig blieben, um die zur Aufrechterhaltung der Tradition notwendigen Zeremonien zu feiern. Die Güter, die sie aus der Kultur der Weißen erhielten, vermochten keinen Ersatz für das Zerstörte zu bieten, und eine allgemeine Lebensangst breitete sich zunehmend aus. Der Glaube an Zauberei und Magie nahm verzweifelte Formen an, und der Wunsch, die alten Verhältnisse wieder herzustellen, wurde allmächtig.

Als Ribeiro 1951 in jener Gegend tätig war, vernahm er die Legende von Uirá, eines Indianers, der versucht hatte, mit den Weißen Verbindung aufzunehmen und der, enttäuscht, sich umgebracht hatte, indem er sich in den Fluß warf, wo er von den Piranhas aufgefressen wurde. Dieser Legende ging Ribeira nach, um ihre historische Wirklichkeit zu rekonstruieren. Er erfuhr, daß das Dorf Uirás von einer Grippeepidemie dezimiert worden war, und unter den Opfern befand sich auch ein Sohn Uirás. Uirá reagierte auf dieses Angst und Trauer auslösende Ereignis so, wie es seine Kultur empfahl, er wurde „iñarón". Auf Tupi bedeutet dieser Ausdruck „Wut" oder „Zorn" und bezeichnet einen Zustand außerordentlicher Gereiztheit, einen Zustand, vor dem sich auch die Gemeinschaft fürchtete, da das davon befallene Individuum gefährlich aggressiv wurde. Aufgrund der Überlieferung aber kannte die Kultur diese Zustände und wußte, wie damit umzugehen: dem „iñarón" wurde nahegelegt, sich zu isolieren, um sich so zu heilen. Die Angehörigen verließen das Dorf, um später, nach der Krise, wiederzukehren. Erwartet wurde, daß der „iñarón" all das zerstört, wozu ihn seine Wut treibt, und daß er danach wieder gesund wird; das Leben konnte danach seinen normalen Gang nehmen. Aber bei Uirá traf nicht der erwartete Heilungserfolg ein, er blieb weiterhin depressiv. Auch diese Möglichkeit konnte jedoch kulturell bearbeitet werden. Die Tradition sah für einen solchen Fall die Rolle des „apiay" vor, d. h. daß dem Individuum gestattet wurde, seine seelischen Spannungen in kriegerische Aggressionen umzusetzen: zusammen mit anderen Stammesangehörigen, die am gleichen litten wie Uirá, organisierte es einen Kriegszug gegen die Guajá, dem letzten der Stämme, die mit den Urubú noch verfeindet waren. Der Krieg sollte die Angst und die Aggression strukturieren und sie nach außen, d. h. außerhalb der Gemeinschaft, wenden. Uirá überfiel mit den anderen den befeindeten Stamm, erlitt selber Verwundungen, kam aber siegreich zurück. Nach seiner Rückkehr zog er – wie die Tradition es vorschrieb – innerhalb seines Stammes umher und verkündete seine Heldentaten. Gedacht war, daß die narzißtische Zufuhr, die ihm durch die auf ihn gerichtete Bewunderung zuteil wurde, die Wunden des Schmerzes über den Tod seines Sohnes heilen würde.

Aber auch dieser Verdacht half ihm nicht, und er kam nicht über den Tod hinweg. Jetzt blieb nur noch ein letzter, noch angsterregender Weg offen, von dem allein die Mythen, also keine menschlichen Erfahrungen mehr, berichteten: das Individuum sollte sich auf die Suche nach Maira, dem Schöpfer machen. Von ihm hieß es, er lebe im Süden, „nach dem zweiten großen Fluß". Der Weg ist so gefährlich, daß kaum jemand durchkommt, aber die Menschen, die dort leben, sterben nie.

Uirá also machte sich auf den Weg zu Maira, er malte sich, wie es Sitte war, rot und schwarz an, schmückte sich mit seinen Federn, nahm Pfeil und Boden und einen Korb voller Mehl. Frau und Kinder begleiteten ihn, und so wanderte er 200–300 km durch den Urwald, bis sie zu den ersten Siedlungen der Weißen kamen. Als sie Uirá und seine Familie sahen, müssen die Weißen geschlossen haben, daß ein größerer Überfall der Indianer bevorstehen müsse und griffen an. Uirá und die Seinen wurden verprügelt, aber dann, nachdem sich die Weißen beruhigt hatten, ließ man sie frei. Er zog die Hosen aus, die man ihm offenbar sofort angezogen hatte, malte sich wieder an, reparierte so gut es ging seinen Federschmuck sowie seine Waffen und machte sich wieder auf den Weg. Aber bei jeder weißen Siedlung stieß ihm und seiner Familie dasselbe zu. Allmählich meldeten seine Angehörigen Zweifel am Unternehmen Uirás an, und dies versetzte ihn in große Wut – er schlug auf seine Frau und Kinder ein.

Zwischen Uirá und den Weißen gab es keine Verständigung. Er versuchte ihnen zwar zu erklären, daß er Maira suche, aber sie verstanden das nicht. Als er schließlich in die erste große Stadt kam, so erschien er dort als der nackte, verrückte Wilde, der seine Angehörigen schlug. Man nahm ihn gefangen und schickte sie alle zurück zur Siedlung, die dem Dorf am nächsten war. Hier warf man ihn ins Gefängnis – davon war aber nie die Rede in den Mythen, und Uirá versuchte sich umzubringen, indem er seinen Kopf an die Wand schlug, bis er blutig zusammenbrach. Schließlich kamen Vertreter des Indianerschutzes, und sie machten nun Uirá zum Indianer, der zu den Weißen wollte, aber von ihnen abgewiesen wurde. Man entließ ihn aus dem Gefängnis und schickte ihn in Behandlung; tagsüber durfte er spazieren gehen. Zusammen mit seinen Söhnen versuchte er nochmals die Reise zu Maira aufzunehmen, aber wieder wurde er gefangengenommen und zusammengeschlagen. Dann wollte man ihn in sein eigenes Dorf bringen. Bevor sie dort ankamen, warf er sich in den Fluß und wurde von den Piranhas aufgefressen.

Ribeiros Geschichte gibt uns Einblick in einige zentrale Mechanismen, wie eine Kultur mit der Angst umgehen kann. Angst ist, nach Freud, eine Ich-Funktion, in „Hemmung, Symptom und Angst" (1926) nennt er das Ich „die eigentliche Angststätte" und fügt hinzu:

> „Wir haben nämlich einen Anlaß, dem Über-Ich irgendeine Angstäußerung zuzuteilen. Wenn aber von einer „Angst des Es" die Rede ist, so hat man nicht zu widersprechen, sondern einen ungeschickten Ausdruck zu korrigieren. Die Angst ist ein Affektzustand, der natürlich nur vom Ich verspürt werden kann. Das Es kann nicht Angst haben wie das Ich, es ist keine Organisation, kann Gefahrsituationen nicht beurteilen" (Freud 1926, S. 171).

Wo die Kultur das Ich stützt, bzw. das Ich den kulturellen Verhältnissen angepaßt ist, wird Angst immer nur Angstsignal bleiben und das Ich nicht überwältigen. Die Kultur stellt dem Individuum, wie auch aus Uirás Geschichte hervorgeht, Elaborationen der Angst zur Verfügung, die dazu dienen, das Ich funktionsfähig zu erhalten und traumatisierende Situationen zu überwinden. Befindet sich jedoch eine Kultur im Wandel, und d.h.,daß die Schutz gewährenden Institutionen, Normen und Selbstverständlichkeiten sich verändern, so ist das Ich auf sich selbst zurückgeworfen: es muß selber mit seiner Angst fertig werden. Im Fall Uirás konnte man feststellen, wie er auf die kulturellen Angebote zurückgriff, wie sie sich aber – nicht zuletzt wegen der Zersetzung, der seine Ethnie ausgesetzt war – als unwirksam erwiesen. Am Schluß blieb ihm nur der Selbstmord übrig.

Uirá war sicher ein seiner Kultur angepaßtes Individuum; wir dürfen annehmen, daß er, wie die anderen Männer auch, die traditionellen Initiationsriten durchmachte und an die grundlegenden Werte seiner Gesellschaft glaubte. Indem ihn aber die Verhältnisse zwangen, sich aus ihr zu entfernen und auf ihren Beistand zu verzichten, verlor er seine wesentliche Stütze. Ähnliche Fälle aus anderen Kulturen (Field 1960; Kiev 1972) verweisen deutlich auf die Problematik des Kulturwandels innerhalb „kalter Kulturen". Die Individuen sind Belastungen ausgesetzt, denen sie nicht mehr gewachsen sind. Die Angst, die früher von den Heilungsritualen aufgefangen werden konnte, nimmt überhand und löst Kettenreaktionen aus, die bis zum kollektiven Selbstmord führen können (Mühlmann 1961).

Kulturen, die die Geschichte als treibendes Element zu integrieren versuchen, tendierten darauf, das Verhältnis Individuum – Gesellschaft lockerer zu gestalten und die Idee eines autonomen Individuums zu realisieren. Der Preis, der für diese Autonomie bezahlt werden mußte, war eine Zuspitzung der Angst vor dem Über-Ich, also eine Verschärfung des Schuldgefühls, von dem Freud (1930) sagt, es sei

> „als das wichtigste Problem der Kulturentwicklung hinzustellen und darzutun, daß der Preis für den Kulturfortschritt in der Glückseinbuße durch die Erhöhung des Schuldgefühls bezahlt wird" (Freud 1930, S. 494).

Literatur

Erdheim M (1982) Die gesellschaftliche Produktion von Unbewußtheit. Eine Einführung in den ethnopsychoanalytischen Prozess. Suhrkamp, Frankfurt

Field MJ (1960) Search for security. An ethno-psychiatric study of Rural Ghana. Norton, New York

Freud S (1913) Totem und Tabu. Einige Übereinstimmungen im Seelenleben der Wilden und Neurotiker. Gesammelte Werke, Bd XIV. Fischer, Frankfurt

Freud S (1926) Hemmung, Symptom und Angst. Gesammelte Werke, Bd XIV. Fischer, Frankfurt

Freud S (1930) Das Unbehagen in der Kultur. Gesammelte Werke, Bd XIV. Fischer, Frankfurt

Harner M (1980) Der Weg des Schamanen. Ein praktischer Führer zu innerer Heilkraft. Ansata, Interlaken

Kiev A (1972) Transcultural psychiatry. Free Press, New York

Kramer F, Sigrist C (Hrsg) (1978) Gesellschaft und Staat, Bd 1. Gleichheit und Gegenseitigkeit. Syndikat, Frankfurt

Laubscher M (1979) Angst und ihre Überwindung in Initiationsriten. In: Stietencron H v (Hrsg) Angst und Gewalt. Ihre Präsenz und ihre Bewältigung in den Religionen. Patmos, Düsseldorf

Lévi-Strauss C (1949) Die Wirksamkeit der Symbole. In: Strukturale Anthropologie I. Suhrkamp, Frankfurt

Lévi-Strauss C (1962) Das wilde Denken. Suhrkamp, Frankfurt

Lévi-Strauss C (1972) „Primitive" und „Zivilisierte". Arche, Zürich

Mauss M (1926) Über die psychische Wirkung der von der Gemeinschaft suggerierten Todesvorstellungen auf das Individuum. In: Mauss M (Hrsg) Soziologie und Anthropologie, Bd II. Hanser, München

Mead M (1970) Der Konflikt der Generationen. Jugend ohne Vorbild. Olten, Freiburg

Mühlmann EW (1961) Chiliasmus und Nativismus. Studien zur Psychologie, Soziologie und Kasuistik der Umsturzbewegungen, 2. Aufl. Reimer, Berlin

Otto R (1917) Das Heilige. Über das Irrationale in der Idee des Göttlichen und sein Verhältnis zum Rationalen, 31.-35. Aufl. Beck, München

Parin P (1963) Eine scheinbare „Schamkultur". Psychologische Betrachtung über die Regulatoren des Verhaltens im Gesellschaftsgefüge der Dogon in Westafrika. In: Parin P (Hrsg) Der Widerspruch im Subjekt. Ethnopsychoanalytische Studien. Syndikat, Frankfurt

Reik T (1919) Probleme der Religionspsychologie. Internationale Psychoanalytische Bibliothek, Bd 5. Internationaler Psychoanalytischer Verlag, Wien

Ribeiro D (1973) Uirá va al encuentro de meira. Un indigena en busca de dios. In: Ideas, letras, artes en la crisis. Buenos Aires, Septiembre 1973, año 1, nr. 5 pp 44–50

Roheim G (1950) Psychoanalyse und Anthropologie. Drei Studien über die Kultur und das Unbewußte. Suhrkamp, Frankfurt

Turner VW (1964) An Ndembu doctor in practice. In: Kiev A (ed) Magic, faith, and healing. Free Press, New York, pp 230–263

Angst im Märchen

P. Dettmering

Als die Veranstalter des Symposions mich mit dem Thema „Angst im Märchen" betrauten, gingen sie zweifellos von der Erwartung aus, über das Märchen könnten wesentliche Nuancen des Angsterlebens in Erfahrung zu bringen sein. Zwar sucht man in Walter Scherfs „Lexikon der Zaubermärchen" (1982) vergeblich, aber einiges zum Thema trägt Bruno Bettelheim (1980) bei, und überdies bleiben als wichtigste Auskunft die Märchentexte selbst – so beispielsweise Grimms „Kinder- und Hausmärchen" in ihren verschiedenen Fassungen: den handschriftlichen Textvorläufern von 1810 (Rölleke 1975), der sogenannten „Urfassung" von 1812 (Panzer o.J.), den uns geläufigen Textfassungen von 1819 und später, in denen jedoch der Urtext in vielen Fällen einschneidende Bearbeitung erfahren hat (vgl. Dettmering 1982).

Wie sehr letzteres der Fall ist, möchte ich gleich zu Beginn an der Gegenüberstellung zweier Textstellen zeigen, die dem Märchen von „Schneewittchen" bzw. „Sneewittchen" entstammen. An beiden Stellen geht es um die Angst des im Wald ausgesetzten Schneewittchens, nur daß die Art der Beschreibung sehr verschiedenen Stufen literarischer Bewußtheit entspricht. In der Urfassung von 1812 ist die Beschreibung naiv; Schneewittchen ist verlassen worden und beginnt in ihrer Angst zu laufen, als hoffe sie irgendwo auf ein Haus oder einen Menschen zu stoßen:

> „... Sneewittchen aber war in dem großen Wald mutterseelig allein, so daß ihm recht Angst ward und fing an zu laufen und zu laufen über die spitzen Steine und die Dornen den ganzen Tag (...)" (Panzer o.J., S. 197).

In der späteren Fassung ist die Beschreibung komplexer und reflektierter – „self-conscious" würde man im Englischen sagen (Balint 1970, S. 115) –, und zwar kommt hier als neue Nuance hinzu, daß Schneewittchen unter der Wirkung ihrer Angst die Welt anders wahrnimmt. Es spielt ein Faktor von Entfremdung hinein: die Umwelt erscheint ihr, als habe sie sich in zahllose Einzelteile aufgelöst, einen Prozeß der „Fragmentierung" (Kohut 1973, 1979) durchlaufen. So wie bei Kohut Risse in der Decke oder in der Wand eines Zimmers – mit denen ein Patient Ängste verbindet – „Risse" im Selbst dieses Patienten bedeuten können, wird hier durch die Formulierung „alle Blätter an den Bäumen" der bergende Charakter von Baum und Wald massiv in Frage gestellt und die Fragmentationsangst der Protagonisten intensiv übermittelt:

> „... Nun war das arme Kind in dem großen Wald mutterseelig allein, und ward ihm so angst, daß es alle Blätter an den Bäumen ansah und nicht wußte, wie es sich helfen sollte" (Grimm J. u. Grimm W. 1975, 1. Band, S. 303).

Leitsymptom Angst
Herausgegeben von P. Götze
© Springer-Verlag Berlin Heidelberg 1984

Der Vergleich der beiden Textstellen ist in mehrfacher Hinsicht aufschluß-
reich, vor allem aber – in unserem Zusammenhang – im Hinblick auf die Funktion der Angst im psychischen Haushalt des naiven und des reflektierten Menschen, der sich in seiner Angst selbst zusieht und dadurch entfremdet erlebt.
Zwar wird Schneewittchen in beiden Textfassungen kindlich-naiv vorausgesetzt; aber durch die andere Art der Beschreibung ist es hier und dort trotzdem
nicht der gleiche Mensch oder das gleiche Kind. Vermittelt der erste Text die
Erfahrung: „Ich habe Angst", so der zweite: „Die Welt kommt mir sonderbar
vor" oder: „Mein Erleben kommt mir sonderbar vor" – ein wichtiger Unterschied, auf den wir auch in der Beschreibung unserer Patienten oft stoßen.[1]
Insgesamt bin ich beim Durchsehen der Grimm-Märchentexte auf 6 Varianten von Angst gestoßen, die allerdings untereinander zusammenhängen bzw.
die Tendenz haben, ineinander überzugehen:
– Angst, verlassen zu werden und die Liebe eines hochbewerteten Objektes
  einzubüßen,
– Angst, etwas Verbotenes getan zu haben und Angst vor Strafe,
– Angst vor etwas Drohendem und Unheimlichem,
– Angst vor Sexualität und dem anderen Geschlecht,
– Angst vor einer unlösbaren Aufgabe, an der das eigene Leben oder das Le-
  ben des eigenen Kindes hängt,
– Angst vor Selbstverfehlung.

Um noch einmal unser erstes Beispiel aufzunehmen: Schneewittchen hat wissentlich nichts Böses getan und keine Strafe provoziert; berücksichtigt man jedoch die handschriftlichen Textvorläufer, so sieht man, daß sie nicht von jeher
ein von der Mutter gewünschtes Kind, sondern ein „Unglückskind" war, wie
eine handschriftliche Notiz Jakob Grimms lautet (Rölleke 1975, S. 244). In einer dieser frühen Textvarianten fahren ein Graf und eine Gräfin über Land;
der Graf spricht den Wunsch aus, ein Mädchen zu treffen (gleichsam zu „er-
schaffen"), das so rot wie Blut, so weiß wie Schnee und so schwarz wie die
draußen vorbeifliegenden Raben ist. Plötzlich steht Schneewittchen am Weg
und wird vom Grafen mitgenommen, was unvermeidlich die Eifersucht und
den Haß der Gräfin herausfordert. Die Aussetzung Schneewittchens gilt also
hier der Tatsache, daß sich die Protagonistin im Augenblick des Erwachsen-
werdens in das Kraftfeld einer fremden Ehe eingeschaltet und die Harmonie
des Paares nachhaltig gestört hat: Groß- und Schönwerden wird also vom Märchen als eine besondere Art von Schuld gewertet, die die Rache der hintange-
setzten Elternfigur nach sich zieht.
Es braucht nicht eigens erwähnt zu werden, daß es sich hier – worauf schon
Bettelheim (1980, S. 224) hinweist – um eine ödipale Verwicklung handelt: so
wie man zweifellos das ursprüngliche Schneewittchen-Märchen als Pendant
zum Ödipus-Mythos auffassen kann. Allerdings liegt es in der Natur des Mär-

---

1 Dieser Unterschied zwischen „ganzheitlicher" und depersonalisierter Wahrnehmung ist
  auch Gegenstand eines Benn-Gedichtes, dessen erste und zweite Strophe die beiden Modalitäten miteinander konfrontiert: „... enteignen sich die Figuren / zu einer großen Gestalt,
  / drohen die Lemuren / aus dem Schattenwald" / und: „... faltest du die Blätter / jedes
  Einzelbaums, / bist du kein Verketter / deines Trance-Traums" / (Benn 1982, S. 172).

chens, sich auf den Konflikt des Märchenprotagonisten mit einer einzigen Elternfigur zu beschränken und die andere nur anzudeuten, etwa als Blick in ein verbotenes Zimmer oder auf ein darin enthaltenes verbotenes Bild. Das ist beispielsweise im Märchen vom „Marienkind" der Fall, wo die Strafangst der Protagonistin auf ein aktives Tun, die Übertretung eines explizit ausgesprochenen Verbots zurückgeht. Die Jungfrau Maria hat das Kind an Kindesstatt angenommen (ein häufiges Märchenmotiv, das auch in „Frau Holle" oder „Rapunzel" vorkommt), will es aber nun mit niemand anderem teilen müssen, weshalb sie es von der Objektwelt oder zumindest einem wichtigen Teil der Objektwelt ausschließt. Während einer Reise der Jungfrau Maria darf das Marienkind alle Räume des Hauses betreten, nur den Raum nicht, in dem sich – ihr unbekannt – die heilige Dreieinigkeit aufhält. Wieder leistet der Text ein Äußerstes, die Angst des Marienkindes zu beschreiben, das mit seinem Tun die bisherige harmonische Verbindung mit der Jungfrau Maria irreversibel aufs Spiel setzt:

„… Und als die Englein einmal alle hinausgegangen waren, dachte es: ‚nun bin ich ganz allein und könnte hineingucken, es weiß ja niemand, wenn ichs tue'. Es suchte den Schlüssel heraus, und als es ihn in der Hand hielt, steckte es ihn auch in das Schloß, und als es ihn hineingesteckt hatte, drehte es auch um. Da sprang die Tür auf, und es sah die Dreieinigkeit im Feuer und Glanz sitzen. Es blieb ein Weilchen stehen und betrachtete alles mit Erstaunen; dann rührte es ein wenig mit dem Finger an den Glanz, da ward der Finger ganz golden. Alsbald empfand es eine gewaltige Angst, schlug die Tür heftig zu und lief fort. Die Angst wollte auch nicht wieder weichen, es mochte anfangen, was es wollte, und das Herz klopfte in einem fort und wollte nicht ruhig werden; auch das Gold blieb an dem Finger und ging nicht ab, es mochte waschen und reiben, soviel es wollte." (Grimm J. u. Grimm W. 1975, 1. Band, S. 49).

Es ist offenkundig, daß die Öffnung der verbotenen Tür etwas mit der Erkenntnis des Geschlechtsunterschiedes und der Entdeckung zu tun hat, daß es neben dem mütterlichen Idealobjekt – der „Jungfrau" Maria – ein zweites, in "Feuer und Glanz" getauchtes Objekt, nämlich den Vater gibt. Da die Annäherung an dieses zweite Objekt jedoch unter Verbotsdruck steht, wirkt die Entdeckung traumatisch und verursacht Schuldgefühle, die nicht in die Beziehung zur Jungfrau Maria integriert werden können. Es ist „ein Konflikt zwischen dem Anspruch des Triebs und dem Einspruch der Realität" (Freud 1938, S. 59), der seine vorläufige Bewältigung darin findet, daß das Marienkind infolge einer „Ich-Spaltung im Abwehrvorgang" – so der Titel der Arbeit von Freud – standhaft leugnet, die Tür geöffnet zu haben. Diese Verleugnung ist etwas grundsätzlich anderes als „Lüge" oder "Verstocktheit", nämlich Ausdruck der tiefen Angst, die Beziehung zur Jungfrau Maria dadurch endgültig zu verlieren, indem die verbotene Tat eingestanden wird. Das Marienkind hält aufgrund der Verleugnung an der guten, prägenitalen Beziehung zur Jungfrau Maria fest, setzt aber zugleich seine eigene seelische Einheit aufs Spiel; wenn es daher am Ende des Märchens seine Schuld bekennt – "Ja, Maria, ich habe es getan" –, markiert diese aus der Protagonistin herausbrechende Äußerung den Augenblick, in dem sich ein neues Bewußtsein seelischer Einheit machtvoll durchsetzt.

In anderen Märchentexten ist die Strafangst nicht dem kindlichen Märchenprotagonisten, sondern der Elternfigur zugeordnet, der (wegen ihrer vorangegangenen bösen Tat) angst wird. Das gilt für die Königin in „Schneewittchen", als sie von der Wiedererweckung der Tochter hört; es gilt ebenso für die Mutter im Märchen vom Machandelbaum (einem Text Philipp Otto Runges), wo die Angst vor dem je einschließenden bösen Impuls ebenso zu Wort kommt wie die Angst, die Tat hinterher nicht mehr ungeschehen machen zu können. Gefährliche Züge der Elternfigur sind im übrigen selbst in Märchentexten angedeutet, in denen ihr eine hilfreiche, „kompensatorische" Bedeutung zufällt wie im Märchen von der Frau Holle. Es ist, als spürte die Protagonistin bei ihrer ersten Begegnung mit der Frau Holle genau, daß sie es nicht nur mit einer wohlwollenden, sondern auch potentiell gefährlichen Mutterfigur zu tun hat:

> „... Endlich kam sie zu einem kleinen Haus, daraus guckte eine alte Frau, weil sie aber so große Zähne hatte, ward ihm Angst, und es wollte fortlaufen". (Grimm J. u. Grimm W. 1975, 1. Band, S. 169)

Die großen Zähne der Frau Holle repräsentieren, worauf Helmut Barz 1973 in einer Interpretation dieses Märchens hingewiesen hat, diejenige Seite des Mütterlichen, die man negativ als verschlingend und zermahlend, positiv als Ausdruck der von dem Märchen geforderten Wandlung auffassen kann[1]: eine Ambiguität, die in kaum einem dieser Märchentexte vermißt wird.

In anderen Texten ist die Mutterfigur sogar ausschließlich negativ gezeichnet – eine Hexe, die die Gemeinschaft zweier Geschwister oder zweier Liebender mit allen ihr zur Verfügung stehenden Mitteln sabotiert. Die unheimliche Stimmung, die sich in „Jorinde und Joringel" des Brautpaares bemächtigt, ist ein Hinweis, daß ihre bevorstehende Vereinigung die festhaltende, immobilisierende Mutter auf den Plan ruft; noch ehe sie in Erscheinung getreten ist, verrät sich ihre Nähe in der unerklärlichen Angst der beiden Protagonisten:

> „... Jorinde weinte zuweilen, setzte sich hin im Sonnenschein und klagte; Joringel klagte auch. Sie waren so bestürzt, als wenn sie hätten sterben sollen: sie sahen sich um, waren irre und wußten nicht, wohin sie nach Hause gehen sollten. Noch halb stand die Sonne über dem Berg, und halb war sie unter. Joringel sah durchs Gebüsch und sah die alte Mauer des Schlosses nah bei sich; er erschrak und wurde todbang." (Grimm J. u. Grimm W. 1975, 2. Band, S. 44).

Ist hier immerhin noch die Zusammengehörigkeit der beiden Liebenden vorausgesetzt, so ist in anderen Texten zwischen ihnen selbst eine Entfremdung eingetreten, und es ist bezeichnenderweise – so im „Räuberbräutigam" – eine alte Frau, die den Keil in die Beziehung treibt. Nimmt man das Märchen wörtlich, scheint es sich bei der Abneigung des Mädchens gegen ihren Bräutigam um eine Vorahnung, die Antizipation einer ihr drohenden Gefahr gehandelt zu haben; es fragt sich jedoch, ob die Figur der warnenden alten Frau nicht die Funktion hat, die Protagonisten in ihrer Voreingenommenheit zu bestärken.

Nicht umsonst ist es in der Urfassung des „Räuberbräutigam" eine zweite alte Frau – die Großmutter des Mädchens –, die von der Räuberhorde herbeigezerrt und hingeschlachtet wird. Offenbar geht es in diesen Märchen um die Angst vor einer vernichtenden, die weibliche Identität auslöschenden Sexualität – jene von Erich Neumann zitierte Todeshochzeit, „in der das Männliche

---

1 „Halten wir uns dem Wandel zwischen die Zähne, daß er uns völlig begreift in sein schauendes Haupt", heißt es in Zusammenfassung dieser beiden Komponenten in Rilkes spätem Gedicht „Vergänglichkeit" (Rilke 1956, S. 159).

als Räuber und Vergewaltiger sogar zum Hades, zur Todesgottheit werden kann, welche das Weibliche, die Kore, in sein Reich entführt" (Neumann 1953, S. 18).

Die dem auf männlicher Seite entsprechende Angst vor einem übermächtigen, überwältigenden Weiblichen wird interessanterweise kontraphobisch verarbeitet – in Texten wie „Das tapfere Schneiderlein" oder "von einem, der auszog, das Fürchten zu lernen". Charakteristisch für den zuletzt genannten Protagonisten ist es, daß er angstauslösenden Reizen gewachsen ist, solange er ihnen mit grober Kraft oder verstärkter visueller Kontrolle begegnen kann; es sind dann hautnahe, an die Dunkelheit gebundene Reize, die schließlich diese Abwehrschranke durchbrechen:

> „... Aber der junge König, so lieb er seine Gemahlin hatte und so vergnügt er war, sagte doch immer: „wenn mir nur gruselte, wenn mir nur gruselte." Das verdroß sie endlich. Ihr Kammermädchen sprach: „ich will Hilfe schaffen, das Gruseln soll er schon lernen." Sie ging hinaus zum Bach, der durch den Garten floß, und ließ sich einen ganzen Eimer voll Gründlinge holen. Nachts, als der junge König schlief, mußte seine Gemahlin ihm die Decke wegziehen und den Eimer voll kalt Wasser mit den Gründlingen über ihn herschütten, daß die kleinen Fische um ihn herum zappelten. Da wachte er auf und rief: „ach, was gruselt mir, was gruselt mir, liebe Frau! Ja, nun weiß ich, was Gruseln ist." (Grimm J. u. Grimm W. 1975, 1. Band, S. 60).

Daß hier das Eingeständnis des Gruselns mit dem Ausruf „Liebe Frau" zusammenfällt, deutet auf die sexuellen Untergründe dieser Angst bzw. dieser betonten Angstfreiheit.[1] Im "Froschkönig" kehrt das Gruseln – nun wieder auf eine weibliche Märchenfigur bezogen – als Ekel vor dem „glitschigen" Frosch wieder, der an die Wand geschmettert werden muß, um die Selbstgenügsamkeit des Königskindes zu durchbrechen: auch hier bedarf es der Entwicklung von Angst, damit eine erotische Beziehung möglich wird.

In anderen Märchen besteht eine deutliche Affinität zwischen Sexualangst und der Angst vor einem gewaltsam auferlegten Reifungsschritt – wozu auch gehört, daß in der Regel der König-Vater auf der Einlösung des gegebenen Versprechens besteht. In „Rumpelstilzchen" soll die Müllerstochter auf Geheiß des Königis Stroh zu Gold spinnen, ohne daß sie diese ihr zugeschriebene Fähigkeit je erlernt hat:

> „... Da saß nun die arme Müllerstochter und wußte um ihr Leben keinen Rat: sie verstand gar nichts davon, wie man Stroh zu Gold spinnen konnte, und ihre Angst ward immer größer, so daß sie endlich zu weinen anfing". (Grimm J. u. Grimm W. 1975, 1. Band, S. 318).

An diesem Punkt des Textes tritt regelmäßig eine Helfer- und Übergangsfigur in Erscheinung: Feen, Zwerge oder sprachmächtige Tiere wie der Fuchs im „Goldenen Vogel", der sich durch keinen Fehler des Protagonisten in seiner Bereitschaft beirren läßt. Aber so wirksam sich der treue Begleiter im Augenblick erweist, so kehrt doch in allen diesen Märchen die Bewährungsprobe noch einmal wieder, nur daß die Angst jetzt an der Aufgabe hängt, die der Helfer selbst dem Protagonisten stellt. Dieser soll einen unbekannten Namen herausfinden wie in „Rumpelstilzchen", zwischen spiegelgleichen Zwillingsbrü-

---

1 Richard Wagner hat sich dieses Motivs bei der Darstellung der Siegfriedsgestalt bedient, die für ihn mit „Einem, der auszog" zusammenfiel.

dern unterscheiden und anderes mehr – und immer hängt daran das Lebens-
glück oder das Leben des eigenen Kindes. Trotz des fast immer garantierten
guten Ausgangs geht das Märchen meist dicht an die Grenze heran, jenseits derer die Gefahr des Versagens erkennbar wird; ich zitiere den Schluß des Märchens von den „Zwei Brüdern":

> „Indem aber kamen von zwei Seiten die beiden Brüder in den Schloßhof hinein und stiegen
> beide herauf. Da sprach der König zu seiner Tochter: ‚Sag an, welcher ist dein Gemahl? Es
> sieht einer aus wie der andere, ich kann's nicht wissen.'. Sie war da in großer Angst und
> konnte es nicht sagen; endlich fiel ihr das Halsband ein, das sie den Tieren gegeben hatte;
> suchte und fand an dem einen Löwen ihr goldenes Schloßchen. Da rief sie vergnügt: ‚Der,
> dem dieser Löwe nachfolgt, der ist mein rechter Gemahl.' Da lachte der junge König und sag-
> te: ‚Ja, das ist der rechte', und sie setzten sich zusammen zu Tisch, aßen und tranken und wa-
> ren fröhlich. Abends, als der junge König zu Bett ging, sprach seine Frau: ‚Warum hast du die
> vorigen Nächte immer ein zweischneidiges Schwert in unser Bett gelegt, ich habe geglaubt, du
> wolltest mich totschlagen.' Da erkannte er, wie treu sein Bruder gewesen war. (Grimm J. u.
> Grimm W. 1975, 1. Band, S. 370).

Die der Königstochter zugeschriebene „große Angst" ist ein Indikator, daß
die Gefahr des Versagens und Verfehlens unmittelbar nahegerückt ist. Weit davon entfernt, immer nur positiv zu formulieren, entwirft das Märchen so eine
„Negativgestalt", die oft nur im letzten Augenblick – und dann bezeichnenderweise unter dem Aufwand von Angst – ins Positive gewendet werden kann. In
vielen Märchen ist es offenkundig, daß die Angst die Protagonisten zunächst
hemmt, sie denk- und handlungsunfähig macht; in einem weiteren Schritt stoßen sie dann jedoch auf ein inneres Reservoir, das ihnen die Kraft zur spontanen Geste verleiht. Diese Geste hebt sie buchstäblich von einem Augenblick
zum anderen über eine innere Kluft hinüber, und man meint gelegentlich in einem Märchentext zu spüren, daß eine der Figuren in einer solchen Pause den
Atem anhält: „Was macht mein Kind? Was macht mein Reh? Nun komm ich
noch diesmal und dann nimmermehr", sagt die Königin in „Brüderchen und
Schwesterchen" und stellt damit den die Szene beobachtenden König auf die
Probe. –

In psychotherapeutischer Arbeit findet man manchmal, daß Patienten ihr
tiefstes Problem (und damit auch ihre tiefste Angst) oft nur in einer solchen
Märchensituation formulieren können. Auf das zuletzt zitierte Märchen bezogen: ein Patient hat sich beispielsweise die Angst zu eigen gemacht, im entscheidenden Augenblick zur spontanen Geste unfähig zu sein; was einen Einblick erlaubt in die Verhältnisse seiner Frühzeit – von Melanie Klein (1962) als
„depressive Position", von D. W. Winnicott (1974) im Anschluß an Melanie
Klein als Fähigkeit oder Unfähigkeit zum „concern" beschrieben.

Angesichts des reichen Spektrums von Angstnuancen in den Grimm-Texten
bin ich überzeugt, daß die Einbeziehung des Märchens in die therapeutische
Arbeit – im geeigneten Moment – zu wichtigen Aufschlüssen über das spezifische Angsterleben eines Patienten führen kann.

Literatur

Balint M (1970) Therapeutische Aspekte der Regression. Die Theorie der ‚Grundstörung'.
  Klett, Stuttgart
Barz H (1973) Selbsterfahrung. Tiefenpsychologie und christlicher Glaube. Kreuz, Stuttgart
Benn G (1982) Gedichte in der Fassung der Erstdrucke. Fischer, Frankfurt
Bettelheim B (1980) Kinder brauchen Märchen. dtv, München
Dettmering P (1982) Zur Psychoanalyse Grimmscher Märchentexte. Prax Psychother Psycho-
  som 27:237–245
Dettmering P (im Druck) „Lebendes Bild" oder „heftigste Bewegung"? Zu den Märchentex-
  ten der Brüder Grimm. In: Dettmering P (Hrsg) Literatur, Psychoanalyse, Film. Frommann-
  Holzboog, Bad Cannstatt
Freud S (1938) Die Ichspaltung im Abwehrvorgang. Schriften aus dem Nachlaß. Ges. Werke,
  Bd XVII. Fischer, Frankfurt
Grimm J, Grimm W (1975) Kinder- und Hausmärchen in 3 Bänden. Insel, Frankfurt
Grimm J, Grimm W (in Vorbereitung) Die Kinder- und Hausmärchen in der Urfassung. Rep-
  rint-Ausgabe in der Urfassung von 1812, mit einem Nachwort von P Dettmering. Antiqua,
  Lindau
Klein M (1962) Das Seelenleben des Kleinkindes. Klett. Stuttgart
Kohut H (1973) Narzissmus. Eine Theorie der Behandlung narzisstischer Persönlichkeitsstö-
  rungen. Suhrkamp, Frankfurt
Kohut H (1979) Die Heilung des Selbst. Suhrkamp, Frankfurt
Neumann E (1953) Zur Psychologie des Weiblichen. Rascher, Zürich
Panzer F (o.J.) Die Kinder- und Hausmärchen der Brüder Grimm. Vollständige Ausgabe in
  der Urfassung. (Reprint-Ausgabe o.J.). Vollmer, Wiesbaden
Rilke RM (1956) Gesamtausgabe in sechs Bänden, 2. Band. Insel, Frankfurt
Rölleke H (1975) Die älteste Märchensammlung der Brüder Grimm. Synopse der handschrift-
  lichen Urfassung von 1810 und der Erstdrucke von 1812. Bibliotheca Bodmeriana, Colog-
  ny-Genève
Runge PH (1812) Das Märchen vom Machandelbom in den Märchensammlungen der Gebrü-
  der Grimm (1812 und später)
Scherf W (1982) Lexikon der Zaubermärchen. Kröner, Stuttgart
Winnicott DW (1974) Reifungsprozesse und fördernde Umwelt. Kindler, München

Abschließende Gedanken zum Symposion

H. Strotzka

Meine Damen und Herren,

Sie haben jetzt während eineinhalb Tagen (eingeschlossen die Einleitung) 14 Vorträge über Angst gehört. Ihre ausdauernde Anwesenheit und Aufmerksamkeit läßt mich annehmen, daß auch Sie den Eindruck hatten, mit einem ausgezeichneten Programm und kompetenten Sprechern konfrontiert gewesen zu sein.

Ich selbst stehe jetzt vor der schwierigen Aufgabe der Zusammenfassung. Eine solche kann wohl nicht darin bestehen, Kurzfassungen der gehaltenen Vorträge aneinander zu reihen, es wäre doch vermessen, sozusagen ein Überreferat halten zu wollen. Ist es doch klar geworden, daß ein so komplexes Thema eben nur pluralistisch von sehr verschiedenen Seiten her beleuchtet werden kann. Ich möchte mich daher mit Ihrem Einverständnis damit bescheiden, einige subjektive Kommentare zu dem Symposion vorzubringen und besonders kleine Ergänzungen anzubringen, wo ich glaube, Lücken gespürt zu haben.

Das erste, was mir aufgefallen ist, ist, daß in den Vorträgen *die Frage, ob Angst* in unserer Zeit und in unserer Gesellschaft *zunehme,* kaum erwähnt wurde. Ich habe gehört, daß diese Frage in der Pressekonferenz auch von den Journalisten angesprochen wurde, und ich weiß nicht, welche Antworten da gegeben worden sind, aber ich glaube, obwohl uns quantifizierte Daten, die repräsentativ sind, fehlen, daß man mit relativ gutem Gewissen sagen kann, daß psychotische Angst nicht zugenommen hat, neurotische vielleicht; was aber sicher zugenommen hat, ist, daß viel mehr über Angst gesprochen wird sowohl von den Patienten, den Medien, in Alltagsgesprächen als auch von den Therapeuten. Offenbar haben auch die Alltagsängste, die relativ wenig erwähnt worden sind, bei uns sehr zugenommen und sind überhaupt andere geworden.

Zu diesen Alltagsängsten gehört die Überforderung, die angedeutet ja schon eine Rolle gespielt hat; Überforderung vor allem bei den alternden Arbeitern und Angestellten und bei jungen Menschen in Hinsicht auf Berufsqualifikation (z. B. Numerus clausus). Ein hoch angstbesetztes Thema z. B. ist die Einsamkeit in der Massengesellschaft, daß alte Leute in ihren Mietwohnungen sterben können und da für Wochen nicht entdeckt werden und das Nichtgebrauchtwerden in der jetzigen Arbeitsmarktlage, was sich vermutlich nicht mehr ändern wird. Die Problematik der Arbeitslosigkeit scheint mir eine Zentralfrage zu sein, weil diese Ängste sich oft noch nicht bewußt manifestieren. Sie sind, wenn man viel mit Jugendlichen in dieser Lage spricht, oft erst nach einem sehr eingehenden Gespräch zur Artikulation zu bringen und werden durch eine ganze Reihe von Mechanismen, von denen ein Großteil während des Sympo-

Leitsymptom Angst
Herausgegeben von P. Götze

sions besprochen wurden, noch überdeckt. Es ist zu vermuten, daß diese Ängste, ebenso wie die Entwurzelung bei den vielen Gastarbeitern, sich oft erst in der zweiten Generation manifestieren.

Der nächste Punkt wäre, daß die *Somatisation als Angstbewältigung, als Angstabwehr* kaum erwähnt wurde.Es scheint mir fast wie eine Verschwörung zwischen Ärzten und Patienten, daß die Somatisation der Angst so selten diskutiert wird. Die Patienten ertragen das körperliche Leid leichter als das psychische und ziehen es vor, körperlich krank zu sein, als sich auf der psychischen Ebene mit ihren Ängsten auseinanderzusetzen.

Auch Ärzte ziehen es meist vor, körperliches Leid zu behandeln, und zwar in der Regel mit Tranquilizern, und beide Parteien im faktischen Arzt-Patient-Kontakt, wie er sich in den Ordinationen beim praktischen Arzt, beim Facharzt, in der Klinik und Poliklinik abspielt, verdrängen und verleugnen die Angstproblematik und vermeiden es, sie direkt anzugehen. Das ist ein sehr großes Problem unserer Gesundheitspolitik, und ich glaube, daß man das bei dieser Gelegenheit sehr betonen muß.

Manchmal, muß ich gestehen, ist es vielleicht sogar besser, so zu handeln und die Angst nicht bewußt zu machen. Denn eine moralische Berechtigung, das zu tun, hätten wir eigentlich nur dann, wenn wir tatsächlich ein Konzept und praktizierbare Techniken anbieten könnten, wie denn die beiden Partner, Arzt und Patient, mit der manifesten Angst fertig werden sollen. Solange wir diese Möglichkeit aus Zeitmangel und Defekten in der Ausbildung und Organisation kaum haben, können wir nur überlegen und planen, wie wir zu einer Veränderung kommen sollen, wenn wir das wirklich wollen. Aber dazu muß ein Konsens bestehen, daß man diese Problematik überhaupt diskutiert.

Zu den Bemerkungen einer Diskutantin zu dem Vortrag von Scharfetter, ob dies nicht eine Herausforderung an die Medizin sei, was Scharfetter mit Bescheidenheit abgelehnt hat, wäre meines Erachtens zu sagen, daß das völlig richtig ist. Vieles von dem, was hier gesprochen wurde, ist eine Herausforderung an die naturwissenschaftliche Medizin, die die psychosozialen und psychosomatischen Belange in ihrer Theorie und Praxis noch immer weitgehend vernachlässigt.

Ein anderes Thema, das – soweit ich mich erinnere – überhaupt nicht zur Sprache gekommen ist, ist die *Anpassung des Menschen,* und zwar relativ großer Gruppen in unserer Bevölkerung, *an die Angst* und die Übernahme derselben als Gewohnheit, auch in einer Form, wo die Angst selbst nicht mehr manifest erlebt wird, sondern als eine Einschränkung und Verarmung der Persönlichkeit. Wenn man nicht nur mit Patienten, sondern überhaupt mit Angehörigen von unterprivilegierten Schichten in unserer Gesellschaft spricht, ist der Anteil von Personen, die ihre Angst in ihre Persönlichkeit integriert haben als eine resignative, depressive Apathie, oft mit einer paranoiden Haltung, ganz erstaunlich hoch.

Ich möchte nur eine Bevölkerungsgruppe besonders erwähnen, das sind die Witwen in unterprivilegierten Schichten, die in einer völligen Sinnleere und Einsamkeit ihrem Tod entgegenvegetieren, keine Aktivitäten mehr zeigen. Über diese Bevölkerungsschichten wissen wir fast nichts; sie erscheinen in dieser Form kaum in den ärztlichen Praxen, höchstens als klagsame Hypochondrien. Epidemiologische Untersuchungen, die um diese Fragen bemüht sind, gibt es noch kaum. Eine empirische Forschung über diese ganz wichtige Frage, die chronifizierte Angst in allen ihren Erscheinungsformen, ist eine wichtige Zukunftsaufgabe.

Eine Frage ist bei Herrn Böhme heute aufgetaucht, worüber doch noch einiges zu sagen ist.

Inweiweit ist *Religion* prophylaktisch und therapeutisch gegen die Angst ein starker und wesentlicher Faktor, inwieweit ist sie andererseits angsterzeugend? Wir wissen, daß beides der Fall ist. Die ecclesiogenen Neurosen, seit langer Zeit ein selbstverständlicher Begriff, sind sicherlich nicht ausgestorben. Neurotische Versündigungsgefühle, Schuldhaftigkeit durch Vergehen gegen Gewissensschranken sind weiterhin aktuell.

Es gibt eine ganze Reihe von empirischen Untersuchungen, die relativ oberflächlich versuchen zu sehen, ob eine religiöse (nicht nur kirchliche) Bindung eine gewisse Prophylaxe gegen Angst sein kann. Soweit man mit dem schlechten empirischen Hintergrund etwas dazu sagen kann, sind die Ergebnisse so zu interpretieren, daß Religion schon einen schützenden Einfluß gegen viele Ängste hat, aber nicht in dem Ausmaß, wie es wünschenswert wäre. Viele religiöse Menschen leiden aber unter Todesangst, vielleicht gerade deswegen, weil man die Rache im Jenseits fürchtet. Es handelt sich hier jedenfalls um einen Faktor, den man ernst nehmen muß und der besser untersucht werden sollte.

Etwas hat mir merkwürdigerweise völlig gefehlt in diesem Symposion: die *Selbstbehandlung von Angstzuständen* verschiedenster Art, vor allem durch den Alkohol. Alkoholismus ist ja schließlich die bedeutendste sozialmedizinische Erkrankung unserer Zeit. Es besteht kein Zweifel, daß die Angst kurzfristig alkohollöslich ist und daß dadurch schwere Schäden für die Person, die Bezugsgruppe und die Gesamtgesellschaft entstehen. Die Konzeptuierung unserer gesundheitspolitischen Aktionen und Intentionen ist noch immer gegenüber diesem Problem nicht befriedigend organisiert. Dies ist um so merkwürdiger, als man weiß, daß der Alkoholismus – wie die meisten Zivilisationskrankheiten – am besten auf Selbsthilfegruppen anspricht. Diese Selbsthilfegruppen sind noch immer in der Bevölkerung zu wenig bekannt, werden zu wenig angeboten und ihre Chance für die Bekämpfung dieser Angstfolgekrankheit ist bei weitem nicht ausgenützt. Mutatis mutandis gilt dies natürlich auch für die neuen Suchtformen und den Medikamentenmißbrauch.

Relativ wenig ist von der *Beziehung zwischen Angst und Gesellschaftssystemen* gesprochen worden, und ich habe es ungeheuer interessant gefunden, daß das Angebot von Herrn Nedelmann im ersten Vortrag, auch über die Angst, die mit so aktuellen Fragen in diesem Land, wie Rüstung und Kernkraft, zu sprechen, nicht aufgenommen worden ist, von keinem Diskutanten und keinem Redner. Ich möchte doch nicht vermeiden, wenigstens darauf hinzuweisen. Wird hier nicht auch zu viel verdrängt und verleugnet? Vielleicht sollte man darüber nachdenken?

Von den Ängsten, die von diesem Gesellschaftssystem ausgehen, ist jene Angst, die sich mit dem Begriff „1984" verbindet, auch sehr vage, sehr unbestimmt. Wenn ein Anlaß auftaucht, wie die Volkszählung und die neuen Personalausweise, flammt das immer wieder plötzlich auf, wird kaum ernstlich diskutiert und man hat auch hier den Eindruck, als ob Psychiater und Psychotherapeuten Angst hätten, solche Fragen einmal richtig durchzudenken. Achten

Sie bitte auch auf den Inhalt von Alltagsgesprächen von Therapeuten und Psychiatern, wie deutlich der Eskapismus dabei zum Ausdruck kommt.

Die Frage, ob Gesellschaftssysteme an sich angststeigernd oder -mindernd sind, ist ebenfalls sehr interessant. Wenn es morgens läutet und man sicher ist, das ist der Milchmann und nicht die Geheimpolizei, ist das natürlich ein ungeheurer Faktor, um Sicherheit und Geborgenheit zu fördern. In bezug auf Familie, Schule, Betrieb, Nachbarschaft und Staat, wissen wir relativ gut, welche gesellschaftliche Mechanismen angstverhindernd und angsterregend wirken. Schlagworte wie Gewaltenteilung, Mehrparteiensystem, Partizipation und Menschenrechtsbewegung, mögen andeuten, in welche Richtung eine Angstreduktion gehen kann. Leider verlassen uns die Vorstellungen, wenn wir global auf die ganze Menschheit bezogen denken. Der Mangel an ethischen und moralischen Vorstellungen, wie man globalangstreduzierende Systeme entwickeln könnte, etwa durch die Stärkung der Vereinten Nationen, eine Weltregierung und dergleichen mehr, ist zweifellos tief beunruhigend. Ich könnte mir vorstellen, daß psychoanalytisches Denken und Wissen, trotz des zähen Widerstands der meisten Psychoanalytiker, die die Verantwortung von sich abschieben, doch hilfreich sein könnte. Auf H.-E. Richter (1982), Strotzka (1983), sowie Becker u. Nedelmann (1983) sei in diesem Zusammenhang verwiesen.

Das Symposion gibt auch Gelegenheit, auf ein wichtiges Phänomen hinzuweisen. Wenn auch das Denken von Psychoanalytikern und Verhaltenstherapeuten in vielem sich unterscheidet, so ist doch beiden gemeinsam, daß sie einen psychologischen Zugang zum Menschen haben, und ein Gespräch zwischen den beiden Schulen ist möglich. Aber langsam verlieren wir eine andere Kommunikationsbasis, nämlich zwischen der biologischen Psychiatrie einerseits und den psychosozial und psychosomatisch interessierten Psychiatern andererseits. Wir sprechen verschiedene Sprachen, wir denken verschieden und wir verkehren immer weniger miteinander. Dies widerspricht einer ganzheitlichen Medizin und kann unseren Patienten nur schaden.

In diesem Zusammenhang sei noch auf eine weitere Kluft hingewiesen, die überwunden werden sollte, nämlich die Kluft zwischen amerikanischen Publikationen und europäischem psychopathologischem Denken.

Es ist schon lange bekannt, daß deutschsprachige Literatur nirgend mehr gelesen wird; wir müssen aber leider sagen, daß auch amerikanische Literatur bei uns zu wenig gelesen wird. Dabei ist besonders wichtig die Eliminierung des Neurosebegriffes aus der psychiatrischen Klassifikation im DSM-III (Diagnostic and Statistical Manual der American Psychiatric Association). Ich glaube, daß vielleicht nicht die Intention, aber die Folge sein könnte, daß wir die Psychotherapie aus der Medizin verlieren.

Ich bin sehr dankbar, daß auf diesem Symposion nicht nur die Angst des Patienten besprochen wurde, sondern es auch um *die Angst des Therapeuten* ging. Die Fallbeispiele, die gebracht worden sind, scheinen mir sehr hilfreich.

Zur Angst des Therapeuten möchte ich zwei eigene Fallvignetten kurz bringen, weil sie nicht nur erfolgreich waren, sondern vielleicht eine gewisse Hilfe geben, wie man in solchen Situationen mit seiner Angst, der Angst des Therapeuten, umgehen soll:

Als die Amerikaner ihre entlassenen Soldaten aus dem Koreakrieg in Massen zum Studium nach Europa geschickt haben, da kam ein solcher Soldat zu mir mit einer chronischen, relativ symptomarmen Schizophrenie. In der dritten oder vierten Sitzung zieht er einen großen Hirschfänger aus der Brusttasche und beginnt ihn in der Scheide auf- und zuzuschieben. Der Therapeut denkt sich: „Lieber Gott, gib mir einen Einfall, wie man diese Situation technisch anpackt!" Ich frage: „Sagen's, was machen's denn mit dem Messer?" Daraufhin lächelt er mich an und sagt: „Ihnen Angst". Offenbar ist mir dann doch das Richtige eingefallen: „Das hab'n Sie schon erreicht". Der Patient lächelte und steckte das Messer ein.

Die zweite Story war noch dramatischer: Ich war damals wissenschaftlicher Leiter der Ehe- und Familienberatungsstelle der Gemeinde Wien und wurde abends daheim angerufen aus einer Beratungsstelle. Die Beraterin sagt, sie wisse nicht, was sie tun solle: „Der letzte Klient des heutigen Behandlungstages sitzt bei uns, spielt mit einem Revolver und sagt, er weiß nicht recht, soll er sich, soll er die Frau oder soll er die Beraterin erschließen. Wir hatten uns schon entschlossen, die Funkstreife anzurufen, aber wir möchten Sie doch davon verständigen." Ich bin natürlich sofort voll Angst hingefahren. Saß also dann dem Mann gegenüber und war eigentlich erleichtert. Der Mann ist sicherlich nicht psychotisch, offenbar auch nicht schwer neurotisch, sondern in einer akuten, situativ bedingten Erregung, ohne besonderen Krankheitswert; sonst sicher eine etwas primitive Persönlichkeit, und ist einem Gespräch recht gut zugänglich, steckt den Revolver ein. Ich kam zum Ergebnis, ihm den Revolver zu lassen und schickte ihn fort. Dahinter steckte einfach die Intuition, das Gefühl, diesem Patienten wird nichts passieren und alle anderen Möglichkeiten würden nur Unheil anrichten.

Wir haben das natürlich nachher noch besprochen und waren sehr im Zweifel, welche meiner Ängste mein „mutiges" Verhalten bedingt hat. Es ist alles gut gegangen. Ich habe den Mann aus den Augen verloren. Das liegt etwa zehn Jahre zurück; vor eineinhalb oder zwei Jahren fahre ich mit dem Taxi. Und der Taxifahrer sagt zu mir: „Sie kenn'i, Herr Doktor". Ich war ahnungslos. „Ja, Sie haben mein Leben entscheidend verändert, Sie haben mir damals den Revolver lassen, und da hab' i mir denkt, wann der mir soviel vertraut, daß i nix anstell', dann wirst dich ändern und das hat funktioniert".

Das sind natürlich Sternstundenerlebnisse, die man nur einmal in Jahrzehnten in psychotherapeutischer Tätigkeit hat. Ich erzähle sie Ihnen nicht deswegen, weil es eine Vorbildfunktion haben soll, sondern wie sehr aus der Angst und aus der Verzweiflung kreative Möglichkeiten entspringen können.

Ich komme zum Ende und möchte nur eines noch sagen: Ein eineinhalbtägiges Symposion in Deutschland ohne wirklichen Philosophiebezug habe ich eigentlich noch kaum erlebt. Ich habe sonst immer gelitten unter den Philosophiebeiträgen, aber da eben meines Wissens, soweit ich gehört habe, der Name Kierkegaard nicht gefallen ist, möchte ich ihn doch nachtragen: Kierkegaard war der beste moderne Kenner der Angst. Ich darf daher folgendes Zitat bringen:

„Ängstige ich mich so vor einem vergangenen Unglück, dann ist es nicht, insofern es vergangen ist, sondern insofern es sich wiederholen, d. h. zukünftig werden kann. Ängstige ich mich vor einem vergangenen Vergehen, dann ist es, weil ich es nicht in ein wesentliches Verhältnis zu mir gesetzt habe als vergangen, und es auf die eine oder andere betrügerische Weise daran hindere, vergangen zu sein. Ist es nämlich wirklich vergangen, so kann ich mich nicht ängstigen, sondern allein bereuen" (Kierkegaard, S. 93). Ängstigt man sich vor Strafe, so liegt auch darin der ursprüngliche Bezug der Angst auf Mögliches und Künftiges. Und schließlich gilt auch nach dem Schuldiggewordensein: „Wie tief ein Individuum auch gesunken ist, es kann doch noch tiefer sinken, und dieses ‚kann' ist der Angst Gegenstand" (Kierkegaard, S. 117).

Meine Damen und Herren! Ich habe versucht, zu diesem Symposion einen halbwegs erträglichen Schluß zu finden, und darf vielleicht noch etwas, was mir gefehlt hat, von den positiven Dingen nachtragen, den Hinweis auf das Prinzip Hoffnung. Ebenso den Gedanken von Hans Küng, daß das Urvertrauen von Erikson sozusagen für den Gottesglauben stehen kann. Von hier aus kann eine große Angstsicherung und Angstprophylaxe abgeleitet werden. Schließlich am Schluß der Hinweis auf den Vortrag von Rohde-Dachser, der im Gegensatz von Angst die Liebe gesehen hat.

Literatur

Becker H, Nedelmann C (1983) Psychoanalyse und Politik. Suhrkamp, Frankfurt
Kierkegaard S (1844) In (1958) Gesammelte Werke 11./12. Abteilung, Der Begriff Angst. 2. Auflage, Diederichs, Düsseldorf
Richter HE (1982) Zur Psychologie des Friedens. Rowohlt, Reinbek
Strotzka H (1983) Fairness, Verantwortung, Phantasie. Deuticke, Wien

Sachverzeichnis